Prof. Dr. Michaela Axt-Gadermann

DER
ABNEHMKOMPASS

Prof. Dr. Michaela Axt-Gadermann

DER
ABNEHMKOMPASS

DIÄTHÜRDEN ÜBERWINDEN UND DAUERHAFT ABNEHMEN

südwest

INHALT

3 MIKRONÄHRSTOFFE MAXIMIEREN DEN DIÄTERFOLG 65

INHALT

EINLEITUNG

WARUM NEHME ICH NICHT AB?

Abnehmen ist ein Dauerthema und Gewichtsreduktionsprogramme gibt es wie Sand am Meer. Was aber unterscheidet diesen Abnehmkompass von den vielen anderen Diätratgebern? Dazu müssen wir uns eine entscheidende Gemeinsamkeit aller »Diäten« vor Augen halten: Wir alle wissen, dass trotz der vielen angebotenen Methoden eine langfristige Gewichtsabnahme und ein dauerhaftes Halten des neuen Gewichts extrem selten erreicht wird. Studien sprechen von lediglich 1 bis 3 Prozent der Abnehmwilligen, denen das gelingt. Das lässt eigentlich nur den Schluss zu, dass mit den gängigen Gewichtsreduktionsprogrammen etwas nicht stimmt, dass möglicherweise für das Abnehmen wichtige Faktoren nicht berücksichtigt werden. Hier setzt dieses Buch an. Für den »Abnehmkompass« habe ich Hunderte Studien analysiert, Bücher gewälzt und Informationen gesammelt, um Ihnen fundiert zu zeigen, welche Faktoren aus wissenschaftlicher Sicht Ihnen bei Ihrer Diät zum (dauerhaften) Erfolg verhelfen und welche eine Gewichtsabnahme schwer bis unmöglich machen können.

SO KOMMEN SIE DURCH DEN DIÄTDSCHUNGEL

Abnehmen ist tatsächlich eine Wissenschaft für sich und die wenigsten von uns sind Experten. Ganz schnell kann man sich im Diätdschungel verirren. Doch für jeden gibt es einen individuellen Pfad zum Wohlfühlgewicht. Der Abnehmkompass ist Ihr Scout, der Ihnen eine persönliche Richtung vorgibt, Sie auf einem individuellen Weg durch den Dschungel der Diätkonzepte führt. Jeder Mensch besitzt nämlich ein ganz persönliches (Über-)Gewichtsprofil, und deshalb kann nur ein Programm, das die unterschiedlichen Aspekte berücksichtigt, auch langfristig erfolgreich sein.

Der Abnehmkompass wird Ihren Blick auf das Thema Gewichtsreduktion grundlegend verändern, denn wenn Ihre Gewichtsprobleme etwa durch Medikamente verursacht werden, müssen Sie anders an die Pfunde rangehen als bei einer Störung der Darmflora, die Sie zu einem guten Futterverwerter gemacht hat. Leiden Sie unter hormonellen Veränderungen, dann sind andere Ansätze zielführend als bei chronischen Entzündungen oder einem Mangel an stoffwechselaktiven Mikronährstoffen. Und welche wissenschaftlichen Erkenntnisse gibt es zu »Abnehmboostern« wie Vitamin D, grünem Tee, Koffein oder Chili? Dieses Buch beleuchtet umfassend alle Aspekte, die für eine erfolgreiche Gewichtsabnahme notwendig sind, und berücksichtigt dabei auch bisher viel zu wenig beachtete Faktoren.

ABNEHMEN FUNKTIONIERT BEI JEDEM ANDERS

Mit dem Abnehmkompass möchte ich Ihnen ermöglichen, Ihre Diätbemühungen zu personalisieren und individuell auf Ihre Bedürfnisse und Ihre eventuellen Diäthemmnisse zuzuschneiden. Tests, Checklisten und Empfehlungen für Laboruntersuchungen unterstützen Sie bei der Suche nach Ihren ganz persönlichen Diätbremsen und zeigen den Weg zu einem für Sie gesunden Gewicht. Empfehlungen für Ernährung, für Nahrungsergänzungsmittel und einen gesunden Lebensstil unterstützen Sie dabei, das Zielgewicht zu erreichen und auch langfristig zu halten. Das bedeutet nicht, dass Sie Ihr gesamtes Leben auf den Kopf stellen und alles verändern oder streichen, was Sie mögen. Manchmal reicht es aus, hier und da an einem Schräubchen zu drehen – wenn es das richtige Schräubchen ist.

In diesem Buch stelle ich Ihnen zunächst die wissenschaftliche Grundlage für diesen individuellen Diätansatz vor. Im letzten Abschnitt gehen wir Ihr Gewichtsproblem dann ganz gezielt an. Das Abnehmkompass-Programm gliedert sich in drei Phasen. In der ersten Check-up-Phase überprüfen Sie die Faktoren, die Ihren Diätbemühungen entgegenwirken. Die zweite Phase dient dazu, diese Probleme so gut wie möglich zu beseitigen. Hier geht es noch nicht ums Kalorienzählen. Erst in der dritten Phase beginnt das eigentliche Gewichtsreduktionsprogramm, das aber so individuell gestaltet sein soll, dass es Ihnen leichtfällt, die Ratschläge zu befolgen.

Am Ende eines jeden Kapitels finden Sie nützliche Tipps und wichtige Studienergebnisse in Kästen oder in der Rubrik »Das Wichtigste kurz zusammengefasst«. Wenn Sie möchten, können Sie das Buch auch zunächst »querlesen« und sich diese Zusammenfassungen ansehen. Das vermittelt Ihnen einen guten Überblick über die wichtigsten Themen in diesem Buch.

Ich drücke Ihnen ganz fest die Daumen, dass Sie mit diesen Empfehlungen Ihr Wunschgewicht erreichen und dauerhaft halten können.

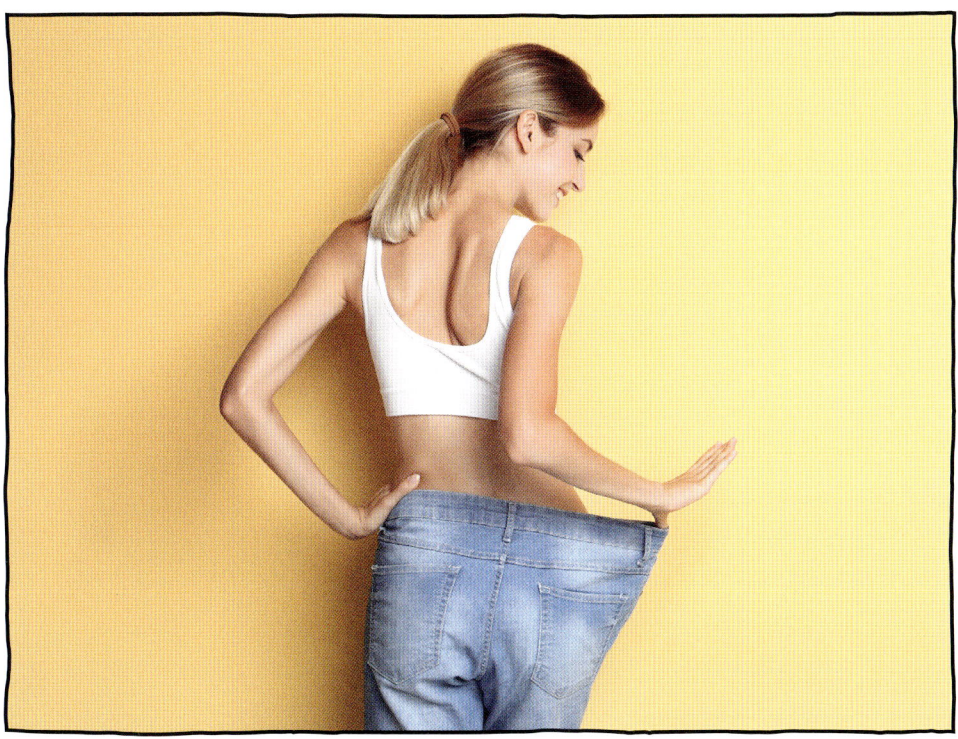

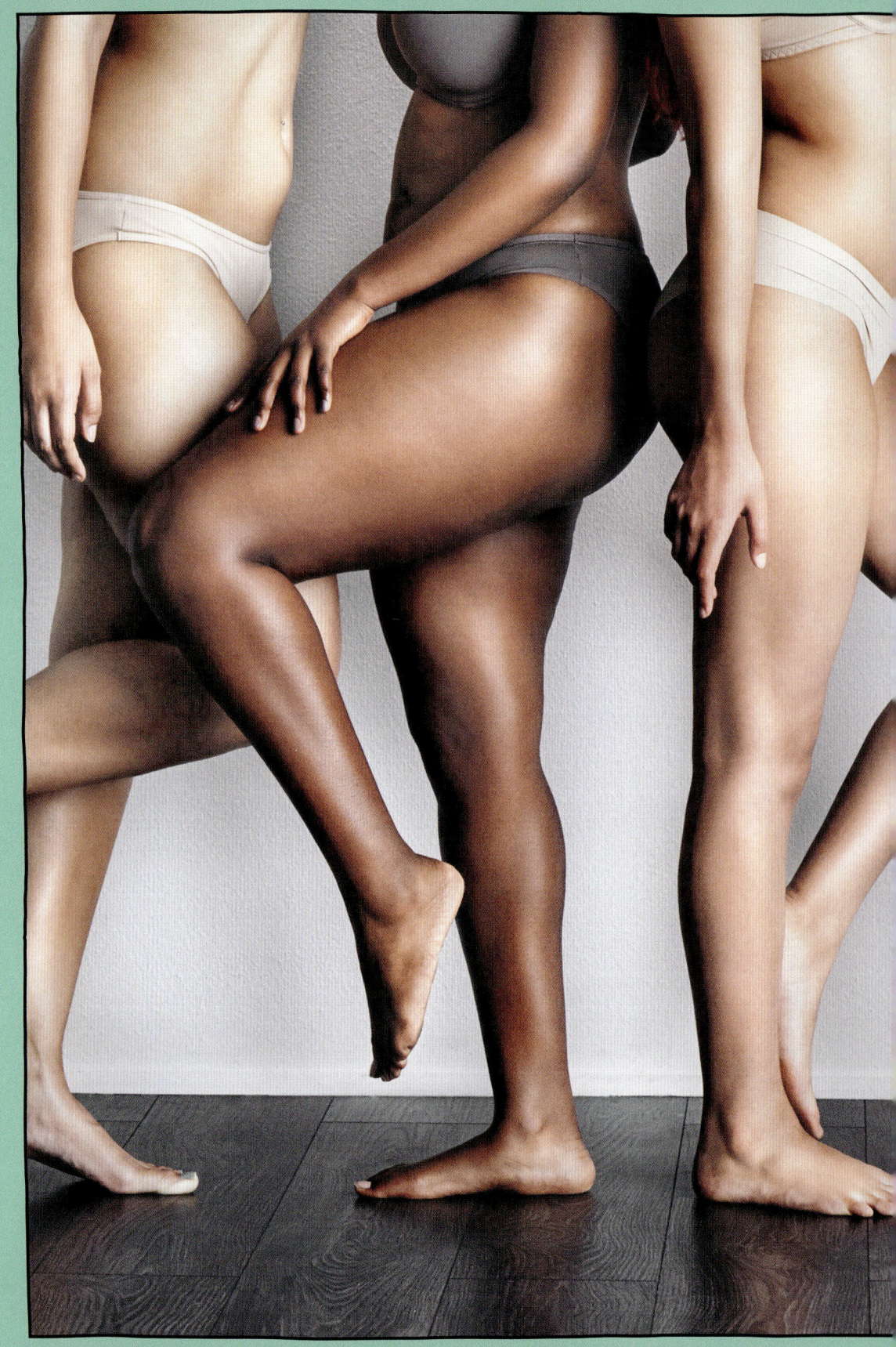

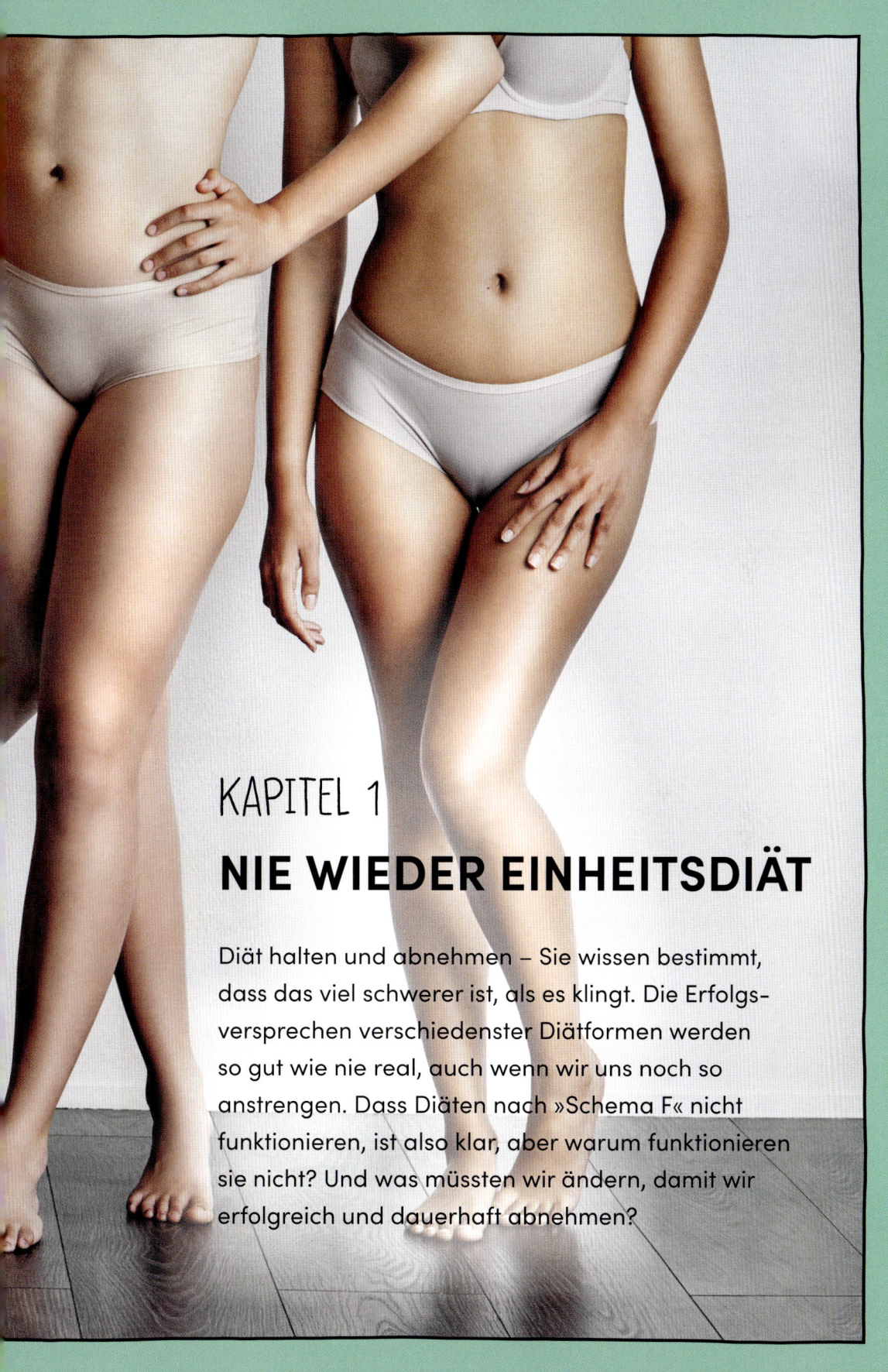

KAPITEL 1

NIE WIEDER EINHEITSDIÄT

Diät halten und abnehmen – Sie wissen bestimmt, dass das viel schwerer ist, als es klingt. Die Erfolgsversprechen verschiedenster Diätformen werden so gut wie nie real, auch wenn wir uns noch so anstrengen. Dass Diäten nach »Schema F« nicht funktionieren, ist also klar, aber warum funktionieren sie nicht? Und was müssten wir ändern, damit wir erfolgreich und dauerhaft abnehmen?

WAS WIR VOM »BIGGEST LOSER« LERNEN KÖNNEN

Danny Cahill gewann 2009 die achte Staffel der amerikanischen Ausgabe von »The Biggest Loser«. Mit enormem Einsatz gelang es ihm, innerhalb von sechs Monaten mehr als die Hälfte seines Gewichts zu verlieren. Durch eiserne Disziplin und mithilfe eines knallharten Ernährungs- und Bewegungsprogramms schmolzen seine adipösen 197 Kilo auf schlanke 89 Kilo – ein Gewichtsverlust von unglaublichen 108 Kilo. Doch: 100 Kilo sind wieder zurück auf Rippen und Hüften. Trotz aller Qualen und Entbehrungen ist er nur noch 8 Kilo von seinem Gewicht vor der Teilnahme am »The Biggest Loser«-Wettbewerb entfernt. Eine ernüchternde Bilanz.

Wissenschaftler*innen des Nationalen Gesundheitsinstituts für Diabetes und Ernährung in Maryland, USA, begleiteten 14 ehemalige Teilnehmende auch nach Drehschluss und untersuchten sie sechs Jahre nach der großen »Fettschmelze« erneut. Die Ergebnisse wurden in der Fachzeitschrift *Obesity* publiziert. Den meisten Abnehmkandidaten erging es tatsächlich ähnlich wie Cahill. Nach sechs Jahren hatten die Teilnehmer*innen im Schnitt wieder rund 40 Kilo zugenommen. Doch an mangelnder Willenskraft lag es nach Einschätzung der Forschenden nicht, sondern daran, dass sie so streng gefastet hatten. Denn nach der sechsmonatigen Schinderei war der Ruheumsatz um sage und schreibe 700 Kilokalorien (im Folgenden der Einfachheit halber nur noch als Kalorien bezeichnet) gesunken. Dieser Ruheumsatz beschreibt den Kalorienverbrauch im Sitzen bei einer Umgebungstemperatur von 20 Grad, also im Prinzip den Grundbedarf an Energie. Am stärksten sank der Kalorienbedarf bei den Biggest-Loser-Teilnehmer*innen ab, die sich am Ende des Wettbewerbs noch über den größten und schnellsten Gewichtsverlust freuen durften. Das

Ergebnis ist erschreckend, denn es zeigt, dass selbst sechs Jahre nach dieser enorm strengen Diät der Körper die Strapazen noch nicht vergessen hat. Wollten die Teilnehmer*innen der TV-Show ihr Gewicht dauerhaft halten, müssten sie jeden Tag diese 700 Kalorien einsparen, was im Prinzip dem Streichen einer ganzen Mahlzeit gleichkommt. 700 Kalorien sind tatsächlich eine ganze Menge; sie entspricht einer großen Pizza oder zwei Stück Sachertorte oder einem Hamburger mit Pommes. Auch andere Untersuchungen zeigen etwas Ähnliches: Für jedes Kilo verlorenes Gewicht sinkt anschließend der Grundumsatz um rund 15 Kalorien pro Tag. Wer also 10 Kilo verliert, muss in Zukunft 150 Kalorien einsparen, bei 30 Kilo sind es rund 450 Kalorien, die entweder nicht mehr gegessen werden sollten oder auf andere Art und Weise verbraucht werden müssen. Das macht das Halten des neuen Wunschgewichts langfristig so schwer.

WARUM SO VIELE DIÄTEN SCHEITERN

Unterstützung auf dem Weg zur Wunschfigur versprechen Hunderte von Diäten und speziellen Ernährungsformen mit klingenden Namen wie Kensington-Diät, Logi-Methode, Kohlsuppendiät, Pritkin-Diät, Blutgruppendiät, Schrothkur, Volumetrics oder Vollweib-Diät – um nur ein paar wenige zu nennen. Die ersten Ernährungskonzepte zur Gewichtsreduktion wurden wahrscheinlich in den 1920er-Jahren entwickelt. Doch irgendetwas scheint mit diesen Diätkuren nicht zu stimmen, denn seitdem nimmt das Übergewichtsproblem permanent zu. Normalgewicht ist in unseren Breiten schon lange nicht mehr der Normalfall, sondern eher die Ausnahme; jeder Zweite gilt inzwischen als übergewichtig. Studien zeigen, dass strenges Fasten und ständiges Diäthalten uns nicht zur Traumfigur verhelfen. Drastische Kalorienreduktionen und superschneller Gewichtsverlust bringen offensichtlich auf Dauer vor allem eines: Frust und zusätzliche Kilos. Und die Biggest-Loser-Kandidaten sind in guter Gesellschaft, denn Experten schätzen den Prozentsatz der Personen, die abnehmen und den Gewichtsverlust erfolgreich über Jahre halten können, auf magere 1 bis 3 Prozent. Das hört sich zunächst frustrierend an, ist aber auch eine große Chance, das Thema Abnehmen neu zu überdenken.

Offensichtlich können die bekannten Diäten nicht ausreichend individuell angepasst werden und wichtige Einflussfaktoren werden überhaupt nicht berücksichtigt. Somit scheint dauerhaftes Abnehmen schwer bis unmöglich. Das bestätigt auch eine britische Studie, bei der die Daten von rund 176 000 übergewichtigen britischen Frauen und Männern wissenschaftlich ausgewertet wurden. Das Ergebnis: Die Wahrscheinlichkeit für übergewichtige Frauen, ihr Normalgewicht mit einer üblichen Diät zu erreichen, betrug 1 zu 124. Das heißt, nur eine von 124 Frauen, die abnehmen wollten, erreichte ihr Ziel langfristig. Noch schwerer haben es übergewichtige Männer – ihre Chancen lagen bei 1 zu 200. Je mehr Pfunde die Teilnehmenden auf die Waage brachten, desto geringer wird die Wahrscheinlichkeit, dauerhaft schlank zu bleiben, schreiben die Forscher*innen im *American Journal of Public Health*. Auch ihr Fazit lautet deshalb: Die gängigen Diäten bringen offensichtlich nur wenig. Aber die Diätratgeber und Abnehmprogramme versprechen unverdrossen einfache Lösungen – wo wir doch alle wissen, dass es nicht so leicht ist, dauerhaft Pfunde zu verlieren. Ganz im Gegenteil: Es handelt sich tatsächlich um ein sehr komplexes Thema. Es geht um mehr als nur Essensverzicht und – um es vorwegzunehmen – in den wenigsten Fällen sind mangelnde Willensstärke und Maßlosigkeit der Hauptgrund für anhängliche Kilos. Doch selbst Ärzte, Ernährungsberater und Heilpraktiker raten meistens nur zu »weniger essen und mehr bewegen«. So wichtig und richtig diese Empfehlung auch ist, sie führt in den seltensten Fällen zu einem dauerhaften Erfolg. Woran liegt das?

ABNEHMEN IST ETWAS PERSÖNLICHES

Jeder Mensch besitzt ein individuelles (Über-)Gewichtsprofil, und deshalb müssten Ernährungsprogramme eigentlich ganz unterschiedliche Aspekte berücksichtigen. Bisher haben viele dieser Erkenntnisse aber noch keinen Eingang in Diäten gefunden. Um dauerhaft erfolgreich zu sein, sollte ein Ernährungsprogramm die individuellen Diäthürden erkennen und aus dem Weg räumen. Passiert das nicht, werden die Ursachen des Übergewichts nicht beseitigt, dann kommen die verlorenen Pfunde schneller wieder zurück, als uns lieb ist.

Heute weiß man, dass es ganz viele Gründe gibt, die das Abnehmen schwer machen, und das können bei Ihnen ganz andere sein als bei Ihrer Freundin oder Ihrem Arbeitskollegen. Sicher kennen Sie die Bezeichnung für Kleidungsstücke in Einheitsgrößen. Diese »One size fits all«-Klamotten sitzen bekanntlich nie gut, sie sind entweder zu groß und schlabberig oder zu eng und zwicken. Doch bei einer Diät geht man noch immer davon aus, dass ein Konzept allen guttut. Egal ob Heilfasten, Keto-Ernährung, Glyx-Diät oder ein Paläo-Programm: Die Empfehlungen sind für Sie die gleichen wie für alle anderen Abnehmwilligen. Jegliche individuelle Anpassung fehlt und in den seltensten Fällen sind diese Ernährungsformen alltagstauglich. Das größte Defizit ist aber, dass Ihre persönlichen »Figurkiller« in nahezu allen Gewichtsreduktionsprogrammen ignoriert werden.

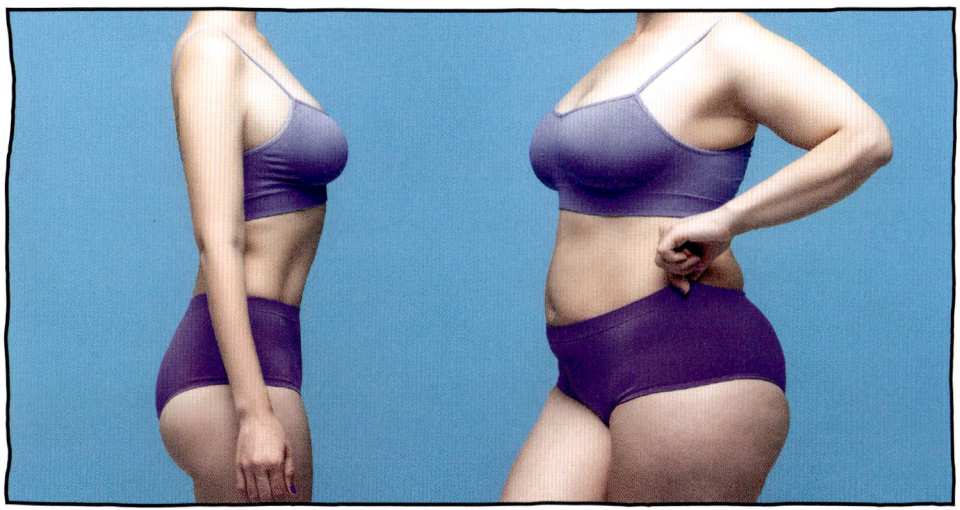

Unser Gewicht wird nicht alleine dadurch bestimmt, was wir essen. Es gibt auch andere Gründe für zu viele Pfunde.

SO TICKEN FETTZELLEN

Weshalb fällt es vielen Menschen so schwer, abzunehmen? Auf diese simple Frage gibt es leider keine einfache Antwort. Sicher, einige Übergewichtige ernähren sich ungesund, nehmen zu viele Kalorien zu sich und bewegen sich zu wenig. Doch es gibt andere Faktoren, die die Gewichtsreduktion behindern, und manche führen direkt in einen Teufelskreis, wenn sich erst mal zu viele Pfunde angesammelt haben. Studien haben zum Beispiel gezeigt, dass manche Übergewichtige in einem Kreislauf festsitzen, der durch chronische Entzündungen und oxidativen Stress geprägt ist. Beide Merkmale – Entzündungen und oxidativer Stress – werden inzwischen sowohl als Ursache als auch als Folge von Gewichtsproblemen angesehen. Ebenso kann ein Mangel an Mikronährstoffen der Wunschfigur entgegenwirken. Wird dieser ausgeglichen, fällt Abnehmen deutlich leichter. Diese Beispiele zeigen, dass es nicht nur ums Kalorienzählen gehen darf. Wer dauerhaft abnehmen, das Gewicht langfristig halten möchte, muss lernen, wie das Fettgewebe »tickt«, was Fettzellen mögen und was sie hassen. Fettgewebe dauerhaft abzubauen, ist eine herausfordernde Aufgabe, bei der es sich aber lohnt, dranzubleiben und auch mal über den Tellerrand der herkömmlichen Diätempfehlungen zu schauen. Sie sollten aber nicht nur Ihr Fettgewebe kennenlernen, sondern sich auch klarmachen, wie Appetit und Hunger funktionieren, denn beide lassen die besten Vorsätze schnell zerbröseln. Ihre individuelle Hormonsituation kann ebenso verantwortlich für anhängliche Pfunde sein. Und auch ein Blick in den Arzneimittelschrank und auf den Beipackzettel kann einen augenöffnenden Effekt haben. Über all diese Themenbereiche werden Sie viel Erhellendes in diesem Buch erfahren.

EINE DIÄT WIE EIN KASCHMIRPULLI

Wer abnehmen möchte, sucht sich meist zunächst eine passende Diät. Nicht immer ist das der richtige Weg, um dauerhaft Pfunde zu verlieren, aber wenn es gut läuft, kann es der Einstieg in einen gesünderen und schlankeren Lebensstil werden. Doch welche Diät oder Ernährungsform ist für Sie persönlich die richtige? Es ist die Diät, die Ihnen passt wie das Lieblingskleidungsstück: Es darf Sie im Alltag nicht zu stark einengen, muss zu fast allen Anlässen passen, muss am besten auch der Familie und Ihren Mitmenschen gefallen und Sie möchten es im Idealfall nicht mehr hergeben. Auf die Diät übertragen heißt das, sie sollte sich gut in den beruflichen und privaten Alltag integrieren lassen. Die neue Ernährung sollte so viel Freiheit bieten, dass Sie an Anlässen wie Geburtstagsfeiern, Einladungen oder Restaurantbesuchen weitgehend einschränkungsfrei teilnehmen können. Das Durchhalten wird erleichtert, wenn die neue Diät Hand in Hand geht mit den Ernährungsgewohnheiten der übrigen Familienmitglieder. Und im Idealfall gewinnen Sie Ihr neues Essverhalten so lieb, dass Sie es dauerhaft beibehalten können und wollen.

Gerade der letzte Punkt ist enorm wichtig. Fast jeder schafft es, sich für eine kurze Zeit durch eine spezialisierte Ernährung ohne geschmackliche Highlights zu kämpfen und damit Gewicht zu verlieren. Aber nur wenn das Ernährungskonzept individuell auf Sie und Ihren Lebensstil zugeschnitten ist, stehen die Chancen gut, dass der Jo-Jo-Effekt, der dafür sorgt, dass das Gewicht nach jeder Diät wieder nach oben schnellt, ausbleibt. Denn je öder, weniger alltagstauglich und weniger kompatibel mit den Bedürfnissen aller Haushaltsmitglieder die neue Ernährungsform ist, desto geringer sind die Chancen auf dauerhaften Erfolg. Eine Diät, oder sprechen wir lieber von einer neuen Ernährungsform, sollte im Idealfall langfristig bis dauerhaft beibehalten werden. Und das funktioniert nur, wenn die neue Ernährung

* richtig gut schmeckt und ausreichend Genussmomente ermöglicht,

* sich in Ihren Alltag integrieren lässt,

* die Gerichte, eventuell mit kleinen Abwandlungen, auch der Familie beziehungsweise den Mitbewohnern in Ihrem Haushalt schmecken,

* so flexibel ist, dass Sie auch mal in der Kantine, im Restaurant oder bei Freunden essen können,

* keine Bikinifigur in zwei Wochen, sondern eine allmähliche, aber dauerhafte Gewichtsreduktion verspricht

* und, das ist ein ganz entscheidender Punkt, Ihre individuellen Faktoren berücksichtigt, die im Einzelfall das Abnehmen in Ihrem Fall erschweren können.

Der »Geheimcode« für Ihre Wunschfigur lautet:

* Finden Sie Ihren individuellen Weg und beseitigen Sie Ihre persönlichen Diätbremsen.

* Lassen Sie sich nicht von pseudowissenschaftlichen Diätempfehlungen verrückt machen, sondern hören Sie auf Ihre Intuition.

* Vergessen Sie nicht zu genießen.

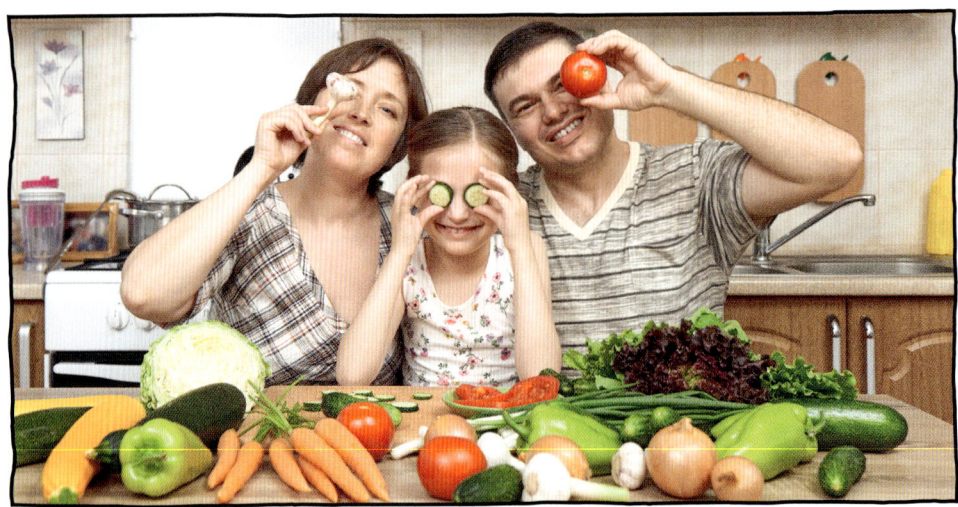

Ideal ist eine Diät, die den Essgewohnheiten der ganzen Familie entgegenkommt.

GEWICHTIGE ZAHLEN

Laut dem »Deutschen Gesundheitsbericht Diabetes« von 2018 leidet inzwischen in Deutschland jeder Zehnte unter Zuckerkrankheit. Jeder Zweite schleppt zu viele Pfunde mit sich herum und einer von fünf hat erhöhte Cholesterinspiegel. Das Quartett aus erhöhten Blutzucker- und Blutfettwerten, Übergewicht und einem erhöhten Blutdruck wird als »metabolisches Syndrom« bezeichnet und gilt als Risikofaktor für zahlreiche Krankheiten. »Die Zahlen sind alarmierend«, sagt Prof. Martin von Bergen, Leiter des Departments Molekulare Systembiologie am Helmholtz-Zentrum für Umweltforschung (UFZ). »Denn mit jedem Kilo, das zu viel ist, erhöht sich das Gesundheitsrisiko für Herz-Kreislauf-Erkrankungen, Gelenkschäden, chronische Entzündungen und Krebs. Und die Zahl der Menschen mit Übergewicht steigt weltweit stetig an.« Gewichtsreduktionsstrategien, die langfristig erfolgreich sind, werden deshalb dringend benötigt.

KALORIE IST NICHT GLEICH KALORIE

Früher dachte man, das mit dem Gewicht und den Kalorien sei ganz einfach und im Prinzip nur eine Rechenaufgabe. Man müsste nur weniger essen, als man verbraucht, und schon purzeln die Pfunde. Doch 2004 stellten die Autoren eines viel beachteten Artikels im *American Journal of Clinical Nutrition* – einer amerikanischen Fachzeitschrift für Ernährungsmedizin – die Frage »Is a calorie a calorie?« (Ist eine Kalorie eine Kalorie?) und stießen damit eine Diskussion an, ob es von der Art der Kalorie (aus Fett, Eiweiß, Kohlenhydraten) und vom Zeitpunkt des Essens abhängt, was damit in unserem Körper geschieht. Heute würden die meisten Experten diese Frage, ob jede Kalorie die gleichen Auswirkungen auf unser Gewicht hat, entschieden verneinen. Inzwischen weiß man, dass Abnehmen und Gewichthalten viel komplizierter ist und zahlreiche Faktoren darüber entscheiden, was mit der Kalorie in unserem Körper passiert.

EIN SYSTEM MIT VIELEN STELLGRÖßEN

Unser Gewicht, unser Körperfettanteil und die Fähigkeit, Kalorien zu verbrennen, wird durch weit mehr bestimmt als nur durch die Menge an Fetten, Kohlenhydraten und Eiweiß, die wir zu uns nehmen, oder die Kalorien, die wir beim Sport verbrauchen. Wie der Körper Energie speichert, Fettdepots anlegt oder abbaut, ist bislang nur in Teilen erforscht und bei Weitem noch nicht völlig verstanden. Fest steht, dass es sich um ein komplexes Zusammenspiel von Hormonen und Stoffwechselprozessen handelt. Die Feinabstimmung dieses vernetzten Systems wird durch unsere genetische Veranlagung bestimmt, aber natürlich spielt auch der Lebensstil eine entscheidende Rolle. Dennoch gilt als sicher, dass die meisten Menschen nicht generell an ihrer Körperform »schuld« sind – weder die Schlanken noch die Übergewichtigen.

KOMPLEXE WECHSELWIRKUNGEN

Wer Gewicht verlieren und dauerhaft halten möchte, muss – im wahrsten Sinne des Wortes – über den Tellerrand schauen. Denn es gibt zahlreiche Einflussfaktoren, die beim Thema Gewichtsreduktion mitgedacht werden müssen, bislang aber meistens völlig vernachlässigt werden. Dazu zählen Medikamente, die das Gewicht nach oben treiben. Auch eine Darmflorastörung, die zu einer besseren Ausnutzung der Kalorien führt, oder hormonelle Veränderungen des Körpers, etwa in den Wechseljahren, in der Pubertät oder zum Beispiel bei Schilddrüsenerkrankungen, sollten immer mitberücksichtigt werden. Bestimmte Umweltschadstoffe – zum Beispiel Phthalate – oder Süßstoffe können für die Entwicklung von Übergewicht mitverantwortlich sein. Und auch das Fettgewebe ist ein bisher völlig vernachlässigtes Organ, über das Sie aber in diesem Buch besser informiert werden.

Wenn Sie Arzneimittel nehmen, die eine starke Gewichtszunahme als Nebenwirkung haben, dann sollten Sie zunächst dort ansetzen und ärztliche Empfehlungen zu eventuell möglichen Alternativen einholen, bevor Sie sich mit einer Fastenkur quälen. Ist die Darmflora ein »Kalorienfänger«, wäre der erste sinnvolle Schritt, die Darmbakterien in Balance zu bringen, bevor Sie mit einem passenden Ernährungsprogramm beginnen. Essen Sie immer dann, wenn Sie gestresst oder traurig sind, dann müssen Sie zunächst etwas für Ihre Stimmung tun und erst im zweiten Schritt Ihre Ernährung umstellen. Werden Ihre Fettzellen durch Entzündungen gemästet, muss man sich auf Ursachensuche begeben und diese wenn möglich ausschalten. Übergewicht ist meist in ein System von verschiedenen Ursachen und Wirkungen eingebettet und der erste Schritt ist, diese Zusammenhänge zu erkennen und einen Schritt nach dem anderen zu gehen.

Wenig bekannte Dickmacher, die Sie erkennen und ausschalten müssen:

- Medikamente
- Hormonelle Störungen in Pubertät und Wechseljahren
- Schilddrüsenunterfunktion
- Entzündungen
- Freie Radikale
- Weichmacher und andere Chemikalien in Nahrungsmitteln und Umwelt
- Störungen der Darmflora
- Süßstoffe
- Antibiotika, auch Antibiotikaspuren im Essen
- Zu geringe Muskelmasse
- Psychische Ursachen wie Frust, Stress und Depressionen
- Mangel an Mikronährstoffen

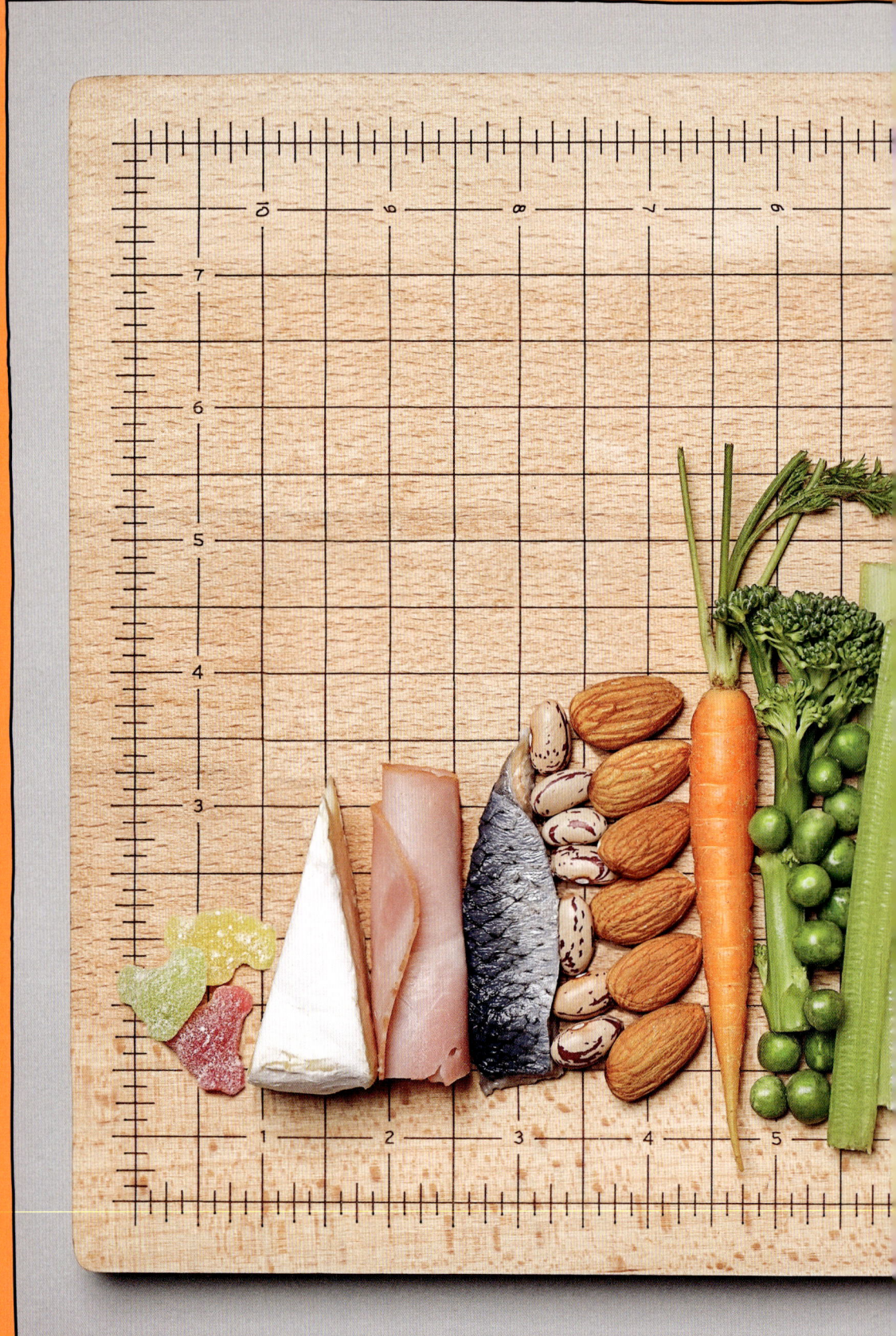

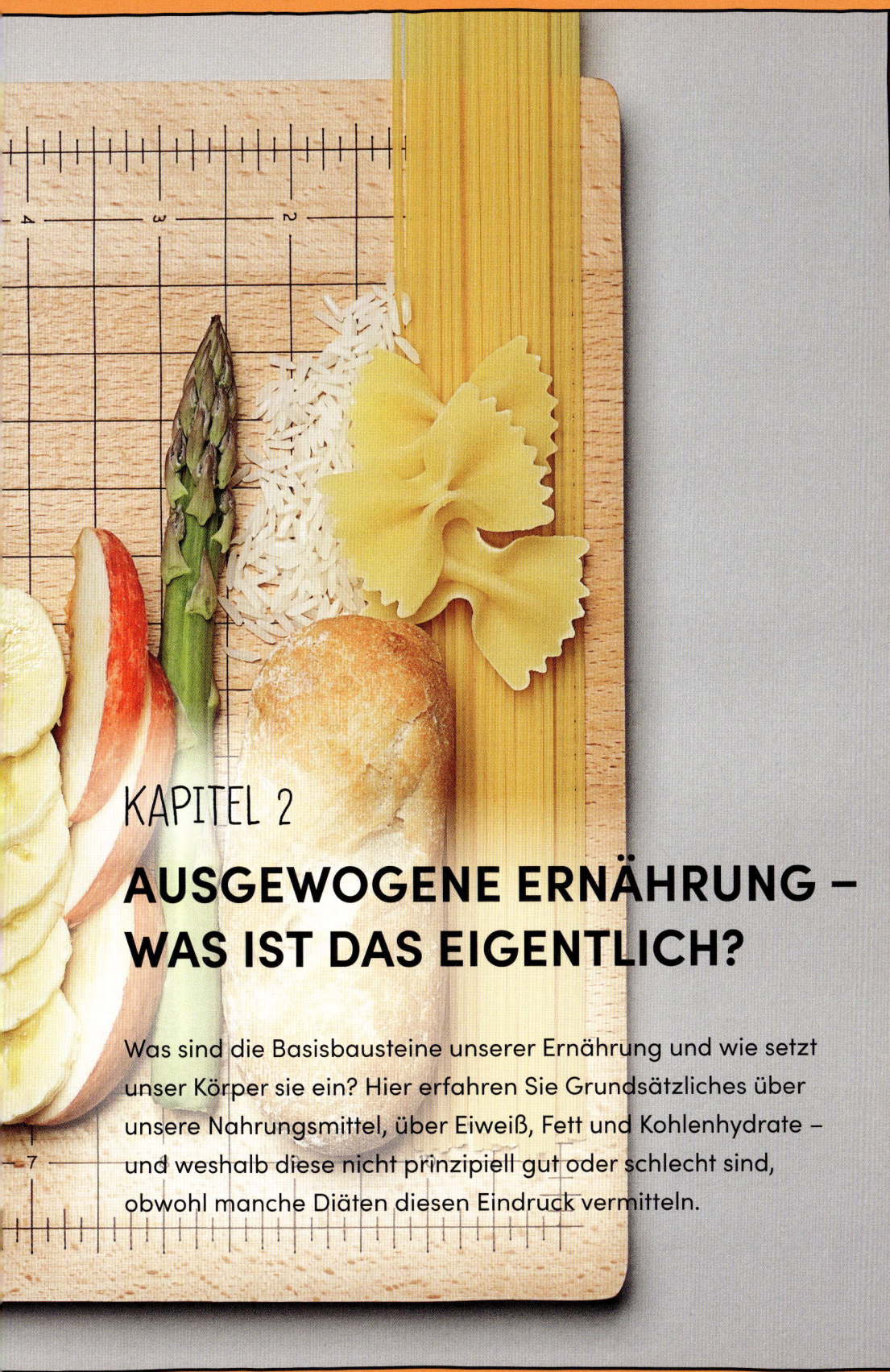

KAPITEL 2

AUSGEWOGENE ERNÄHRUNG – WAS IST DAS EIGENTLICH?

Was sind die Basisbausteine unserer Ernährung und wie setzt unser Körper sie ein? Hier erfahren Sie Grundsätzliches über unsere Nahrungsmittel, über Eiweiß, Fett und Kohlenhydrate – und weshalb diese nicht prinzipiell gut oder schlecht sind, obwohl manche Diäten diesen Eindruck vermitteln.

LOW CARB, LOW FAT, LOW PROTEIN? NICHTS VON ALLEDEM!

In diesem Kapitel geht es um die drei großen Bestandteile unserer Ernährung, die sogenannten Makronährstoffe Eiweiß, Fette und Kohlenhydrate. Allein an den Diskussionen, welche davon denn jetzt »gut« oder »schlecht« sein könnten, sieht man, wie schwierig es ist, sich im Diätdschungel zu orientieren. Da gibt es die Low-Carb-Diäten – die vor allem auf (tierisches) Eiweiß und viel Fett setzen, aber die Kohlenhydrate (engl.: carbohydrates) so weit wie möglich einschränken – oder die vegane Ernährung, bei der man einen großen Bogen um alles Tierische macht. Eine fettarme Ernährung reduziert hingegen die Fette und erhöht wiederum den Anteil der Kohlenhydrate. Beim Heilfasten entsagt man für eine bestimmte Zeit fast allen Gelüsten, doch es gibt auch da traditionelle Kuren wie die Schrothkur, die sogar beträchtliche Mengen Alkohol empfehlen. Im Prinzip enthält fast jede Ernährungsform Anteile, die nachahmenswert sein könnten. Die wenigsten strengen Diäten sind aber tatsächlich als langfristige Ernährungsform geeignet. Und fast immer bestimmen individuelle Vorlieben und auch die persönliche Stoffwechselsituation, mit welcher Ernährungsform man auf Dauer am besten fährt. Doch schauen wir uns die Makronährstoffe mal genauer an.

SPOT ON: DIE MAKRONÄHRSTOFFE

Eiweiß, Kohlenhydrate und Fette stellen das Grundgerüst unserer Ernährung dar. Tatsächlich gibt es zu diesen drei Makronährstoffen spannende Erkenntnisse, die Ihnen bei der Gewichtsreduktion helfen könnten. Unser Körper braucht alle drei Nährstoffe in unterschiedlichen Mengen, um gut zu funktionieren. Es ist also ganz natürlich und auch aus gesundheitlicher

Sicht sinnvoll, wenn wir jeden Tag alle auf dem Teller haben. Nach Empfehlungen der Deutschen Gesellschaft für Ernährung (DGE) sollte eine vollwertige Mischkost 55 bis 60 Prozent der täglichen Energiezufuhr durch Kohlenhydrate abdecken, etwa 30 Prozent durch Fette und 10 bis 15 Prozent durch Eiweiß. Doch manche, teilweise extreme Diätempfehlungen, aber auch seriöse Ernährungswissenschaftler*innen stellen inzwischen infrage, ob dieses Verhältnis tatsächlich optimal ist oder ob wir zum Wohle der schlanken Linie vielleicht völlig anders essen sollten.

Allerdings gibt es hier unterschiedliche »Interessengruppen«, deren Empfehlungen sich teilweise deutlich unterscheiden. Anhänger der Low-Carb-Ernährung verteufeln Kohlenhydrate und empfehlen, deren Anteil deutlich bis extrem zu senken, dafür mehr Fette und Eiweiß zu essen. Low-Fat-Verfechter wollen hingegen die kalorienreichen Fette vom Speiseplan streichen und setzen auf Kohlenhydrate und Eiweiß. Wer hat nun recht? Das ist tatsächlich schwer zu sagen. Man kann mit fast jeder extremen Ernährungsform abnehmen. Aber: Das erzielte Gewicht dauerhaft zu halten, fällt umso schwerer, je einseitiger sich eine Diät gestaltet. Zudem belegen Studien, dass weder Fette noch Kohlenhydrate »schlecht« sind. Ganz im Gegenteil. Es gibt sogar Belege, dass sowohl eine kohlenhydratreiche als auch eine fettreiche Ernährung gesund sein können, wenn man zu den »richtigen« Fetten und den »richtigen« Kohlenhydraten greift. In der mediterranen Küche wird nicht mit Olivenöl gespart und fettreiche Nahrungsmittel wie Käse, Oliven, Fisch, Nüsse und Mandeln sind wichtige Rezeptbestandteile. Der Fettanteil der klassischen Mittelmeerküche liegt bei satten 40 Prozent und damit um 10 Prozent über den Empfehlungen der Deutschen Gesellschaft für Ernährung. Dennoch gilt der mediterrane Ernährungsstil als besonders gesund. Ganz anders sieht es in Japan aus, genauer gesagt auf der »Insel der Hundertjährigen«. Die Bewohner von Okinawa haben Weltruhm erlangt, weil dort besonders viele gesunde Hochbetagte leben. Deren Ernährung besteht zu mehr als 80 Prozent aus komplexen Kohlenhydraten – jedem Low-

Carb-Verfechter würden die Haare zu Berge stehen. Selbst die DGE empfiehlt, nur 55 bis 60 Prozent der Kalorien über Kohlenhydrate zuzuführen. Zudem ist die »Okinawa-Diät« mit nur 9 Prozent Proteinen extrem eiweißarm und widerspricht damit komplett den Empfehlungen der Low-Carb-High-Protein-Verfechter. Tierversuche und Beobachtungen am Menschen scheinen aber zu bestätigen, dass diese eiweißarme Ernährung offensichtlich sogar die gesunde Lebensspanne erhöhen kann.

Tja, das sorgt jetzt natürlich für Verwirrung. Offensichtlich kann man mit verschiedenen Ernährungsformen gesund abnehmen. An dieser Stelle müssen wir aber noch mal genauer hinschauen, denn Eiweiß ist nicht gleich Eiweiß, Fette sind nicht gleich Fette und auch bei den Kohlenhydraten gibt es »gute« und »schlechte«. Wichtig ist, darauf zu achten, welche Eiweißquellen Sie nutzen und welche Art von Kohlenhydraten oder Fetten Sie bevorzugt essen. Und

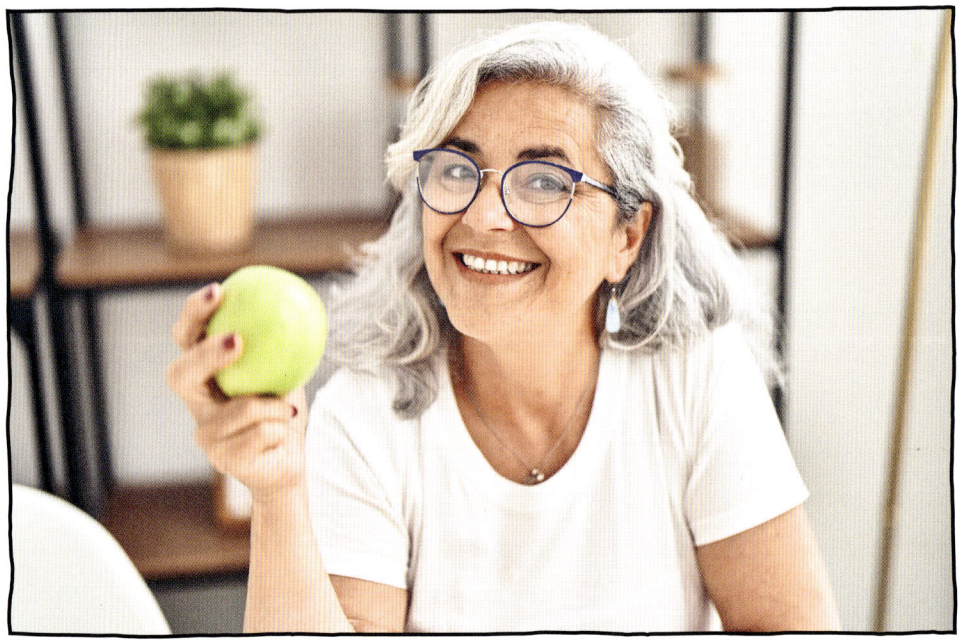

Eine Ernährung, die uns in jedem Alter fit hält, muss alle Nährstoffe in physiologisch notwendiger Ausgewogenheit bieten.

natürlich soll Ihr Essen auch schmecken, zu Ihrem individuellen Stoffwechsel passen und Sie ausreichend satt machen.

EIN MAßGEBLICHER FAKTOR: DER SÄTTIGUNGSINDEX

Hunger und Appetit sind die größten Feinde jeder Diät, deshalb ist Sättigung sehr wichtig. Schon 1995 untersuchten australische Wissenschaftler*innen, wie gut bestimmte Nahrungsmittel satt machen und wie lange diese Sättigung anhält. Alle Teilnehmenden aßen eine 240-Kalorien-Portion eines Nahrungsmittels aus einer von sechs unterschiedlichen Lebensmittelgruppen (Früchte, Backwaren, Frühstücksflocken, Snacks, kohlenhydratreiche Lebensmittel, eiweißreiche Lebensmittel). Nun fragten die Forscher*innen alle 15 Minuten die empfundene Sättigung ab. Nach zwei Stunden durften sich alle dann an einem Buffet frei bedienen. Auch hier wurde überprüft, was und wie viel die Proband*innen sich auf die Teller luden. Die Ergebnisse dieser Studie sind in Form des »Sättigungsindex« in der Grafik auf Seite 32 dargestellt. Weißbrot erhielt als Referenzwert eine willkürliche Punktzahl von 100. Alle Lebensmittel, die einen höheren Wert erzielten, sättigten stärker als Weißbrot und umgekehrt.

Interessanterweise erzielten gekochte Kartoffeln, die häufig als Dickmacher bezeichnet werden, den höchsten Sättigungswert. Die Sättigung, die mit einer 240-Kalorien-Portion Kartoffeln erzielt wurde, lag siebenmal höher als die der gleichen Kalorienmenge in Form von Croissants. Wie zu erwarten, griffen die Teilnehmer*innen mit dem geringsten Sättigungsempfinden zwei Stunden später am Buffet besonders beherzt zu. Doch sie aßen dabei umso weniger, je höher der Eiweißgehalt, der Ballaststoffanteil, der Wassergehalt und das Volumen des Essens (bei gleicher Kalorienzahl) war. Wichtig für ein lang anhaltendes Sättigungsgefühl sind nach dieser Studie also Lebensmittel mit einer geringen »Energiedichte«, die viel Volumen und Gewicht pro Kalorie liefern. Das Gleiche gilt auch für Eiweiß (mehr zum Thema Sättigung finden Sie in Kapitel 5).

SÄTTIGUNGSWERT VERSCHIEDENER NAHRUNGSMITTEL

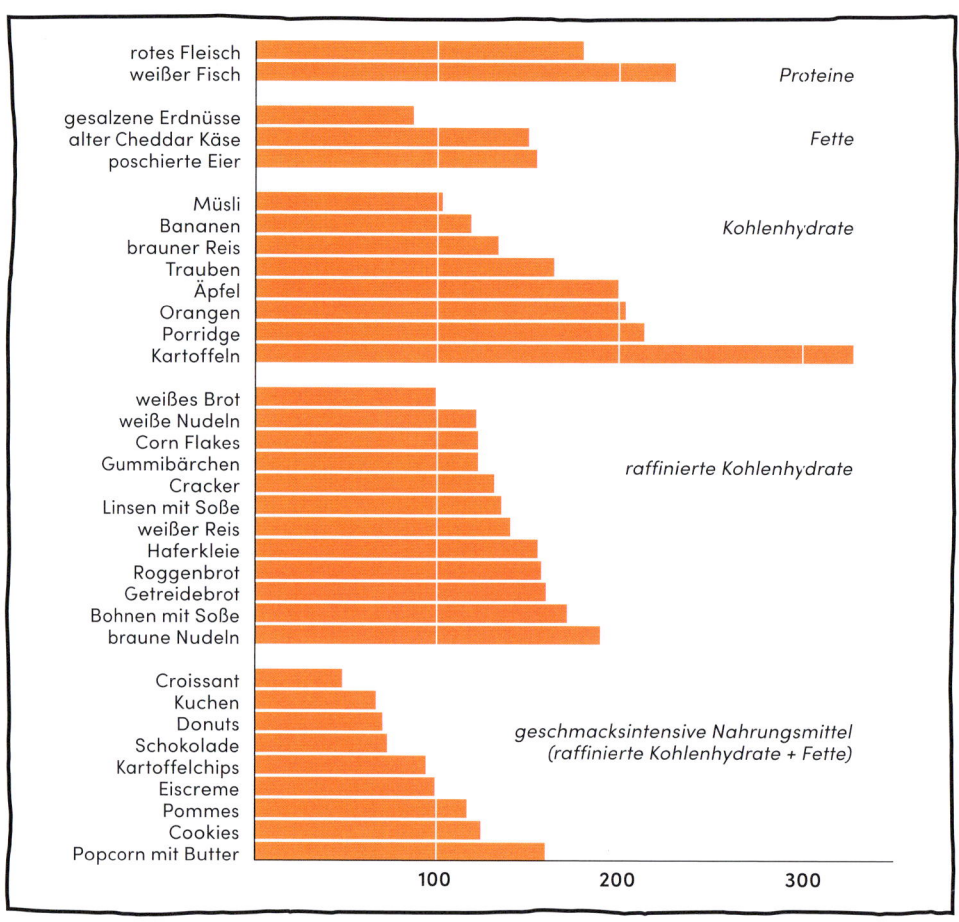

Quelle: Holt 1995

EIWEIß – WICHTIGER BAUSTOFF FÜR DEN KÖRPER

Wissenschaftler*innen der Universität Sydney (Australien) stellten durch Untersuchungen fest, dass Insekten, wenn sie ihre Nahrung frei wählen können, zunächst den Eiweißhunger stillen und anschließend die übrigen Nährstoffe zuführen. Offensichtlich ticken wir ähnlich wie Grashüpfer – das wiesen die Forscher*innen in einem »Buffetexperiment« nach. Die Teilnehmenden der Studie durften sich zunächst einige Tage nach Belieben an einem klassischen »Cluburlaubsbuffet« bedienen. Es gab also ganz unterschiedliche Speisen, die eiweiß-, kohlenhydrat- oder fettreich waren. Anschließend teilte man die Proband*innen in zwei Gruppen auf. Die Hälfte der Teilnehmenden konnten sich nun ohne Einschränkungen an einem Buffet mit überwiegend eiweißreichen Gerichten bedienen, die anderen an einem Kohlenhydratbuffet. Die Auswertung der Energieaufnahme war eindeutig: Wer vom Eiweißbuffet essen musste, nahm fast 40 Prozent weniger Kalorien zu sich als zuvor beim »gemischten« Buffet. Bei der Kohlenhydratgruppe war es genau andersherum. Sie verspeisten mit ihrem Essen über 30 Prozent mehr Kalorien als zuvor. Die Erklärung: Eiweiße sind besonders wichtige Baustoffe unseres Körpers. Proteine werden benötigt, um Muskeln aufzubauen, Enzyme und Hormone herzustellen und Zellwände zu stabilisieren. Deshalb ist unser Appetit auf Eiweiß am stärksten und unser Ziel ist es, den Proteinhunger als Erstes zu stillen. Ist das passiert, lässt der Appetit offensichtlich recht schnell nach.

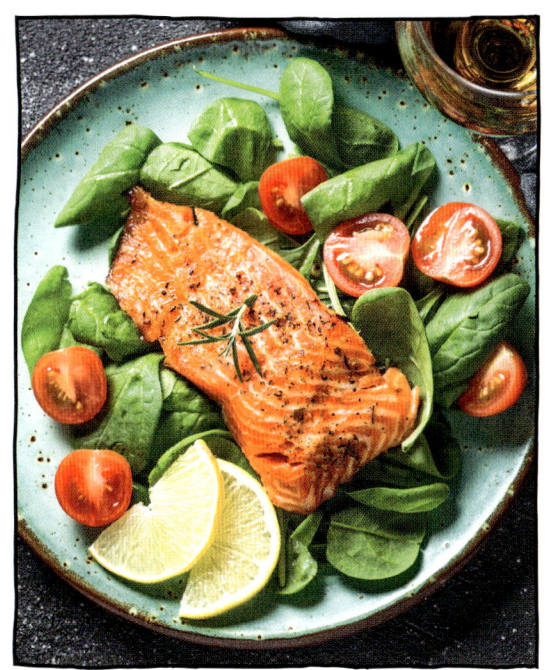

Die Low-Carb-Diät ist ein Klassiker, aber deswegen noch lange kein Garant für Abnehmerfolge – vor allem nicht auf lange Sicht.

ZUERST DEN EIWEIßHUNGER STILLEN

Um abzunehmen, ist es deshalb clever, erst mal die Eiweißspeicher zu füllen, also eine Eiweißportion gleich ins Frühstück zu integrieren. 15 bis maximal 20 Prozent des täglichen Energiebedarfs sollten mit Proteinen gedeckt werden. Dieser Wert liegt etwas über den DGE-Empfehlungen, ist gesundheitlich aber gut zu vertreten. Pflanzliche Proteine sollten dabei bevorzugt werden, denn diese liefern gleichzeitig viele Ballaststoffe sowie ein großes »Volumen« und haben dadurch einen hohen »Sättigungswert«.

ATKINS-DIÄT ALS VORREITER

Den Sättigungseffekt der Proteine machen sich auch die bereits erwähnten Low-Carb-Diäten, die aktuell im Trend liegen, zunutze. Bei dieser Diätform ändern sich die Verhältnisse der Nahrungsbestandteile grundlegend und weichen teilweise deutlich von den DGE-Empfehlungen ab. Der »Urvater« aller Low-Carb-Diäten war der amerikanische Kardiologe Robert Atkins. Bereits in den 1970er-Jahren empfahl er dieses Diätprinzip zur Gewichtsreduktion. Die nach ihm benannte Atkins-Diät war in den 1980er-Jahren enorm erfolgreich bei allen Abnehmwilligen und zählte damals zu den beliebtesten Gewichtsreduktionsprogrammen. Kein Wunder, erlaubte das Atkins-Prinzip doch, bei Fett und Eiweiß ordentlich zugreifen zu dürfen. Eier, Käse, Fleisch und Fisch waren unbegrenzt erlaubt. Auf kohlenhydrathaltige Lebensmittel wie Brot, Nudeln, Obst oder Kartoffeln, aber auch kohlenhydrathaltige Gemüse wie Karotten, (Vollkorn-)Getreide und Hülsenfrüchte musste bei der Atkins-Diät – wie auch bei vielen modernen Low-Carb-Ernährungsweisen – komplett verzichtet werden. Die Atkins-Diät in ihrer ursprünglichen Form gilt heute als nicht mehr zeitgemäß, da der Anteil tierischer Proteine und Fette viel zu hoch ist und Ballaststoffe aus Obst, Gemüse und Getreide fast völlig fehlen. Dennoch hat der Kardiologe einen neuen Gedanken in die Diätwelt gesetzt, nämlich dass fettarme Lebensmittel nicht automatisch dick machen und Kohlenhydrate trotz ihres niedrigeren Kaloriengehalts pro Gramm eine Gewichtsreduktion sogar verhindern können. Atkins hat sozusagen den Grundstein für das gesamte »Low-Carb-Gebäude« gelegt.

LOW-CARB-DIÄTEN – SCHLECHTER ALS IHR RUF

Inzwischen gibt es mindestens ein Dutzend unterschiedlicher Ernährungsformen, deren wichtigstes Prinzip die Reduktion der Kohlenhydrate ist. Manche verlangen eine sehr strenge, anderen genügt eine moderate Senkung der Kohlenhydratzufuhr. Häufig sind die Low-Carb-Diäten in mehrere Phasen unterteilt und beginnen mit sehr strikten Einschränkungen, die dann nach und nach gelockert werden. Das zeigt schon, dass es keine einheitliche Definition für Low-Carb-Ernährung gibt. Im Allgemeinen versteht man darunter eine Ernährungsweise, die kaum oder nur sehr eingeschränkt Kohlenhydrate enthält. Das bedeutet: Möglichst wenige oder keine Nudeln, keine Kartoffeln, kein Brot und auch kein Obst – wer sich für eine Low-Carb-Diät entscheidet, muss auf viele gängige Lebensmittel verzichten. Das kann, je nach »Strenge« der gewählten Low-Carb-Ernährung, zu starken Restriktionen bei den »erlaubten« Lebensmitteln führen oder nur leichte Korrekturen des Speiseplans notwendig machen. Die fehlenden Kalorien werden meistens durch einen hohen bis sehr hohen Proteinanteil, manchmal auch durch eine sehr hohe Fettzufuhr ausgeglichen.

Teilweise ist der Eiweißanteil sehr hoch und kann bei 30 bis 35 Prozent liegen, bei der ketogenen Ernährung sogar zwischen 45 und 50 Prozent. Kurzfristig kann man damit natürlich abnehmen. Das funktioniert sogar ziemlich gut. Durch den niedrigen Insulinspiegel kann Fettgewebe gut abgebaut werden. Viele Low-Carb-Diäten sind sogenannte Crash-Diäten, bei denen deutliche Gewichtsverluste innerhalb kürzester Zeit möglich sind. Meistens können diese Gewichtsverluste aber nach der Rückkehr zu einer kohlenhydrathaltigen Ernährung nicht auf Dauer gehalten werden. Je strenger die Low-Carb-Vorschriften sind, desto weniger alltagstauglich ist die Diät und desto größer ist das Risiko, auf Dauer in ein Nährstoffdefizit zu rutschen, da auf viele gesunde Nahrungsmittel verzichtet wird. Zwar lassen sich bei kohlenhydratarmer Ernährung in manchen Fällen günstige Effekte auf den Blutzucker- und Insulinspiegel feststellen, langfristig besteht bei einer zu eiweißreichen Kost das erhöhte Risiko für Folgekrankheiten wie Gicht, Nierenschäden oder einer Verarmung des Mikrobioms (siehe dazu Seite 159); und: Wer langfristig auf einen deutlichen Eiweißüberschuss setzt, der altert schneller und verkürzt damit wahrscheinlich sogar sein Leben. Das trifft aber vor allem auf das tierische Eiweiß zu. Pflanzliches Eiweiß scheint deutlich gesünder zu sein und macht ebenfalls schnell satt.

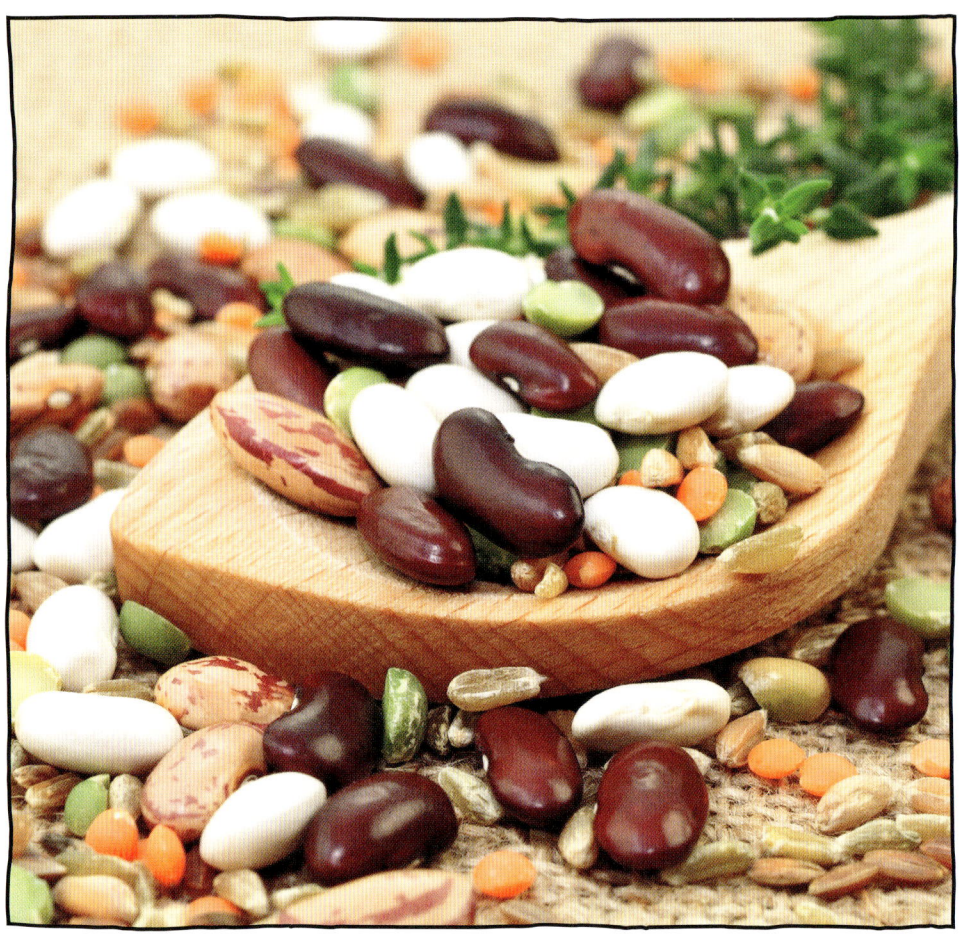

Hülsenfrüchte sind ein hervorragender Eiweißlieferant.

Eine aktuelle Cochrane-Großstudie hat dem Mythos, dass Low Carb die wirkungsvollste und gesündeste Form der Gewichtsreduktion sei, schließlich endgültig den Todesstoß verpasst. Cochrane ist eine der wichtigsten wissenschaftlichen Institutionen, wenn es darum geht, zu belegen, welche Maßnahmen der Gesundheitsförderung tatsächlich wirkungsvoll sind. Bei der Analyse von 61 Studien mit insgesamt fast 7000 Proband*innen fanden die Wissenschaftler*innen keine relevanten Vorteile einer kohlenhydratarmen Ernährung verglichen mit anderen Diätformen. Weder in Bezug auf die Gewichtsabnahme noch im Hinblick auf Blutdruck, Cholesterinspiegel oder

Risiko für Herzerkrankungen erwies sich eine Low-Carb-Diät einer Ernährung mit einer ausgewogenen Kohlenhydratzufuhr als überlegen. Schon 2018 stellten kalifornische Wissenschaftler*innen der Standford University fest, dass eine kohlenhydratarme Low-Carb-Diät nicht besser oder wirkungsvoller ist als eine fettarme Ernährung: Nach zwölf Monaten war der Abspeckeffekt bei den 609 übergewichtigen Teilnehmenden in beiden Gruppen nahezu gleich.

Das mag nun ernüchternd sein für alle, die jahrelang auf Kohlenhydrate geachtet haben. Doch diese Erkenntnis kann auch eine Erleichterung bedeuten. Sie zeigt, wie wichtig es ist, dass Sie Ihren eigenen, individuellen Weg zum Wunschgewicht suchen. Sie sollten keine Angst vor Lebensmitteln haben, die (ohne wissenschaftliche Grundlage) als ungesund propagiert werden. Der Genuss darf bei keiner Diät auf der Strecke bleiben!

WIE FINDE ICH DIE RICHTIGE EIWEIßMENGE?

Ganz grob könnte man als Empfehlung von etwa einem Gramm Eiweiß täglich pro Kilogramm Körpergewicht als Mindestmenge ausgehen. Weniger sollte es im Rahmen einer Diät nicht sein, damit die Muskulatur gut in Schuss bleibt. Gerade Frauen essen häufig eher eiweißarm und sollten deshalb auf genügend Proteine achten. Wer viel Sport treibt, darf auch etwas mehr zu sich nehmen, also (gesunde Nieren vorausgesetzt) 1,3 bis 1,5 Gramm Eiweiß pro Kilo Körpergewicht. Wenn Sie einen Teil dieses Eiweißes bereits zum Frühstück essen – im Idealfall in Kombination mit Ballaststoffen –, ist für Ihren Körper schon morgens alles im grünen Bereich und er muss keinen Hungeralarm geben. Optimal für schnelle Sättigung bei geringer Kalorienaufnahme sind vor allem Nahrungsmittel, die proteinreich und naturbelassen sind, also Fisch, Hülsenfrüchte, Kürbiskerne, Mandeln, Eier, Tofu, Erdnüsse, Haferflocken, Walnüsse oder mageres Fleisch.

STRENGE LOW-CARB-DIÄTEN – DAS SPRICHT DAGEGEN

Obwohl Eiweiß ein wichtiger Sättigungsfaktor ist, sprechen einige Argumente gegen eine strenge Low-Carb-Ernährung:

* Durchhalten: Low Carb hat mit üblicher Ernährung nicht viel zu tun, das erschwert das langfristige Durchhalten. Ähnlich wie andere einseitige Ernährungsformen wird auch eine Low-Carb-Diät häufig vorzeitig abgebrochen.

* Mangelnde Integration in den Alltag: Zwar gibt es eine ganze Reihe Low-Carb-Rezepte, die man vorkochen kann, sodass sich die fertigen Gerichte zur Arbeit mitnehmen lassen. Dennoch schränkt Low Carb die Auswahl an Rezepten deutlich ein.

* Mikrobiom: Low-Carb-Diäten führen nachweislich zu einer Verarmung der Darmflora, denn die meisten für unsere Gesundheit wichtigen Bakterien sind auf die Verwertung von Ballaststoffen aus Obst, Gemüse, Getreide oder Kartoffeln angewiesen. Ein Rückgang der Vielfalt im Darm stellt einen Risikofaktor für Übergewicht dar.

* Beeinträchtigung der Schilddrüsenfunktion: Schilddrüsenhormone sind wichtige Stoffwechselaktivatoren. Studien haben gezeigt, dass unter einer strengen Low-Carb-Diät und bei einer ketogenen Ernährung die Schilddrüsenhormonspiegel nach und nach absinken. Dadurch wird das Abnehmen auf Dauer immer schwerer.

* Tierische Lebensmittel: Bei der Low-Carb-Ernährung werden Kohlenhydrate aus Vollkornprodukten, Obst und Gemüse häufig durch Fleisch, Eier und Milchprodukte ersetzt. Dadurch kann es zu Mangelernährung kommen. Stammt ein großer Teil der verzehrten Proteine aus rotem Fleisch, kann auf Dauer das Risiko für Darmkrebs steigen.

* Gewichtsabnahme: Mit einer Low-Carb-Diät lassen sich tatsächlich kurzfristig oft schnelle Gewichtsabnahmen erzielen. Langfristig gleichen sich aber die Ergebnisse denen anderer Diäten an. Ein Rückgang zur früheren Ernährungsweise führt meist schnell wieder zu einer Gewichtszunahme. Für einen dauerhaften Erfolg müsste deshalb langfristig zumindest eine moderate Low-Carb-Ernährung durchgeführt werden.

* Nieren- und Leberschäden: Proteine und deren Bausteine, die Aminosäuren, sind enorm wichtig für unseren Organismus, aber eine Überdosierung kann schädlich sein. Vor allem bei Vorerkrankungen, die oft mit Übergewicht einhergehen, kann überschüssiges Eiweiß die Nieren dauerhaft schädigen. Zudem wird im Darm beim Abbau von Eiweiß Ammoniak freigesetzt. Dieses gelangt in die Blutbahn und muss in der Leber abgebaut werden. Eine sehr eiweißreiche Ernährung führt deshalb auch zu einer Überlastung des Leberstoffwechsels. Dadurch kann es zu einer »nichtalkoholischen Fettleber« (NAFL) kommen. Die Entgiftungsfunktion der Leber nimmt ab und die Leberwerte steigen an.

KOHLENHYDRATE – UNSER KÖRPERBENZIN

Kohlenhydrate sind heute bei allen, die abnehmen möchten, verpönt. Doch Fakt ist: Wir brauchen auch Kohlenhydrate. Sie sollten, nach Ansicht der DGE, in unserer Ernährung sogar den größten Anteil ausmachen. Das ist durchaus sinnvoll, denn Kohlenhydrate stellen uns schnell verfügbare Energie bereit; sie sind sozusagen das Benzin unseres Körpers und vor allem für Muskeln und Gehirn enorm wichtig. Auch unsere Darmflora verarmt, wenn zu wenige kohlenhydrathaltige Ballaststoffe zur Verfügung stehen. Da aber unsere Darmbakterien wichtige Verbündete im Kampf gegen die Pfunde sind, sollten wir sie nicht hungern lassen. Dennoch sind Kohlenhydrate in den vergangenen Jahren in Verruf geraten und werden mit Übergewicht und Zuckerkrankheit in Verbindung gebracht. Dass das nicht automatisch zutrifft, zeigen die langlebigen Bewohner von Okinawa ganz deutlich. Bei ihnen beträgt das Verhältnis zwischen Kohlenhydraten und Proteinen 10:1. Auch andere langlebige Volksstämme ernähren sich kohlenhydratbetont und eher proteinarm. Doch Vorsicht: Das ist beileibe kein Freibrief für Keks und Kuchen, sondern eher für Vollkornbrot und Gemüse, denn sowohl Süßigkeiten als auch Pflanzenkost liefern Kohlenhydrate. Und obwohl alle Kohlenhydrate von ihrer chemischen Grundstruktur ähnlich aufgebaut sind, liegen aus Gewichts- und Gesundheitsaspekten doch Welten zwischen den einzelnen Kohlenhydratverbindungen.

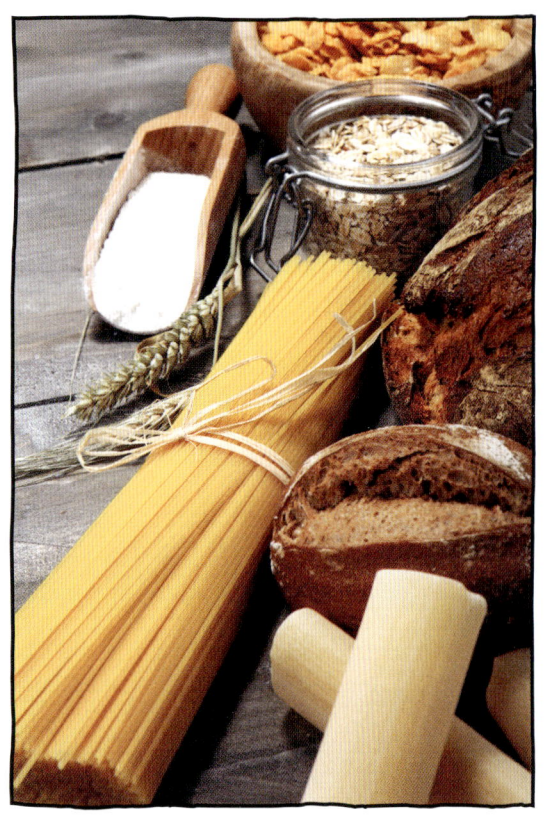

Kohlenhydrate kommen in verschiedenen Formen vor, manche von ihnen sind der Gesundheit zuträglicher als andere.

VON GUTEN UND SCHLECHTEN KOHLENHYDRATEN

Alle Kohlenhydrate sind Zuckerverbindungen, auch die »guten« komplexen Kohlenhydrate. Wie ungesund ein Kohlenhydrat ist und ob es sich um einen »Dickmacher« oder eher um einen »Schlankmacher« handelt, hängt vor allem von der chemischen Struktur ab. Kohlenhydrate werden eingeteilt in Einfachzucker (Monosaccharide), Zweifachzucker (Disaccharide) und Mehrfachzucker (Polysaccharide). Sie unterscheiden sich vor allem darin, wie schnell unser Körper sie verwerten kann und wie rasch sie unseren Blutzucker in die Höhe schnellen lassen. Wichtige Begriffe sind hier der »glykämische Index« und die »glykämische Last« (siehe Seite 44).

Kaum im Mund und schon im Blut – das trifft vor allem auf die Einfachzucker wie Fruchtzucker (Fruktose) und Traubenzucker (Glukose) und auf die Zweifachzucker im normalen Haushaltszucker oder im Milchzucker zu. Diese Zuckerverbindungen finden wir in Süßigkeiten, aber auch in Fruchtsäften und Obst. Der schnelle Anstieg des Blutzuckers sorgt dafür, dass die Bauchspeicheldrüse eine ordentliche Portion des blutzuckersenkenden Hormons Insulin ausschüttet. Fruktose erhöht sogar noch zusätzlich die Glukosefreisetzung aus der Leber und macht Zellen unempfindlicher gegen das blutzuckersenkende Insulin. Hohe Blutzucker- und Insulinspiegel signalisieren unseren Fettzellen, dass ausreichend Energie bereitsteht und sie sich nicht bemühen müssen, Fettgewebe abzubauen. Das ist natürlich kontraproduktiv für alle, die ein paar Pfunde loswerden wollen. Figurgefährlich sind auch flüssige Kohlenhydrate in Softdrinks, gesüßten Säften oder Milchshakes. Die sind lecker und man könnte sie literweise trinken, aber sie lassen den Blutzucker nach oben schnellen und machen nicht lange satt, da hier der Zucker ohne Ballaststoffbegleitung einhergeht.

Anders verhält es sich mit den Mehrfachzuckern. Diese langen Ketten aus Zuckermolekülen machen dem Verdauungstrakt mehr Arbeit. Um sie zu resorbieren, muss er die großen Zuckermoleküle erst aufspalten, wodurch sich die Zuckeraufnahme ins Blut deutlich verzögert und der Blutzuckerspiegel viel langsamer ansteigt. Polysaccharide findet man in Hülsenfrüchten, Kartoffeln, Apfel- und Birnenschalen oder Vollkornprodukten. Ein Teil dieser Kohlenhydratverbindungen ist sogar unverdaulich, das heißt, unser Magen-Darm-Trakt hat keine Enzyme, um sie aufzuspalten und zu verwerten. Diese unverdaulichen Kohlenhydrate werden auch Ballaststoffe genannt. Dazu zählen zum Beispiel das Pektin aus Obstschalen oder die Zellulose, die einen wichtigen Bestandteil von Pflanzenzellen darstellt und die wir aufnehmen, wenn wir Gemüse essen. Diese unverdaulichen Ballaststoffe unterstützen die Gewichtsreduktion auf mehrfache Weise. Sie füllen durch ihr Volumen Magen und Darm und lösen dadurch ein Sättigungsgefühl aus, obwohl sie keine oder fast keine Kalorien liefern. Wenn sie weitgehend unverändert in den Dickdarm gelangen, führen sie dort zu einer Verbesserung der Darmflora, die ein besonders wichtiger Verbündeter ist, wenn Sie abnehmen möchten. Diese guten »Carbs« und Ballaststoffe nehmen wir meistens in Form von Pflanzenfasern zu uns. Eine große Portion Gemüse und eine kleine Menge Obst sollten deshalb regelmäßig auf dem Teller liegen.

BALLASTSTOFFE BREMSEN DEN APPETIT

Damit Ihnen der Hunger keinen Strich durch Ihre Diätpläne macht, sollten Sie täglich mindestens 30 Gramm Ballaststoffe essen. Schaffen Sie das? Schauen Sie mal in der Tabelle nach. Im Durchschnitt nehmen Bundesbürger gerade mal 20 Gramm dieser Sättigungsfasern zu sich. Sollten Sie auch bei sich ein Defizit feststellen, dann ist in der Diätphase ein Nahrungsergänzungsmittel mit einem Ballaststoffgemisch möglicherweise sinnvoll. Diese enthalten oft Kleie, Akazienfasern, resistente Stärke, Leinsamen, Flohsamen oder Pektin.

BALLASTSTOFFRIESEN, DIE IHREN SPEISEPLAN BEREICHERN

Mehr als 20 g Ballaststoffe pro 100 g	Leinsamen, Mohn, Weizenkleie
15 bis 20 g Ballaststoffe pro 100 g	Erbsen, Kichererbsen, weiße Bohnen, Kidneybohnen, Sellerie
10 bis 15 g Ballaststoffe pro 100 g	Linsen, Erdnüsse, Mandeln, Macadamianüsse, Pistazien, Knäckebrot, Artischocken
5 bis 10 g Ballaststoffe pro 100 g	Haselnüsse, Walnüsse, Pumpernickel, Heidelbeeren, Schwarze Johannisbeeren, Himbeeren, Früchtemüsli, Roggen- und Weizenvollkornbrot
3 bis 5 g Ballaststoffe pro 100 g	Brombeeren, Rote Johannisbeeren, Brokkoli, Fenchel, Pastinaken, Rosenkohl, Grünkohl, Möhren, Paprika

CARBS OR NO CARBS – IHR STOFFWECHSEL ENTSCHEIDET

Wie können Sie Ihren Kohlenhydratbedarf decken, ohne dick zu werden? Das hängt vor allem von Ihrem Stoffwechsel ab und auch davon, zu welchen Kohlenhydraten Sie bevorzugt greifen. Manche Menschen können Zucker und Kohlenhydrate besser verarbeiten, andere tun sich da schwerer. Ob Kohlenhydrate das Gewicht nach oben treiben oder uns sogar beim Abnehmen helfen, hängt aber vor allem vom blutzuckersenkenden Insulin ab. Insulin ist ein Hormon der Bauchspeicheldrüse, das den Blutzuckerspiegel nach dem Essen wieder in den Normbereich bringt. Dadurch versorgt es nicht nur die Zellen mit Energie, sondern wacht auch über die Fettreserven. Wenn wir mehr Zucker essen, als die Zellen aktuell benötigen beziehungsweise direkt durch Bewegung verbrauchen können, dann muss eine große Menge Insulin ausgeschüttet werden. Das kann durchaus problematisch für die Figur sein, denn Insulin

∗ stoppt augenblicklich den Fettabbau – es sind ja schließlich genügend Energieträger im Umlauf,

∗ legt Energiereserven an, indem es überschüssigen Zucker und auch die Fettmoleküle aus dem Blut in die Fettdepots transportiert,

∗ lässt die Entzündungswerte im Blut ansteigen.

Der menschliche Organismus besitzt zwar viele Hormone, die den Blutzuckerspiegel erhöhen können, aber nur ein Hormon, nämlich das Insulin, das in der Lage ist, Zucker aus dem Blut in die Zellen zu befördern. Hohe Insulinspiegel lassen die Gewichtsreduktion sehr schwer werden. Kurz gesagt: Das Problem sind also weniger die Kohlenhydrate, sondern vor allem der Insulinspiegel. Ist er hoch, sieht unser Körper keinen Sinn darin, mühevoll Fett abzubauen, denn er bekommt aus der Analyse der Blutwerte signalisiert, dass Essen im Überfluss vorhanden sein muss. Folglich werden die Fettreserven nicht angegriffen.

WELCHEN GLYX-INDEX HAT IHR ESSEN?

Der **glykämische Index (GI)** gibt an, wie stark der Blutzuckerspiegel nach dem Verzehren eines Lebensmittels ansteigt. Nahrungsmittel mit einem hohen GI wie Softdrinks, Süßigkeiten oder Weißmehlprodukte führen zu einem schnellen und hohen Blutzuckeranstieg. Unser Körper reagiert darauf mit einer starken Insulinausschüttung. Insulin sorgt dafür, dass Fettgewebe aufgebaut wird, und verhindert gleichzeitig den Abbau von Fettzellen. Bei Lebensmitteln mit niedrigem GI steigt der Blutzuckerspiegel langsamer an und auch der Blutzuckerspitzenwert steigt weniger hoch. Studien legen nahe, dass Gerichte und Lebensmittel mit einem niedrigen GI besser sättigen.

Mindestens genauso wichtig zur Beurteilung der Kohlenhydratqualität ist die **glykämische Last (GL).** Sie gibt an, wie viel Insulin benötigt wird, um den Blutzucker nach einer Mahlzeit wieder in den Normbereich zu bringen.

Der glykämische Index von Möhren und Baguette beispielsweise ist interessanterweise gleich, aber die glykämische Last unterscheidet sich deutlich. Um die gleiche Insulinantwort wie mit 200 Gramm Baguette zu erzielen, müsste man rund 1,4 Kilogramm Möhren verzehren – und das dürfte den meisten schon ziemlich schwerfallen.

Im Internet finden Sie zahlreiche Tabellen mit dem GI und der GL unterschiedlicher Nahrungsmittel. Versuchen Sie, bevorzugt auf Nahrungsmittel mit einem niedrigen GI und einer niedrigen GL zurückzugreifen. Ab und zu können Sie aber auch mal ein Auge zudrücken.

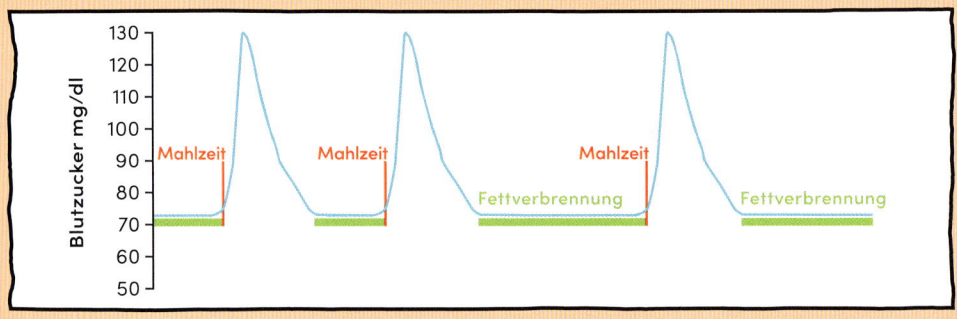

Nur wenn der Blutzuckerspiegel niedrig ist, setzt die Fettverbrennung ein. Voraussetzung: Ausreichend Abstand zwischen den Mahlzeiten.

Nach und nach kann es auch zu einer sogenannten Insulinresistenz kommen. Dann reagiert unser Organismus nur noch recht zögerlich auf die Insulinsignale und senkt den Blutzucker nicht ausreichend. Bei einer Insulinresistenz werden die Kohlenhydrate nicht in den Zellen verbraucht, sondern als Energiereserven auf Bauch und Hüften gepackt. Zuckerkranke Menschen werden deshalb auch leichter übergewichtig. Aber auch Gesunde verhindern durch ständiges »Snacken« zwischen den Mahlzeiten ein Absinken des Zucker- und Insulinspiegels und erschweren damit eine Gewichtsreduktion. Wenn Sie abnehmen möchten, müssen Sie nicht völlig auf Kohlenhydrate verzichten, aber Sie sollten darauf achten, dass so wenig Insulin wie möglich ausgeschüttet werden muss und der Blutzuckerspiegel niedrig bleibt oder zumindest Gelegenheit hat, immer mal wieder für ein paar Stunden abzusinken. Das funktioniert meistens ganz gut, wenn Sie nur dreimal am Tag essen und auf Naschereien zwischen den Mahlzeiten verzichten.

WIE GUT VERWERTEN SIE ZUCKER?

Wie hoch der Blutzuckerspiegel steigt und wie viel Insulin ausgeschüttet werden muss, hängt also davon ab, welche Art von Kohlenhydraten Sie bevorzugen und wie gut Ihr Stoffwechsel mit Zucker zurechtkommt. Wenn Ihr Stoffwechsel sehr aktiv ist, wenn Sie ausreichend Muskeln haben, die Zucker speichern können, Sie nicht zu stark übergewichtig sind und sich jeden Tag viel bewegen, dann dürfen mehr Kohlenhydrate auf den Teller kommen und Sie können dennoch abnehmen.

Trifft keiner dieser Punkte auf Sie zu, sollten Sie mit den schnellen Zuckerlieferanten vorsichtiger sein. Ob bei Ihnen die Gefahr von Diabetes und Insulinresistenz besteht, können Sie ganz grob mit einem Maßband abschätzen, indem Sie Ihren Bauchumfang messen. Das stellt zwar keine sichere Diagnosemöglichkeit dar, aber der Wert gibt Hinweise darauf, was Ihr Körper mit Kohlenhydraten anstellt. Liegt Ihr Bauchumfang in Taillenhöhe über 88 Zentimeter (Frauen) beziehungsweise 102 Zentimeter (Männer), dann ist das Risiko für Stoffwechselerkrankungen und Insulinresistenz erhöht. Eine Gewichtsreduktion sollte dann absolute Priorität haben und in diesem Fall ist zunächst eine Reduktion der Kohlenhydrate empfehlenswert. Die gute Nachricht dabei: Jeder Zentimeter, den Sie an Bauchumfang verlieren, senkt Ihr Risiko um 5 Prozent.

Auch der Body-Mass-Index (BMI) gibt Auskunft darüber, wie gut Ihr Körper mit Kohlenhydraten zurechtkommt. Als übergewichtig gilt man ab einem BMI von 25, als adipös ab einem BMI von 30. Das Risiko für Kohlenhydratverwertungsstörungen und Diabetes verdoppelt sich bereits ab einem BMI von 27. Ihren BMI-Wert können Sie leicht mit BMI-Rechnern im Internet bestimmen.

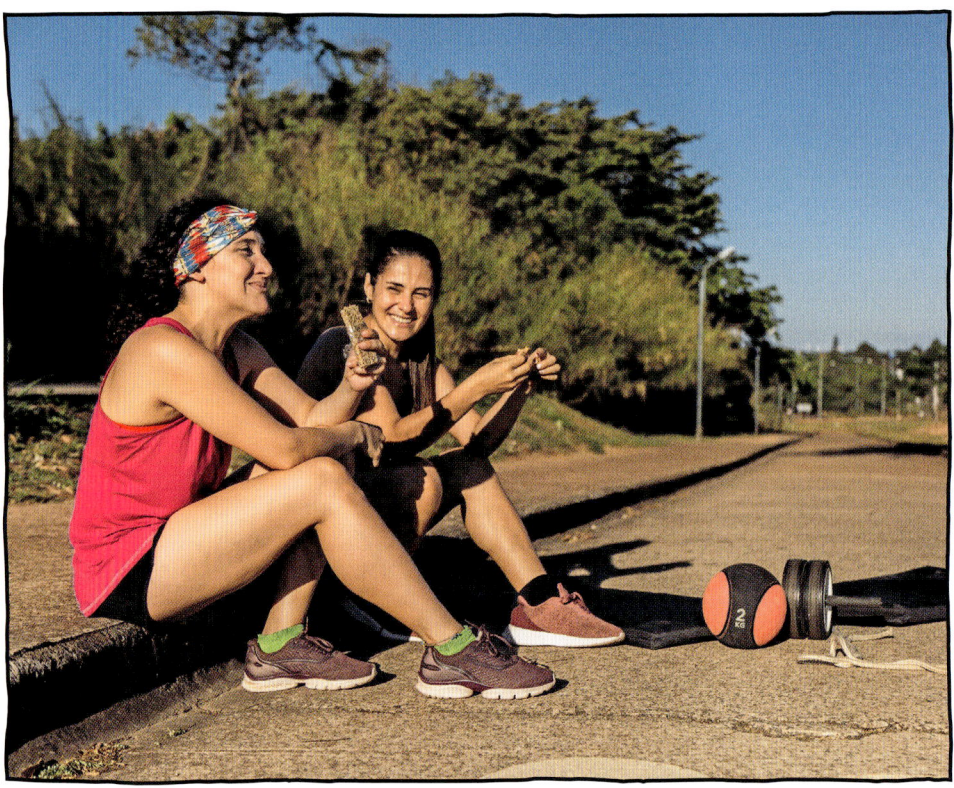

Wer sich anstrengt und Kalorien verbraucht, kann größere Mengen Zucker verbrennen und somit auch trotz Aufnahme von etwas mehr Kohlenhydraten abnehmen.

Noch genauer können Sie sich über Ihre Zuckerverwertung informieren, wenn Sie in der Hausarztpraxis Ihren Nüchternblutzucker und den sogenannten HbA1c-Wert bestimmen lassen. »Hb« ist die Abkürzung für Hämoglobin, also den roten Blutfarbstoff. Dieser bindet Sauerstoff, aber auch Zucker. Je länger der Blutzuckerwert erhöht ist, desto höher ist auch der Anteil der »verzuckerten« Hämoglobinmoleküle. Der HbA1c-Wert gibt Auskunft, wie hoch der Blutzucker in den letzten zwei bis drei Monaten war, dieser Wert ist also eine Art Blutzuckergedächtnis. Bei guten Kohlenhydratverwertern liegt der HbA1c-Wert etwa bei 30 mmol/mol (oder bei etwa 5 Prozent). Das bedeutet, dass rund 5 Prozent des Hämoglobins »verzuckert« sind. Ist dieser Wert zu hoch oder auch im »Graubereich«, also in einem Grenzbereich zwischen normal und erhöht (siehe unten), dann sollten Sie die einfachen Kohlenhydrate, Nahrungsmittel mit einem hohen glykämischen Index und einer hohen glykämischen Last vom Speiseplan streichen. Komplexe Kohlenhydrate aus Gemüse, Hülsenfrüchten und Vollkorn sollten aber einen festen Platz in Ihrem Ernährungskonzept einnehmen.

WAS BEDEUTET MEIN HBA1C-WERT FÜR MEIN DIÄTPROGRAMM?

HbA1c-Werte unter 39 mmol/mol beziehungsweise unter 5,7 Prozent: Sie sind ein sehr guter Kohlenhydratverwerter. Komplexe Kohlenhydrate und hin und wieder in Maßen auch einfache Kohlenhydrate sollten Ihnen keine Probleme bereiten. Eine Insulinresistenz scheint bei Ihnen nicht die Ursache der Gewichtsprobleme zu sein. Eine Low-Carb-Ernährung würde Ihnen keine großen Vorteile bringen.

HbA1c-Werte zwischen 39 und 48 mmol/mol beziehungsweise zwischen 5,7 und 6,5 Prozent: Ihre Werte liegen in einem Graubereich. Ihre Blutzuckerwerte und möglicherweise auch Ihre Insulinwerte liegen offensichtlich häufiger in hohen Bereichen. Ziehen Sie die »Kohlenhydrat-Reißleine«: Verzichten Sie auf Zucker und einfache Kohlenhydrate, reduzieren Sie auch Fruchtsäfte und Obst. Greifen Sie bevorzugt zu komplexen Kohlenhydraten aus Gemüse, Vollkornprodukten und Nüssen. Achten Sie auf ausreichend lange Pausen zwischen den Hauptmahlzeiten, verzichten Sie auf Snacks zwischendurch. Wahrscheinlich wird Ihnen auch Intervallfasten guttun. Mehr dazu ab Seite 270.

HbA1c-Wert von 48 mmol/mol beziehungsweise 6,5 Prozent oder darüber: Bei Ihnen liegt mit großer Wahrscheinlichkeit eine Zuckerkrankheit vor. Sie sollten alle Punkte beachten, die auch im Graubereich empfohlen wurden. Wahrscheinlich werden Sie mit einer nicht zu strengen Low-Carb-Ernährung recht gut abnehmen können. Außerdem sollten Sie sich mit Ihrem Arzt beziehungsweise mit Ihrer Ärztin besprechen, welche weiteren Maßnahmen noch ergriffen werden müssen. Durch eine Änderung des Ernährungsverhaltens sowie eine deutliche Gewichtsreduktion können sich die erhöhten Werte wieder normalisieren.

KÖNNTE EINE INSULINRESISTENZ VORLIEGEN?

Liegt ...

- Ihr Taillenumfang über 88 Zentimeter (Frauen) beziehungsweise 102 Zentimeter (Männer),

- Ihr BMI bei 25 oder darüber,

- Ihr HbA1c-Wert bei 39 mmol/mol beziehungsweise 5,7 Prozent oder darüber,

... dann weist das auf eine Insulinresistenz hin und darauf, dass Sie Kohlenhydrate schlecht verwerten können. Um abzunehmen, sollten Sie Kohlenhydrate reduzieren, eine moderate Low-Carb-Ernährung mit vielen Ballaststoffen ins Auge fassen, mehrmals wöchentlich einen Intervallfastentag einlegen und nur drei Hauptmahlzeiten, aber keine Snacks oder Zwischenmahlzeiten mehr zu sich nehmen. Zusätzlich ist jeden Tag eine kleine Bewegungseinheit »Pflicht«.

FETT MACHT NICHT AUTOMATISCH FETT

Jahrelang galt die Devise, dass Fett fett macht. Die Lebensmittelindustrie setzte diesen Trend mit unzähligen fettarmen, fettreduzierten und fettfreien »Light«-Lebensmitteln um. Hat es gewirkt? Nein, ganz im Gegenteil. Denn als Ersatz für Fett wurden häufig Kohlenhydrate zur Herstellung verwendet, und die sind – zumindest, wenn sie schnell verdaulich sind – noch viel fataler für Figur und Fitness. Heute steht fest: Fett kann sogar schlank machen und Fett sollten Sie, wenn Sie sich gesund ernähren und abnehmen möchten, nicht scheuen. Vor allem bestimmte pflanzliche Fette helfen Übergewichtigen sogar, leichter abzunehmen!

Offensichtlich sorgt mehr Nahrungsfett für weniger Taillenspeck, solange Sie die richtigen Fette verwenden. Wer Nüsse und Mandeln nicht nur zu Weihnachten und Olivenöl nicht nur mit dem Pizzateig isst, verliert offensichtlich schneller Gewicht und kann die Bikinifigur länger halten – das belegen zahlreiche Studien. Auf den ersten Blick klingt das paradox, denn Nüsse und Öle sind eigentlich wahre Kalorienbomben. Nüsse und Mandeln enthalten bis zu 50 Prozent Fett, Öle bestehen zu rund 98 Prozent aus diesem Energieträger. Und Fett liefert mit 9 Kalorien pro Gramm fast doppelt so viele Kalorien wie die gleiche Menge Kohlenhydrate oder Eiweiß, die pro Gramm nur mit 4 Kalorien zu Buche schlagen. Deshalb sind die positiven Effekte auf das Gewicht erstaunlich. Aber woran liegt das?

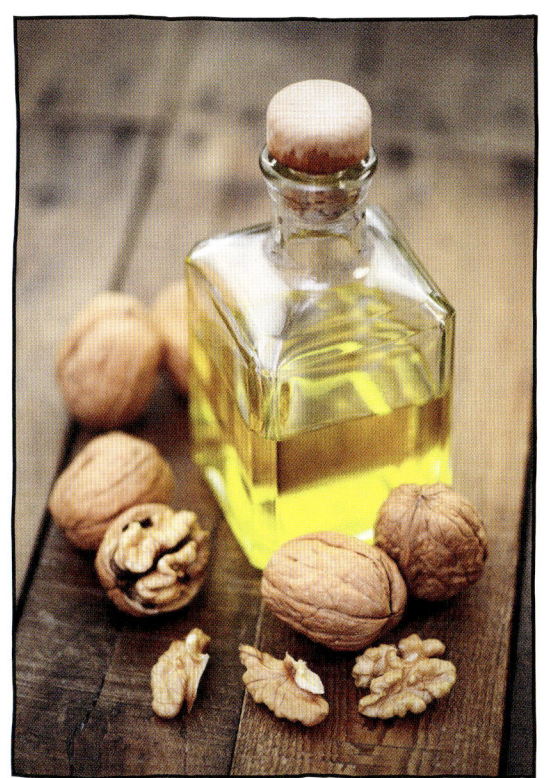

Die richtigen Fette und Öle sind nicht nur gesund, sondern sie sättigen und helfen beim Abnehmen.

MANDELN UND NÜSSE ALS APPETITZÜGLER

Ähnlich wie bei den Kohlenhydraten gibt es auch bei den Fetten deutliche Unterschiede. Nüsse, Mandeln und Öle liefern wertvolle mehrfach ungesättigte Fettsäuren wie Omega-3-Fettsäuren oder gesunde einfach ungesättigte Fettsäuren in Form von Ölsäure. Und: Fette greifen in unterschiedliche Abläufe des Körpers ein, wobei für Abnehmwillige ein ganz wichtiger Aspekt die Appetitkontrolle ist: Fetthaltige Lebensmittel sättigen deutlich länger und stärker als Kohlenhydrate. Dadurch verhindern sie so manche Heißhungerattacke, die über kurz oder lang jeden Diäterfolg zunichtemachen würde. Wissenschaftler*innen des kalifornischen City of Hope National Medical Center in Duarte wiesen nun nach, dass auch die kalorienreichen Mandeln zum Abnehmen taugen. Sie reicherten eine etwas kalorienreduzierte Diät entweder täglich mit einer Portion Mandeln oder mit (ebenfalls gesunden) komplexen Kohlenhydraten an. Beide Snacks lieferten die gleiche Kalorienzahl. Sechs Monate später konnten sich die übergewichtigen Studienteilnehmer*innen in beiden Gruppen über weniger Pfunde freuen. Doch egal, ob das Gesamtgewicht beziehungsweise der Body-Mass-Index, der Taillenumfang, der Körperfettgehalt oder der Blutdruck verglichen wurden – immer schnitt die »Mandelgruppe« deutlich besser ab als die Gruppenmitglieder, die komplexe Kohlenhydrate verzehrt hatten. Auch andere Studien kommen zu ähnlichen Ergebnissen. Eine Portion Mandeln oder Nüsse zum Frühstück sättigt offensichtlich so gut, dass nicht nur die Kalorienaufnahme beim Mittagsessen geringer ausfällt, sondern die Appetitbremse den ganzen Tag lang wirkt. Selbst zum Abendessen aßen die Teilnehmenden weniger, wenn sie am Vormittag eine Handvoll Kerne verzehrt hatten.

Hier scheint es auch einen Zusammenhang mit der Darmflora (siehe Kapitel 7 ab Seite 151) zu geben, denn neben den Fetten enthalten Nüsse und Mandeln auch Ballaststoffe, und die sind bestes Darmbakterienfutter. Die Mikroorganismen verarbeiten diese speziellen Pflanzenstoffe, die sogenannten Präbiotika, zu sättigenden kurzkettigen Fettsäuren. Studien haben gezeigt, dass höhere Konzentrationen dieser kurzkettigen Fettsäuren nach dem Verzehr einer Mahlzeit mit vielen präbiotischen Ballaststoffen zu einem Absinken der Appetithormone führen.

OLIVENÖL GEGEN PFUNDE EINSETZEN

Auch einige pflanzliche Öle sind figurfreundlich. Die mediterrane Küche ist ja bekanntlich nicht fettarm und dennoch gesund – vor allem dank der ungesättigten Fettsäuren aus Fisch und Olivenöl, die dort reichlich vertreten sind. Olivenöl scheint besonders diätunterstützend zu wirken, wie die Arbeitsgruppen von Prof. Peter Schieberle (Technische Universität München, TUM) und Prof. Veronika Somoza (Universität Wien) herausfanden. Sie untersuchten den Einfluss vier gängiger Speisefette (Schweineschmalz, Milchfett, Raps- und Olivenöl) auf den Appetit. Über drei Monate hinweg verzehrten die Studienteilnehmer*innen zusätzlich zu ihrer normalen Kost täglich 500 Gramm Magerjoghurt, der mit einem der vier Fette angereichert war. »Den größten Sättigungseffekt hatte das Olivenöl«, resümiert Prof. Peter Schieberle, Leiter des TUM-Lehrstuhls für Lebensmittelchemie. Die Proband*innen beurteilten den Olivenöl-Joghurt nicht nur subjektiv als sehr sättigend, bei ihnen ließ sich auch eine höhere Konzentration des Glücks- und Sättigungshormons Serotonin im Blut feststellen.

Neben den Fetten scheinen auch die Aromen in Olivenöl den Appetit besser zu stillen. Um das nachzuweisen, erhielt im zweiten Studienteil eine Gruppe Joghurt mit Aromaextrakten aus Olivenöl, eine Kontrollgruppe reinen Joghurt. Das Ergebnis: Die Olivenölgruppe blieb bei ihrer üblichen Energieaufnahme, dagegen kam die Kontrollgruppe auf ein Plus von 176 Kalorien pro Tag. Verantwortlich für den Sättigungseffekt machen die Wissenschaftler*innen auch bestimmte Inhaltsstoffe, die den Blutzuckerspiegel beeinflussen können. Italienisches Olivenöl enthielt deutlich mehr davon als Öle aus Spanien, Griechenland oder Australien. Und Olivenöl kann noch viel mehr. Douglas Mashek und sein Forscherteam von der University of Minnesota Medical School fanden heraus, dass Olivenöl der Schlüssel zu einem längeren Leben sein kann, denn das Öl aktiviert Sirtuine. Das sind Enzyme, die den Alterungsprozess verlangsamen, aber auch Muskelaufbau und Fettverbrennung anregen. Mehr dazu ab Seite 279.

WELCHE FETTE BEIM ABNEHMEN HELFEN

Gesättigte Fette	Sind enthalten in Butter, Milch, Fleisch, Wurst, Käse, Schokolade, Palmöl.	Sie sollten nur in geringen Mengen verzehrt werden.
Einfach ungesättigte Fettsäuren (Ölsäure), Omega-9-Fettsäuren	Sind enthalten in Olivenöl, Rapsöl, Mandeln, Nüssen, Avocados.	Diese Fettsäuren scheinen eine Gewichtsreduktion sinnvoll zu unterstützen und sollten täglich in kleineren Mengen verzehrt werden.

MEHRFACH UNGESÄTTIGTE FETTSÄUREN

Omega-3-Fettsäuren	Sind enthalten in Leinöl, Rapsöl, Walnussöl, Chiasamen, Walnüssen, fettem Fisch wie Lachs, Hering, Thunfisch.	Diese Fettsäuren sollten Sie öfter essen, denn sie wirken Entzündungen entgegen und helfen, Gewicht zu reduzieren und die Gewichtsreduktion zu halten.
Omega-6-Fettsäuren	Sind unter anderem enthalten in Traubenkern-, Distel-, Sonnenblumen-, Maiskeim-, Sojaölen.	Diese Fettsäuren sollten Sie so weit wie möglich reduzieren, denn sie fördern Entzündungen, beeinflussen das Darmmikrobiom negativ und scheinen eine Gewichtszunahme zu begünstigen.

Wer also pro Woche zwei bis drei Portionen Nüsse oder Mandeln isst, wobei eine Portion etwa einer Handvoll entspricht, und häufig Olivenöl in der Küche verwendet, hat offensichtlich ein deutlich geringeres Risiko für Übergewicht als Personen, die auf diese Fettlieferanten völlig verzichten.

WIE DIE VERSCHIEDENEN FETTE WIRKEN

Ungesättigte Fettsäuren galten lange Zeit generell als gesund. Doch während das für einfach ungesättigte Fettsäuren (Olivenöl, Nüsse, Mandeln) und mehrfach ungesättigte Omega-3-Fettsäuren (Leinöl, Rapsöl, fetter Fisch) immer noch gilt, rät man von Omega-6-Fettsäuren inzwischen eher ab. Omega-6-Fettsäuren, die nicht nur in Schweinefleisch und Schweineschmalz, sondern auch in Sonnenblumenöl, Maiskeimöl, Weizenkeimöl, Distelöl und anderen Pflanzenölen enthalten sind, fördern Entzündungen und Arterienverkalkung und verändern auch die Zusammensetzung der Darmflora.

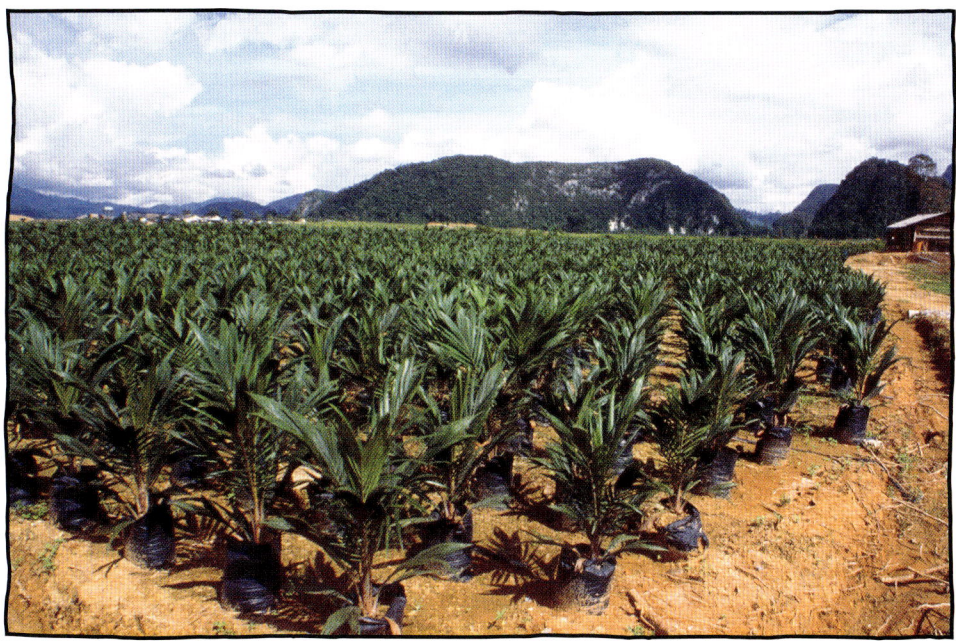

Die weltweit große Nachfrage nach Palmöl führt zu riesigen Monokulturen, die der Umwelt schaden. Palmöl selbst stellt ein großes Hindernis für den Diäterfolg dar.

Neue Erkenntnisse zeigen, dass bestimmte Fettsäuren auch in Bezug auf Übergewicht bedenklicher sind als andere. Der französische Biochemiker und Zellforscher Gérard Ailhaud konnte nachweisen, dass Linolsäure die Produktion von Hormonen ankurbelt, die die Fettspeicherung fördern, und auch an der Bildung von Fettzellen mitwirkt. Besonders viel Linolsäure ist enthalten in Traubenkernöl und Distelöl. Beträchtliche Mengen nehmen wir aber auch mit Sonnenblumenöl, Maiskeimöl, Hanföl, Sojaöl, Weizenkeimöl und Kürbiskernöl zu uns. Wenn Sie abnehmen möchten, dann tauschen Sie diese Öle gegen figurfreundliche Alternativen aus. Das gilt übrigens auch für Margarine, die besser aus Rapsöl und nicht aus Sonnenblumenöl oder Maiskeimöl hergestellt sein sollte. Achten Sie auch bei Fertiggerichten darauf, welche Öle enthalten sind. Neben Palmöl werden meist preiswerte Sonnenblumenöle verwendet.

Der Gegenspieler der Omega-6-Fettsäuren sind die Omega-3-Fettsäuren. Diese wirken antientzündlich. Davon dürfen Sie gerne mehr essen. Zwar purzeln dann die Pfunde nicht automatisch, Forschungsergebnisse legen aber nahe, dass Omega-3-Fettsäuren aus Lein- und Rapsöl und fettem Fisch zumindest eine weitere Gewichtszunahme bremsen können und dazu beitragen, das erreichte Gewicht leichter zu halten.

Vorsicht hingegen ist auch bei Palmitinsäure geboten. Die ist nicht nur hochkonzentriert im verpönten Palmöl enthalten, sondern auch in Wurst, Schweineschmalz, Vollmilchschokolade, Schokoaufstrich, Tütensuppen und Butterschmalz. Wissenschaftler*innen aus den USA und aus Frankreich wiesen nach, dass die Palmitinsäure den Appetit deutlich anregt, weil diese gesättigte Fettsäure die Bildung natürlicher Sättigungshormone ausbremst und so die Kalorienzufuhr deutlich erhöht. Schauen Sie deshalb zukünftig auf die Liste der Zutaten und stellen Sie Produkte mit Palmöl wieder zurück ins Regal – zum Wohle der Umwelt und Ihrer Figur.

So unterstützen gute Fette Ihr Diätprogramm:

- Sie sorgen für stärkere Sättigung und weniger Heißhunger,

- fördern die Aufnahme hochwertiger Nährstoffe,

- erhöhen den Kalorienverbrauch, indem sie die Wärmebildung des Körpers ankurbeln,

- liefern bioaktive Nährstoffe mit »Anti-Adipositas-Wirkung«,

- wirken günstig auf das Darmmikrobiom.

- Vor allem Omega-3- Fettsäuren können die Freisetzung des Schlafhormons Melatonin ankurbeln und sorgen für eine erholsame Nacht – auch guter Schlaf ist, wie Sie noch erfahren werden, enorm wichtig für Ihr Gewicht.

KOHLENHYDRATBESCHRÄNKUNG ALS KÖNIGSWEG?

Die Frage, ob weniger Kohlenhydrate und mehr Fett und Eiweiß prinzipiell gesünder ist, lässt sich nicht generell beantworten. Meiner Meinung nach kommt es darauf an, wie stark die Diätform von den Empfehlungen für eine gesunde und ausgewogene Ernährung abweicht, welche Vorerkrankungen bestehen und wie lange diese Ernährungsform durchgehalten wird. Studien weisen darauf hin, dass jede einseitige Ernährungsform, die den Schwerpunkt auf nur einen oder zwei Makronährstoffe legt – in diesem Fall vor allem Eiweiß und Fett –, zwangsläufig die Auswahl »erlaubter« Lebensmittel stark einschränkt und die Gefahr besteht, dass lebensnotwendige Nährstoffe wie sekundäre Pflanzenstoffe, Ballaststoffe, Vitamine, Spurenelemente oder Mineralstoffe nicht in ausreichender Menge zugeführt werden. Das ist vor allem dann problematisch, wenn die einseitige Ernährung über längere Zeit andauert.

Aktuelle Studien belegen jedoch auch, dass die »abwechslungsreiche Mischkost« der DGE nicht unbedingt die gesündeste Ernährung für jeden darstellt. Forscher*innen vom Population Health Research Institute (PHRI) der McMaster University im kanadischen Hamilton wiesen nach, dass etwas mehr Fett richtig gut zu tun scheint und sogar das Leben verlängert. »Menschen, die sich zu etwa 35 Prozent von Fett ernähren – egal ob gesättigt oder ungesättigt –, haben ein um 23 Prozent geringeres Mortalitätsrisiko (Sterblichkeitsrisiko) als jene, die nur 11 Prozent Fett zu sich nehmen«, erklärt der Leiter der Studie Mahshid Dehghan. Diese Erkenntnis widerspricht so ziemlich allem, was man bis dato über den Umgang mit Fett wusste. Denn wer gesünder und schlanker werden wollte, scheute die Fettkalorien und griff bei Lebensmitteln bevorzugt zur mageren Version.

Gleichzeitig zeigten die Ergebnisse auch, dass schnell verdauliche Kohlenhydrate im Übermaß nicht nur Übergewicht und erhöhte Blutzuckerwerte begünstigen, sondern sogar das Sterberisiko zu erhöhen scheinen. Wer laut Studie mehr als 60 Prozent seiner Nahrung in Form von Kohlenhydraten verzehrt, steigert der kanadischen Studie zufolge ebenfalls sein Risiko, frühzeitig zu versterben. Doch auch das andere Extrem – nämlich eine sehr kohlenhydratarme Ernährung – senkte ebenfalls die Lebenserwartung. Die Deutsche Gesellschaft für Ernährung kritisiert in einer Stellungnahme im Ärzteblatt jedoch, dass die Studie nicht die Qualität der Kohlenhydrate berücksichtigt hat, also ob diese vor allem aus komplexer Gemüse- und Getreidekost stammen oder in Form von Kuchen, Weißbrot und Vanilleeis zugeführt wurden. Außerdem wurden im Rahmen des Forschungsprojekts Menschen mit einer extrem niedrigen Fettzufuhr von nur 11 Prozent mit denen verglichen, die deutlich mehr dieses Nährstoffs zuführten. Bei einem Vergleich zwischen einer moderaten, »normalen« und einer hohen Fettzufuhr fielen die Unterschiede deutlich geringer aus.

Wie dem auch sei – die Lösung liegt wahrscheinlich irgendwo in der Mitte. Eine mäßige Aufnahme von möglichst komplexen Kohlenhydraten ist auf jeden Fall gesünder als eine extrem kohlenhydratarme oder sehr kohlenhydratreiche Ernährung. Wichtig: Ihre individuelle Fähigkeit, Kohlenhydrate abzubauen.

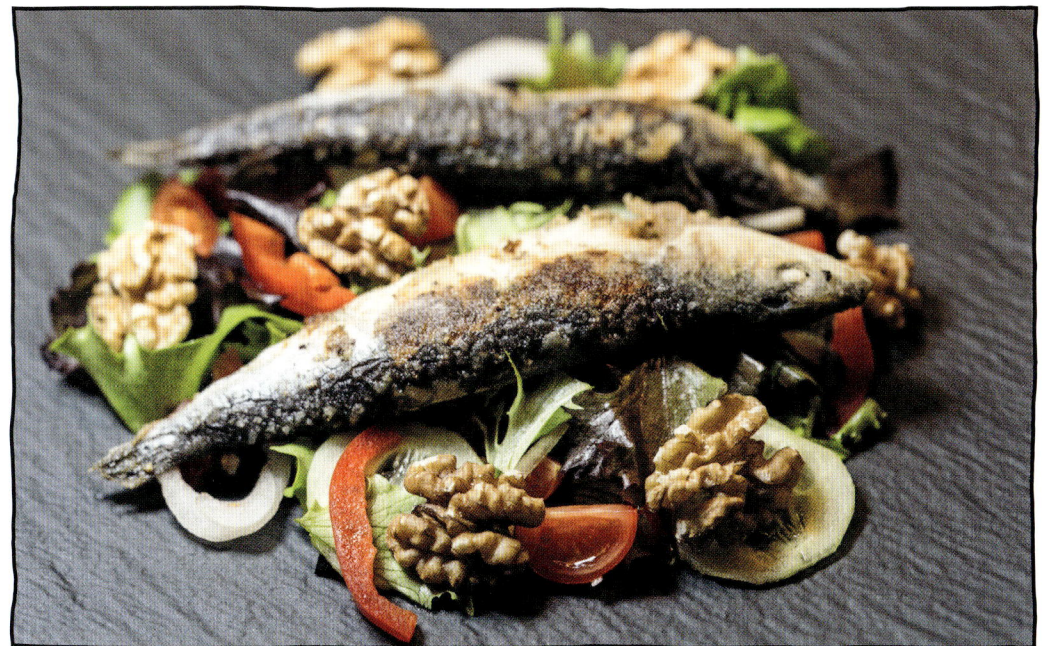

Fische und Nüsse sind hervorragende Eiweißlieferanten.

HOCHVERARBEITETE LEBENSMITTEL

Problematisch für die Figur sind vor allem hoch- und ultraverarbeitete Lebensmittel. Darunter versteht man industriell stark veränderte Lebensmittel wie Tief-
kühlpizza, Tütensuppen, Softdrinks oder Süßigkeiten mit vielen Zusatzstoffen.
Diese sind fast immer proteinarm und weisen eine hohe Energiedichte auf, liefern
also wenig Volumen, wenige Ballaststoffe und viele Kalorien pro Gramm.

FERTIGKOST SCHLÄGT AUF DIE HÜFTE

Studien zeigen deutlich, dass der regelmäßige Verzehr dieser hochverarbeiteten
Lebensmittel ganz eng mit einer Gewichtszunahme in Verbindung gebracht wer-
den kann. Eine Analyse der Ernährungsgewohnheiten britischer Grundschüler und
Teenager ergab, dass in dieser Altersgruppe inzwischen erstaunliche 65 Prozent

der Kalorien aus hochverarbeiteten Fertiggerichten stammen. Die Ergebnisse decken sich mit Studien aus anderen Ländern mit hohem Einkommen, was eine weitere Zunahme des Übergewichtsproblems befürchten lässt.

Die Energiedichte moderner Nahrungsmittel unterscheidet sich deutlich von der naturbelassener Kost unserer Vorfahren und wir unterschätzen leicht die aufgenommenen Kalorien. Man vermutet, dass unsere Vorfahren auf eine Energiedichte von etwa 107 Kalorien pro 100 Gramm Nahrung eingestellt waren. Heute schlagen 100 Gramm Currywurst oder Pizza mit 250 Kalorien zu Buche, die gleiche Menge Pommes hat mehr als 300 Kalorien und 100 Gramm Schokolade liefert sogar 546 Kalorien.

VERHÄNGNISVOLLER BELOHNUNGSEFFEKT UND VERZÖGERTE SÄTTIGUNG

Neben der hohen Kaloriendichte ist das Suchtpotenzial von stark verarbeiteten Lebensmitteln bedenklich. Diese stimulieren durch ihr Verhältnis von Fett und Kohlenhydraten das Belohnungszentrum unseres Gehirns besonders stark, wodurch die grauen Zellen den Botenstoff Dopamin ausschütten. Dopamin ist eigentlich ein tolles Hormon, denn es macht uns glücklich. Aber: Dopamin spielt auch bei Süchten und beim Drogenkonsum eine Rolle. Hat unser Körper erst einmal gelernt, wie gut sich negative Emotionen durch Chips und Chicken Nuggets

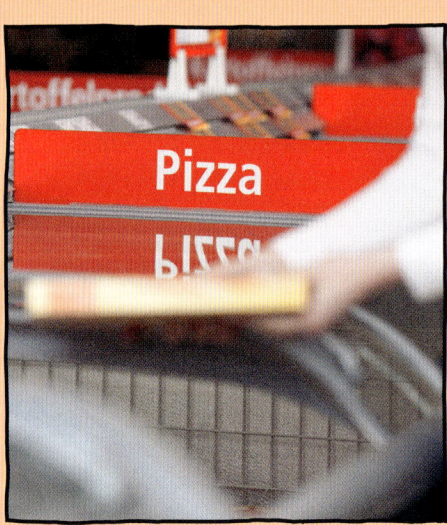

beseitigen lassen, dann wird Essen zu einem Problemlöser. Durch die Dopaminausschüttung entwickelt sich eine Esssucht und wir können dem Verlangen nach süßen, fettigen Speisen kaum widerstehen.

Stark verarbeitete Lebensmittel bergen noch ein weiteres Problem. Durch den geringen Eiweißanteil bei gleichzeitig hohem Kohlenhydrat- und Fettanteil kommt es zu einem sogenannten Verdünnungseffekt. Da die Proteinversorgung von zentraler Bedeutung ist, essen wird so lange weiter, bis der Eiweißbedarf

Bequem, aber verhängnisvoll für die Figur

gedeckt ist, und nehmen dadurch viele zusätzliche Kalorien zu uns. Sind die Proteinspeicher noch nicht gefüllt, dann erzielen wir mit großen Mengen Kohlenhydraten allein keine ausreichende Sättigung.

VIER STUFEN DER VERARBEITUNG

Professor Carlos A. Monteiro von der Universität Sao Paulo, Brasilien, prägte schon 2009 den Begriff der »hochverarbeiteten Nahrungsmittel«. Aufgrund seiner Forschung geht er davon aus, dass es bei der Ernährung nicht allein auf die Nährstoffe oder Kalorien ankommt, sondern vor allem auf den Verarbeitungsgrad der Lebensmittel. Aufgrund des Verarbeitungsgrads lassen sich Lebensmittel – nach Monteiro – in vier Kategorien einteilen.

Im Rahmen einer Gewichtsreduktion greifen Sie im Idealfall überwiegend zu Nahrungsmitteln der Stufe 1. Mit den Nahrungszutaten der Stufe 2 und den stärker verarbeiteten Nahrungsmitteln der Stufe 3 sollten Sie eher sparsam umgehen. Verbannen Sie hingegen Stufe-4-Lebensmittel weitgehend aus Ihrem Ernährungsalltag.

Stufe 1: Kaum verarbeitete Lebensmittel wie Blatt- und Wurzelgemüse, Körner, Nüsse und Samen, Hülsenfrüchte aller Art, Kartoffeln, Eier, Milch und naturbelassene Milchprodukte, Gewürze, Kräuter, Wasser, Tee, Kaffee, Honig, naturbelassene Pflanzenöle.

Stufe 2: Verarbeitete Nahrungszutaten, die in Maßen zur Zubereitung von Lebensmitteln aus Stufe 1 verwendet werden können, wie Salz und Zucker, Butter und verarbeitete Pflanzenöle, Stärke.

Stufe 3: Verarbeitete Lebensmittel, die hauptsächlich aus Produkten der Stufe 1 unter Zugabe von Produkten aus Stufe 2 hergestellt und gekocht, gebacken oder fermentiert wurden. Hierzu zählen zum Beispiel Brot, Käse, Bier, Wein, Gemüse- und Obstkonserven, gesalzene oder gezuckerte Nüsse und Samen, gesalzenes, gepökeltes oder geräuchertes Fleisch und Dosenfisch.

Stufe 4: Hochverarbeitete Nahrungsmittel, gesüßte und aromatisierte Getränke, abgepackte Fertigsnacks, Eiscreme, Schokolade, Süßwaren, Margarine und süße Brotaufstriche, Kekse und Fertigkuchen, Fertigsoßen und Tütensuppen, Chips, Cornflakes. Durch zugesetzte Aromen, Süßstoffe, Emulgatoren und Farbstoffe sind diese Produkte oft besonders geschmacksintensiv.

DAS WICHTIGSTE KURZ ZUSAMMENGEFASST

WIE SIEHT EINE OPTIMALE EIWEIßZUFUHR AUS?

- Füllen Sie schon zum Frühstück Ihre Eiweißspeicher mit einer Portion Lachs, ungesüßten Milchprodukten, Vollkornbrot, einem Ei, Tofu oder einem Müsli mit Nüssen, Mandeln und Haferflocken.

- Achten Sie darauf, dass Sie zu jeder Mahlzeit eine Portion Eiweiß essen, damit Sie schneller satt werden. Ihr Tagesziel sollte bei etwa 1 bis 1,2 Gramm Eiweiß pro Kilogramm Körpergewicht liegen, zu Beginn des Abnehmprogramms oder wenn Sie intensiv Sport treiben, auch etwas darüber.

- Versuchen Sie, den größten Teil der Eiweißzufuhr über pflanzliche Nahrungsmittel zu decken. Gute Eiweißlieferanten sind Hülsenfrüchte wie Erbsen, vor allem Kichererbsen, Linsen, Bohnen, Kürbiskerne, Erdnüsse, Cashewnüsse, Tofu, Haferflocken und Mandeln. Auch Brokkoli ist im Vergleich zu anderen Gemüsen eine gute und kalorienarme Eiweißquelle.

- Reduzieren Sie tierische Proteine, Sie müssen sie aber nicht völlig vom Speiseplan streichen. Fermentierte Milchprodukte wie Joghurt oder Kefir, Eier, mageres Fleisch oder Fisch in kleineren Mengen können eine gesunde Gewichtsreduktion unterstützen.

- Verzichten Sie auf strenge Low-Carb-High-Protein-Diäten! Diese können auf Dauer zu Gesundheitsschäden führen.

WANN SOLLTEN SIE AUF EINE EIWEIßREICHE ERNÄHRUNG SETZEN?

- Wenn bei Ihnen eine Diabetes-mellitus-Erkrankung (Zuckerkrankheit) vorliegt, Ihre Nieren aber gesund sind.

- Wenn Ihr Blutzuckerwert und vor allem der HbA1c-Wert erhöht ist oder im Graubereich liegt.

WIE SIEHT DIE OPTIMALE KOHLENHYDRATZUFUHR AUS?

- Ob Kohlenhydrate Ihnen guttun oder nicht, können Sie an bestimmten Werten wie Bauchumfang, BMI und dem »verzuckerten« Hämoglobin ablesen (HbA1c-Wert). Je mehr Ihre Werte vom Normalbereich abweichen, desto stärker sollten Sie zu Beginn der Diät Kohlenhydrate reduzieren und auf mehr Eiweiß und gesunde Fette setzen. Besteht bei Ihnen keine Insulinresistenz, dann vertragen Sie auch etwas größere Mengen komplexer Kohlenhydrate.

- Eine strenge Low-Carb-Diät ist aber nicht sinnvoll. Kohlenhydrate sollten täglich auf dem Speiseplan stehen, und zwar in Form komplexer Kohlenhydrate, da sie sättigende Ballaststoffe und Futter für die »schlanken« Darmbakterien liefern.

- Wählen Sie Lebensmittel aus, die Kohlenhydrate zusammen mit reichlich Ballaststoffen und Eiweiß enthalten, wie zum Beispiel Hülsenfrüchte (Bohnen, Erbsen, Linsen), Kürbiskerne, Erdnüsse, Cashewnüsse, Mandeln oder Vollkornprodukte. Dadurch können Sie sowohl vom Sättigungspotenzial des Eiweißes als auch der Ballaststoffe profitieren.

- Sollten Ihre Werte zeigen, dass Sie Kohlenhydrate überdurchschnittlich schlecht verwerten können, sollten Sie Ihre Kohlenhydratportion vor allem zum Frühstück einbauen, da Sie den Zucker dann über den Tag durch Aktivität »verbrennen« können. Arbeiten Sie in Nachtschicht, dann könnte das Abendessen die kohlenhydratreichere Mahlzeit sein. Die letzte Mahlzeit des Tages sollte ansonsten eher kohlenhydratarm, aber eiweißreich sein.

- Eine Insulinresistenz kann auch wieder verschwinden. Wenn Sie Gewicht verlieren, dann werden auch die Zellen wieder empfindlicher gegenüber Kohlenhydraten. Nach einiger Zeit werden Sie wieder mehr komplexe Kohlenhydrate in den Speiseplan integrieren können.

WANN DÜRFEN BEZIEHUNGSWEISE SOLLTEN SIE SICH KOHLENHYDRATREICHER ERNÄHREN?

- Wenn Ihr Blutzuckerwert und vor allem Ihr HbA1c-Wert niedrig ist.

- Wenn Ihr Mikrobiom deutliche Veränderungen aufweist, zum Beispiel zu viele Fäulnisbakterien, zu viele Entzündungsbakterien, Mangel an butyratbildenden Bakterien etc. (siehe Kapitel »Die Darmflora – wichtiger Verbündeter auf dem Weg zur Traumfigur«). In diesem Fall regulieren ballaststoffreiche Lebensmittel die Balance der Darmflora. Zu viel Eiweiß würde die Fäulnisbakterien weiter »füttern«.

- Wenn Sie häufig Heißhunger haben und zu viel Appetit Ihre Diätbemühungen zunichtemacht, sollten Sie eine Extraportion kohlenhydrathaltiger Ballaststoffe wie Kleie, Leinsamen oder Nüsse in den Speiseplan aufnehmen. Kombinieren Sie diese mit ausreichend Flüssigkeit und einer Portion der »richtigen« Fette (siehe unten), damit die Sättigung länger anhält.

- Wichtig: Eine kohlenhydratreiche Ernährung setzt vor allem auf eine Ernährung mit vielen Pflanzenfasern, Vollkorngetreide, etwas Kartoffeln und hin und wieder Vollkornreis oder Vollkornnudeln. Schnell verwertbare Kohlenhydrate sollten Sie meiden.

WIE SIEHT DIE OPTIMALE FETTZUFUHR AUS?

- Fett ist besser als sein Ruf, aber es liefert auch mehr Kalorien pro Gramm als Eiweiß und Kohlenhydrate. Fette sollten vor allem aus hochwertigen einfach- und mehrfach ungesättigten Fettsäuren bestehen, die wir in bestimmten Pflanzenölen, Nüssen, Fisch, Hähnchen oder Wild finden. Diese unterstützen Sie nicht nur beim Abnehmen, sie bremsen auch Entzündungen aus, die Gewichtsprobleme begünstigen können. Fett in Maßen ist also im Rahmen einer Diät durchaus sinnvoll.

- Fette und Öle haben den Vorteil, dass sie zwar viel Energie liefern, dafür aber auch relativ stark und anhaltend sättigen. Bei einer zu fettarmen Ernährung wird der Appetit nach einer Mahlzeit oft nicht ausreichend unterdrückt.

- »Schlankmacher«-Fette sind offenbar vor allem in Olivenöl, Avocados, Mandeln und Nüssen, aber auch in Omega-3-Fettsäure-haltigen Ölen wie Leinöl, Rapsöl sowie in Fisch und Wildfleisch enthalten. Diese Öle sollten Sie in der Küche haben und auch zum Andünsten von Gemüse oder in Salat- und Nudelsoßen verwenden.

- Um manche Fette hingegen sollten Sie einen großen Bogen machen: Reduzieren Sie Omega-6-Fettsäuren. Streichen Sie »Dickmacheröle« wie Traubenkern-, Soja-, Distel-, Sonnenblumen- und Weizenkeimöl vom Speiseplan. Diese Öle enthalten die Omega-6-Fettsäure Linolsäure in hohen Konzentrationen. Studien haben gezeigt, dass sie die Bildung von Fettzellen fördert und somit zu einer Gewichtszunahme führen kann. Auch Schweinefleisch und Schweineschmalz enthalten entzündungsfördernde Omega-6-Fettsäuren. Greifen Sie deshalb besser zum Putenschnitzel oder zur vegetarischen Variante.

- Weg mit der Palmitinsäure. Diese ist in Palmöl, Schweineschmalz, Vollmilchschokolade, Schokoaufstrich, Tütensuppen und Butterschmalz enthalten und scheint den Appetit deutlich anzuregen.

- Omega-6-Fettsäuren und Palmitinsäure kommen auch besonders häufig in hochverarbeiteten Lebensmitteln und Fertigprodukten vor. Fertiggerichte und Fast Food weisen zudem ein ungünstiges Verhältnis von Fett, Kohlenhydraten und Eiweiß auf, das sogar zu Suchteffekten führen kann. Dadurch wird das Verlangen nach fetthaltigem Essen immer weiter gesteigert. Kochen Sie besser selbst. Dann wissen Sie auch, welche Fettsäuren enthalten sind.

WANN SOLLTEN SIE AUF EINE FETTREICHE ERNÄHRUNG SETZEN?

- Wenn Heißhungeranfälle und mangelndes Sättigungsgefühl Ihr Problem sind.

- Wichtig ist, dass Sie dann auf die richtigen Fette in zum Beispiel Olivenöl, Avocados, Mandeln-, Nüsse, Leinöl oder Fisch setzen.

- Wenn Sie ständig viel Appetit haben, sollten Sie gesundes Fett mit einer großen Portion Ballaststoffe kombinieren. Probieren Sie mal aus, ob 1 Esslöffel Olivenöl und eine Handvoll Mandeln 30 Minuten vor dem Essen helfen, bei der Hauptmahlzeit Maß zu halten.

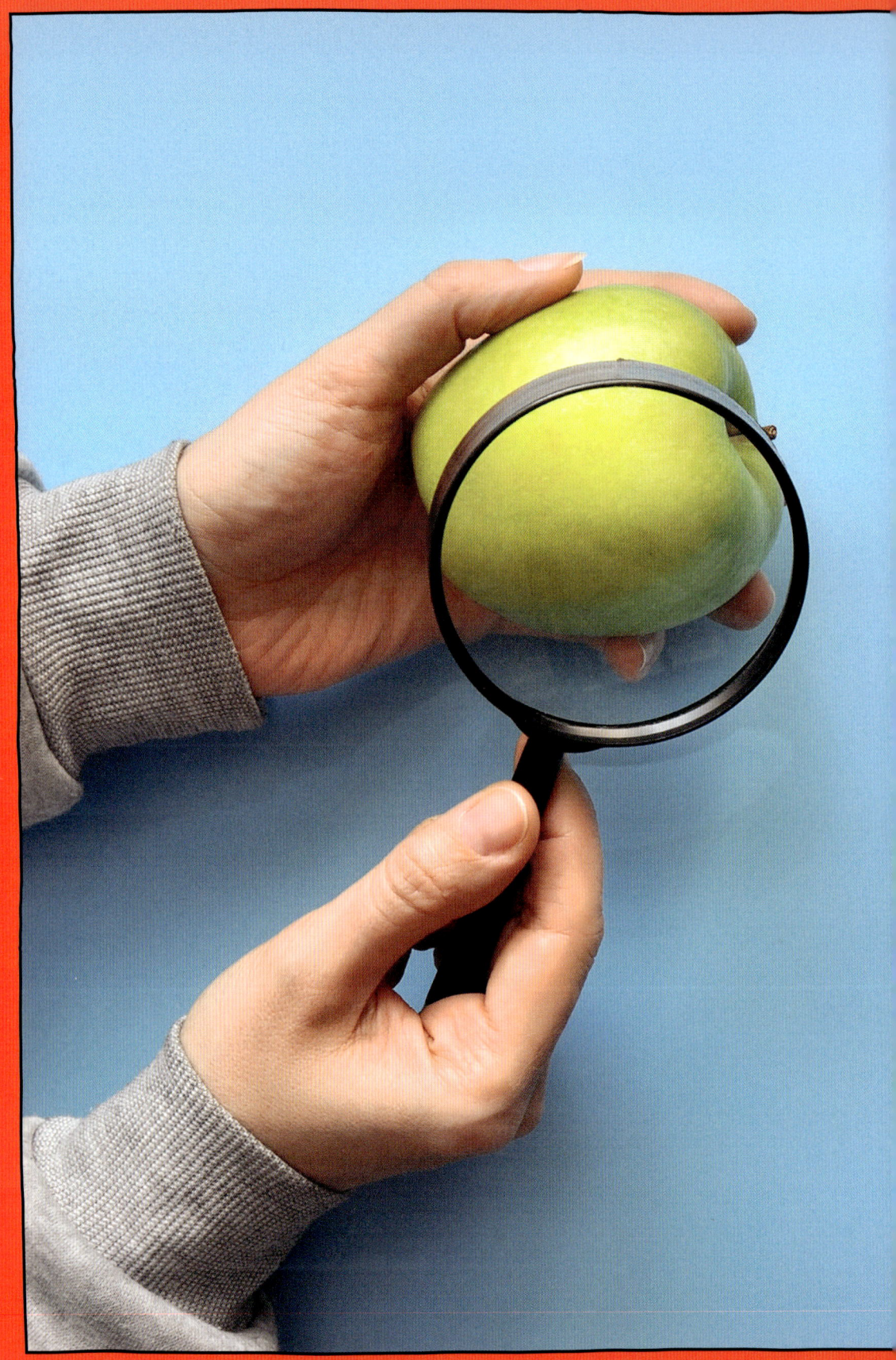

KAPITEL 3

MIKRONÄHRSTOFFE MAXIMIEREN DEN DIÄTERFOLG

Klein, aber oho. Neben den wichtigen Hauptnährstoffen spielen die Mikronährstoffe nur eine Nebenrolle? Weit gefehlt, denn diese Helfer können entscheidend sein für Erfolg oder Misserfolg einer Diät – auch wenn sie nur in geringsten Mengen benötigt werden.

NÄHRSTOFFMANGEL ALS DIÄTBLOCKADE

Der Körper benötigt rund ein Dutzend unterschiedlicher Vitamine und ähnlich viele Mineralstoffe und Spurenelemente. Hinzu kommen acht essenzielle Eiweißbausteine (Aminosäuren), die der Organismus nicht selbst synthetisieren kann, und noch mal zehn, die er notfalls selbst zusammenbauen kann, wenn wir ihm die Ausgangsmaterialien zur Verfügung stellen. Außerdem gibt es noch viele Fettsäuren und Tausende Pflanzenstoffe, die mit für unsere Gesundheit und unser Wohlbefinden sorgen. Im Optimalfall nehmen wir diese Nährstoffe mit unserer Nahrung zu uns – nicht täglich alle, aber doch so regelmäßig, dass die Speicher immer gut gefüllt sind.

Ein Mangel an Mikronährstoffen kann durchaus ein Grund für Diätblockaden sein. Fehlen Vitamine, Mineralstoffe, Spurenelemente und Eiweißbausteine (Aminosäuren), dann können Hormone und Nervenbotenstoffe nicht gebildet werden. Viele Spurenelemente sind Bestandteile von Enzymen, die wiederum den Stoffwechsel in Gang halten. Muskeln, Nerven und Knochen leiden, wenn Nährstoffe fehlen, und auch Entzündungen und oxidativer Stress, die ebenfalls als Figurkiller gelten, nehmen zu.

FEHLEN NÄHRSTOFFE, NIMMT DER HUNGER ZU

Viele Abläufe im Körper sind Kettenreaktionen, bei denen zahlreiche Enzyme und verschiedene Hormone Hand in Hand arbeiten. Aber bekanntlich ist eine Kette nur so stark wie ihr schwächstes Glied. Fehlen Nährstoffe, die an zentraler Stelle benötigt werden, dann läuft es im Körper nicht mehr rund. Wer ständig strenge Diäten hält und sich im Dauerfastenmodus befindet oder zum

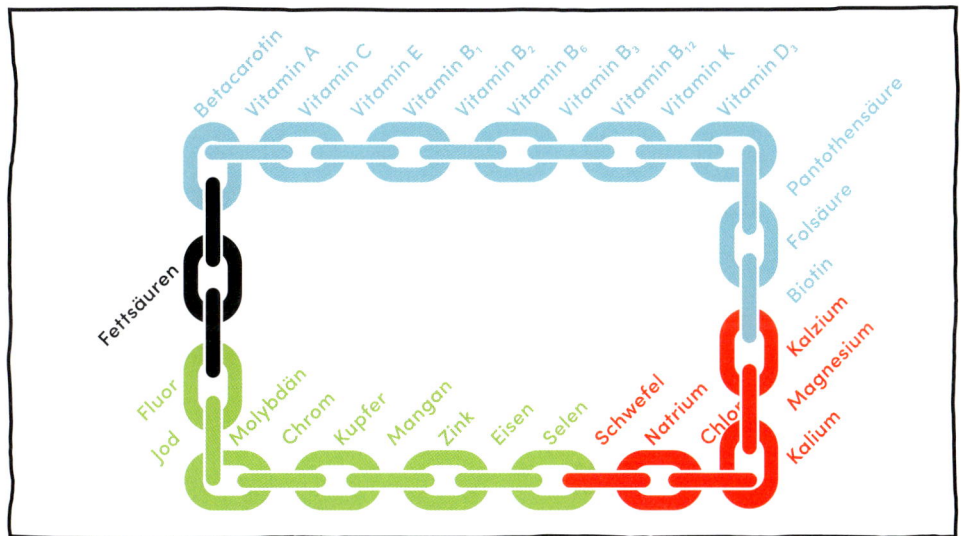

Fehlt ein Nährstoff in unserem Körper an zentraler Stelle, gerät das gesamte Gefüge unseres Organismus durcheinander.

Jo-Jo-Typ mit häufigen Gewichtsschwankungen gehört, kann davon ausgehen, dass wahrscheinlich ein Defizit an einigen Nährstoffen besteht. Auch Übergewicht ist ein Nährstoffräuber und geht mit niedrigeren Werten für viele Vitalstoffe einher. Leider tut sich im Mangelzustand trotz bewusster Ernährung und Kalorienzählen auf der Waage nicht mehr viel, denn unser Organismus signalisiert HUNGER, um der Unterversorgung entgegenzuwirken, und wir beginnen, mehr zu essen. Durch dieses Notfallprogramm hofft der Körper, die vorhandenen Versorgungslücken zu schließen.

Reicht das nicht aus, dann schalten Stoffwechselprozesse einen Gang zurück. Muskeln werden abgebaut, wenn wichtige Aminosäuren fehlen, Hormone werden nicht mehr in ausreichender Menge produziert und unser Stoffwechsel läuft nur noch auf Sparflamme. Vor allem die Schilddrüse, unser wichtigstes Stoffwechselorgan, arbeitet nicht mehr richtig, wenn Spurenelemente wie Jod, Eisen, Zink und vor allem Selen fehlen, denn diese sind für Bildung und Freisetzung der Schilddrüsenhormone unerlässlich.

Deshalb sollten Sie vor, während und nach einer Diät darauf achten, sich mit allen wichtigen Nährstoffen zu versorgen. Am besten schließen Sie zunächst die Versorgungslücken. Das kann durchaus ein paar Wochen dauern. Ein eventuelles Nährstoffdefizit lässt sich ganz einfach mithilfe einer Blutuntersuchung aufdecken und dann gezielt mit Nahrungsergänzungsmitteln und einer Ernährungsumstellung beheben. Aber auch anhand einer Ernährungsanalyse kann man darauf schließen, welche Vitalstoffe möglicherweise Mangelware sind. Erst wenn Sie wieder gut mit allen Mikronährstoffen versorgt sind, starten Sie mit der Diät.

MIKRONÄHRSTOFFZÄHLEN IST SO WICHTIG WIE KALORIENZÄHLEN

Selbst wenn Sie täglich große Portionen essen und viele Kalorien zuführen, nehmen Sie nicht automatisch auch ausreichende Mengen an Nährstoffen auf. Viele Menschen in der westlichen Welt leiden zwar keinen Hunger, sind aber dennoch unterversorgt. Das trifft interessanterweise vor allem auf Übergewichtige und Dauerdiäthaltende zu. Studien in allen Teilen der Welt konnten einen weitverbreiteten Mikronährstoffmangel vor allem in der Gruppe übergewichtiger und adipöser Menschen feststellen. Übergewicht ist dabei erneut sowohl die Ursache als auch die Folge des Problems. Auf der einen Seite »verstecken« sich Mikronährstoffe im ausgedehnten Fettgewebe, werden also dort gespeichert, und stehen damit den übrigen Körperzellen nicht mehr zur Verfügung. Andererseits ist eine hochkalorische Ernährung nicht automatisch auch reich an Nährstoffen. Fast-Food-Ernährung, Süßes, Weißmehlprodukte und Fertiggerichte besitzen nur eine geringe Mikronährstoffdichte und liefern somit vor allem »leere Kalorien«. Dadurch entsteht ein Teufelskreis: Ein Mangel an wichtigen Nährstoffen beeinflusst das Hunger- und Sättigungsgefühl, verändert Immunfunktionen, kann sich negativ auf Stoffwechsel und Blutzuckerspiegel auswirken und das Verhältnis zwischen Fettgewebe und Muskulatur ungünstig beeinflussen. Führende Wissenschaftler*innen sehen deshalb die Ursachen für Adipositas nicht nur in einem Zuviel an Kalorien, sondern auch in einem Zuwenig an Vitaminen, Spurenelementen und Mineralstoffen. Das bedeutet, dass es beim Abnehmen nicht nur aufs Kalorienzählen, sondern auch aufs »Mikronährstoffzählen« ankommt. Wer gut versorgt ist, hat weniger Hunger und einen aktiveren Stoffwechsel. Abnehmen und Gewichthalten fällt dann möglicherweise leichter.

GUTE NÄHRSTOFFVERSORGUNG ALS GRUNDLAGE FÜR DEN DIÄTERFOLG

Wie wichtig eine ausreichende Versorgung mit allen benötigten Vitaminen, Spurenelementen und Mineralstoffen für die Gewichtsreduktion ist, belegen gleich mehrere Untersuchungen. Eine US-amerikanische Studie verglich die Mikronährstoffversorgung zweier Gruppen. In der einen waren Teilnehmende, die nach einer erfolgreichen Diät langfristig, nämlich länger als drei Jahre, einen Gewichtsverlust von 9 Kilo oder mehr (durchschnittlich 29,7 kg) beibehalten konnten. Die andere Kohorte umfasste stark übergewichtige Proband*innen, deren Gewicht sich über die Jahre nicht verringert hatte. Anhand von Ernährungsfragebögen wurde auch der Healthy-Eating-Index erfasst, also ein Wert, der die Qualität der Ernährung erfasst. Das Ergebnis: Die langfristig Erfolgreichen zeigten ein gesünderes Ernährungsmuster. Ihr »Gesund-Ess-Index« lag zehn Punkte über den Werten derjenigen, die es nicht geschafft hatten, abzunehmen. Und sie aßen häufiger Lebensmittel mit einer höheren Mikronährstoffdichte. Die Versorgung mit Kupfer, Magnesium, Kalium, Vitamin A, Vitamin B_6 und Vitamin C war in der erfolgreichen Gruppe wesentlich besser.

Andere Studien konnten zeigen, dass die Pfunde schneller schmelzen, wenn kalziumreiche Lebensmittel in eine Diät eingebaut werden, ohne dass die Kalorienzufuhr steigt. Vor allem bei einer bisher geringen Kalziumaufnahme wirkte sich eine zusätzliche Zufuhr des Mineralstoffs positiv auf Gewicht und Appetit aus.

NAHRUNGSERGÄNZUNGSMITTEL ZUR GEWICHTSREDUKTION

Bei einem Mangel an Nährstoffen können Nahrungsergänzungsmittel relativ schnell Lücken schließen. Doch viele Hersteller von Mikronährstoffpräparaten versprechen unglaubliche Diäterfolge, die sich in der Praxis meistens nicht bestätigen lassen. Nur für wenige Nahrungsergänzungsmittel, die zur Gewichtsabnahme angepriesen werden, existieren gute Studien, die den Diäterfolg auch wissenschaftlich belegen. Ein amerikanisches Forscherteam analysierte deshalb Veröffentlichungen zu diesem Thema. Als »wirksam« definierten sie Inhaltsstoffe, die zu einem Gewichtsverlust von einem halben bis zu einem ganzen Kilo pro Woche führten. Außerdem überprüften sie, ob bestimmte Nahrungsergänzungsmittel wirksamer sind als das apothekenpflichtige Abnehmmittel mit dem Wirkstoff Orlistat. Orlistat ist zur Unterstützung der Gewichtsreduktion bei Übergewicht auch in Europa zugelassen und blockiert die Fettverdauung, hat aber viele unangenehme Nebenwirkungen. Da durch die Orlistateinnahme das Nahrungsfett nicht aus dem Darm in den Körper gelangt, sondern ausgeschieden wird, kann es zu starken Durchfällen kommen, wenn man sich nicht während der Einnahme an eine streng fettarme Diät hält. Alternativen, die möglichst natürlich und mit weniger Nebenwirkungen eine Gewichtsreduktion unterstützen, sind deshalb höchst willkommen. Tatsächlich identifizierten die Wissenschaftler*innen fünf Wirkstoffe, die sogar besser abschnitten als Orlistat. Das waren Pflanzenextrakte aus grünem Tee, koffeinfreiem grünen Kaffee, ein Extrakt aus der grünen Gartenbohne (*Phaseolus vulgaris*) und der Wirkstoff Hydroxizitronensäure (HCA). HCA ist ein Extrakt aus der asiatischen Frucht *Garcinia cambogia*. Interessant kann auch ein Pflanzenextrakt sein, das den Spiegel des Sättigungshormons Leptin ansteigen lässt und auch Effekte für Stoffwechsel und Gewicht hat. *Irvingia gabonensis* ist eine traditionelle westafrikanische Nahrungspflanze. Eine Studie der Yaounde-Universität in Kamerun stellte nun fest, dass ein Samenextrakt dieser Mangoart eine Gewichtsreduktion auf mehrfache Weise unterstützen kann. Im Vergleich zur Plazebo-Gruppe verloren die Teilnehmer, die den Samenextrakt erhielten, deutlich mehr Körpergewicht, Körperfett und Taillenumfang. Auch der Entzündungswert CRP sowie Cholesterin- und Blutzuckerspiegel sanken. Die Studienteilnehmer erhielten entweder zweimal täglich, 30 bis 60 Minuten vor dem Mittag- und dem Abendessen, 150 mg des Pflanzenextraktes oder ein Plazebo. Außerdem erwies sich auch das Spurenelement Chrompicolinat als wirksam, aber gerade bei Spurenelementen ist es wichtig, Überdosierungen zu vermeiden.

Eine deutliche Gewichtsreduktion konnten chinesische Forscher*innen in einer plazebokontrollierten Studie auch für ein Multivitamin-Multimineralstoff-Präparat nachweisen. Nach 26 Wochen bewirkte die Mikronährstoffsupplementierung eine deutliche Gewichtsabnahme, weniger Fettgewebe, die Taille wurde messbar schlanker und auch der Blutdruck sank. Der Gewichtsverlust betrug 3,6 Kilo in der Vitamin-Mineralstoff-Gruppe, aber nur 0,2 Kilo in der Plazebogruppe. Das ist zwar weniger als in der US-amerikanischen Studie, zeigt aber dennoch die Bedeutung einer optimalen Versorgung mit allen Nährstoffen für die Gewichtsabnahme. Man kann vermuten, dass die Effekte einer Nahrungsergänzung umso besser ausfallen, je schlechter der aktuelle Versorgungsstatus ist.

MIKRONÄHRSTOFFE, DIE FÜR DEN DIÄTERFOLG WICHTIG SIND

Werfen wir hier einen Blick auf die Vitalstoffe, die Sie im Auge behalten sollten. Auf den folgenden Seiten finden Sie zunächst einen kurzen Überblick über sinnvolle Mikronährstoffe. Auf Vitamin D und Selen gehe ich anschließend ausführlicher ein.

JOD

Das Spurenelement Jod ist unerlässlich, damit unser wichtigstes Stoffwechselorgan, die Schilddrüse, gut arbeiten und den Kalorienverbrauch ankurbeln kann. Aus dem Tagesbedarf von rund 200 Mikrogramm (µg) Jod kann die Halsdrüse etwa 100 Mikrogramm Schilddrüsenhormone herstellen. 200 Mikrogramm ist wirklich eine winzige Menge, nämlich nur 0,0002 Gramm, dennoch wird sie von vielen Menschen nicht erreicht. Unvorstellbar, dass diese Minimengen von 200 Millionstel Gramm Jod unserem Körper so viel Energie und Lebensfreude geben und uns schlank und vital halten können. Im Schnitt nehmen wir aber nur 125 Mikrogramm Jod pro Tag auf. Doch bitte kommen Sie jetzt nicht auf die Idee, riesige Mengen des Spurenelements zuzuführen, um rasch abzunehmen, denn ähnlich wie ein Mangel ist auch eine Überversorgung nicht unbedenklich und kann dem Stoffwechselorgan Schilddrüse sogar schaden.

Tipps für eine gute Jodversorgung

* Essen Sie zwei- bis dreimal wöchentlich Seefisch und/oder Meeresfrüchte.

* Verwenden Sie im Haushalt jodiertes Speisesalz.

* Auch Eier und Milchprodukte sind gute Jodquellen. Wenn Sie diese in Bioqualität bevorzugen, müssen Sie allerdings damit rechnen, dass der Jodgehalt relativ gering ist.

* Fragen Sie beim Bäcker nach jodierten Backwaren.

* Sushi, das in Algen eingewickelt ist und eventuell sogar noch Fisch enthält, ist ebenfalls eine gute Jodquelle.

* Vorsicht aber mit dem übermäßigen Verzehr von Algen oder Algenkonzentraten! Diese sind zwar sehr gute Jodlieferanten, aber die Jodkonzentration kann stark schwanken und im Zweifelsfall droht eine ebenfalls ungesunde und teilweise gefährliche Überversorgung.

BIOTIN

Biotin zählt zu den B-Vitaminen und wir nehmen es zu uns, wenn wir Eier, Erdnüsse oder Haferflocken essen, es wird aber auch von manchen Darmbakterien produziert und uns als zusätzliche Vitamindosis zur Verfügung gestellt. Bei Übergewicht ist häufig auch die Fähigkeit des Mikrobioms, Biotin zu bilden, beeinträchtigt. Biotin kennen die meisten als ein Vitamin, das für feste Fingernägel und glänzende Haare sorgt. Aber das B-Vitamin kann auch Gewichtsreduktion: Biotin ist ein wichtiger Helfer für Enzyme, die eine Schlüsselrolle bei verschiedenen Stoffwechselprozessen spielen, und der Kohlenhydrat- und Fettstoffwechsel ist auf Biotin angewiesen. Eine Forschergruppe um Eugeni Belda von der Pariser Sorbonne konnte nun zeigen, dass bei Übergewicht und Zuckerkrankheit die Fähigkeit der Darmbakterien, Biotin zu produzieren, rapide zurückgeht. Für die Studie wurde das Mikrobiom von mehr als 1500 Personen untersucht. Dabei ließ sich ein Zusammenhang zwischen Adipositas, einer Störung des Mikrobioms und einem Mangel an Biotin nachweisen.

Im Tierversuch gingen die Wissenschaftler*innen dann der Frage nach, ob sich über eine darmfreundliche Ernährung und Biotingaben etwas in Bezug auf Mikrobiom und Gewicht erreichen lässt. Und tatsächlich: Erhielten übergewichtige Versuchstiere präbiotische Ballaststoffe plus Biotin, dann nahm die Artenvielfalt der Darmflora zu und auch die Produktion von B-Vitaminen durch die Darmbakterien selbst stieg an. Sowohl das Gewicht als auch der Blutzucker der Nagetiere stabilisierte sich. Fettreiches Mäusefutter reduzierte hingegen die Menge an biotinproduzierenden Darmbakterien.

MAGNESIUM

Magnesium wird für mehr als 600 enzymatische Prozesse im Körper benötigt und ist deshalb für zahlreiche Körperfunktionen wichtig. Wird ein Magnesiummangel behoben, dann schlafen sie wahrscheinlich besser, Muskelkrämpfe gehen zurück und auch der Stoffwechsel normalisiert sich, denn ohne den Mineralstoff funktioniert die Kalorienverbrennung in den Mitochondrien, den Kraftwerken der Zellen, nicht richtig. Außerdem ist der Fettabbau, die sogenannte Lipolyse, auf ausreichende Magnesiumreserven angewiesen. Wie gut Magnesium eine Diät unterstützen kann, zeigt eine ganz aktuelle Übersichtsarbeit, die die Ergebnisse von 32 Studien bewertet. Je nach Studie wurde Magnesium zwischen sechs Wochen und sechs Monaten verabreicht in Dosen von 48 Milligramm bis 450 Milligramm pro Tag. Mit Magnesium sankt der BMI deutlich, nicht jedoch in den Plazebogruppen.

Tipps für eine gute Magnesiumversorgung

* Besonders magnesiumreich sind Weizenkleie und Kürbiskerne mit jeweils rund 500 Milligramm pro 100 Gramm und Sonnenblumenkerne mit etwa 400 Milligramm pro 100 Gramm.

* Zwischen 200 und 300 Milligramm pro 100 Gramm liefern dunkle Schokolade, Erdnüsse und Cashewkerne.

* 100 bis 150 Milligramm nimmt man auf mit 100 Gramm Vollkornbrot oder Haferflocken.

* Die empfohlene Tagesdosis von Magnesium liegt bei 300 bis 400 Milligramm. Wenn Sie diese Menge oder auch etwas mehr als Nahrungsergänzungsmittel einnehmen möchten, sollten Sie vorsichtig ausprobieren, ob

Sie hohe Dosen vertragen. Manchmal kann es durch Magnesium zu Bauchschmerzen und Durchfall kommen.

* Magnesium hat eine beruhigende Wirkung. Wenn Sie abends Ihr Magnesiumpräparat nehmen, schlafen Sie möglicherweise etwas besser.

CHROM

Der lebensnotwendige Nährstoff Chrom ist im Körper für einen gut funktionierenden Stoffwechsel wichtig, auch wenn er nur in ganz geringen Mengen benötigt wird. Gut erforscht ist sein Einfluss auf den Blutzucker- und Insulinspiegel. Mehrere Studien zeigen, dass Chrom eine Diät unterstützen, Appetit und Körperfett reduzieren und die Wärmeproduktion des Körpers und damit den Energieverbrauch anregen kann. Allerdings sollte Chrom, wie alle anderen Spurenelemente auch, nicht überdosiert werden. Durch die Einnahme von 200 Mikrogramm Chrom pro Tag ließ sich die zirkulierenden Insulinmenge deutlich senken und der Blutzuckerspiegel stabilisieren. Aktuelle Studien weisen allerdings darauf hin, dass Chrom gerade bei Diabetikern durch bestimmte chemische Prozesse auch in unerwünschte Metaboliten umgewandelt werden kann. Deshalb sollte die Tagesdosis 200 Mikrogramm nicht überschreiten und im Idealfall mit Antioxidantien wie Vitamin E und C oder pflanzlichen Polyphenolen eingenommen werden, um diese Oxidationsprozesse zu verhindern.

Tipps für eine gute Chromversorgung

* Gute Quellen für Chrom sind Birnen, Tomaten, Garnelen und Miesmuscheln, Vollkornprodukte (vor allem aus Dinkel), Pilze und Käse.

* Der Tagesbedarf liegt bei rund 100 Mikrogramm Chrom. Mit einer abwechslungsreichen Ernährung lässt sich diese Menge gut aufnehmen.

✳ Um Überdosierungen zu vermeiden, sollten Chrompräparate zur Gewichtsreduktion nur in niedriger Dosierung und möglichst nur für eine begrenzte Zeit eingenommen werden.

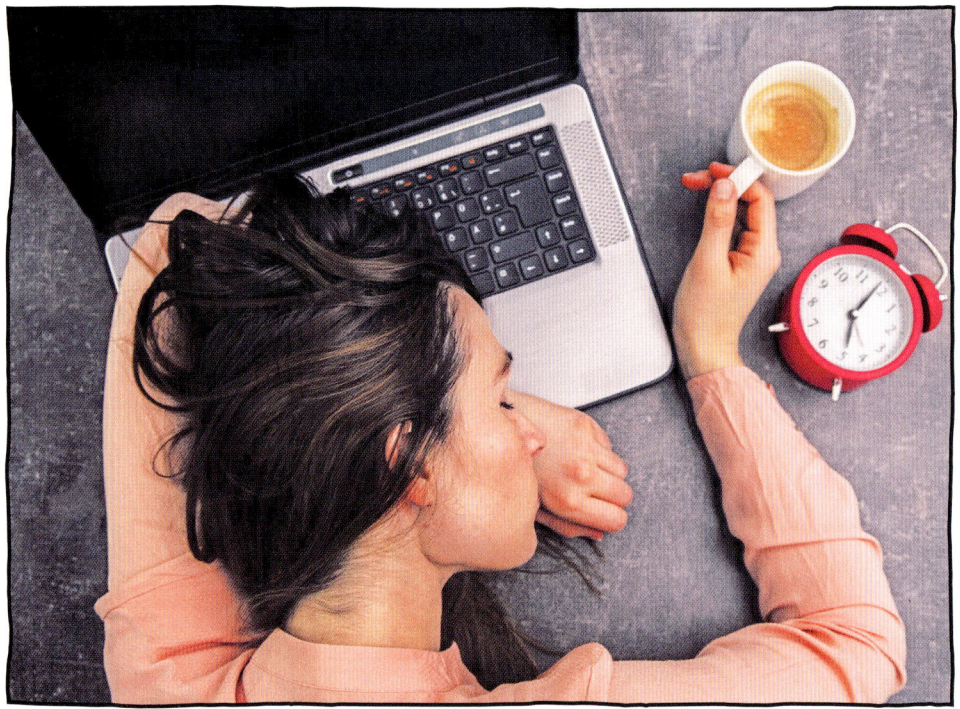

Wenn Mikronährstoffe fehlen, dann verlangsamt sich auch der Stoffwechsel.

EISEN

Bei einem Eisenmangel werden weniger Schilddrüsenhormone gebildet und der TSH-Spiegel steigt an. Ein erhöhter TSH-Wert ist immer ein Zeichen für eine beginnende Schilddrüsenunterfunktion. Türkische Wissenschaftler*innen entdeckten, dass sich ein Eisenmangel nicht nur negativ auf die Schilddrüsenfunktion auswirkt, sondern auch den Cortisolspiegel ansteigen lässt. Offensichtlich löst ein Mangel an dem Spurenelement eine Art Stressreaktion aus. Wurde ein Eisenpräparat verabreicht, konnte die Schilddrüse wieder richtig arbeiten, sie produzierte ausreichend Schilddrüsenhormone und auch die

Stresshormonspiegel sanken auf normale Level ab. Ärzte der türkischen Universitätsklinik in Bolu stellten zudem bei Patientinnen mit Eisenmangel fest, dass sich durch einen Ausgleich des Eisenmangels sowohl Taillenumfang als auch Körpergewicht und BMI signifikant reduzierten.

Tipps für eine gute Eisenversorgung

* Der Tagesbedarf an Eisen liegt bei 10 bis 15 Milligramm, Schwangere und Stillende benötigen 20 bis 30 Milligramm.

* Je nachdem, was wir essen, ist die Verwertbarkeit des Eisens für unseren Körper unterschiedlich. Gut resorbiert werden kann sogenanntes 2-wertiges Eisen, das ausschließlich in tierischen Lebensmitteln enthalten ist. 20 bis 30 Prozent des 2-wertigen Nahrungseisens wird resorbiert. Besonders eisenreich ist rotes Fleisch.

* Pflanzliche Kost liefert hingegen 3-wertiges Eisen, das für uns schlechter verfügbar ist. Die Resorptionsrate bei 3-wertigem Eisen beträgt nur maximal 10 Prozent der aufgenommenen Menge. Pflanzliches Eisen liefern Kürbiskerne (Spitzenreiter), Samen (Sesam, Mohn, Chia), Vollkorngetreide, Steinpilze und grünes Gemüse.

* Bestimmte Nahrungsmittel können die Eisenresorption fördern oder hemmen. Prinzipiell fördern Vitamin C sowie alle sauren Speisen die Eisenaufnahme. Fruchtsäfte, Obst und Gemüse zur Mahlzeit ebnen dem Eisen den Weg in den Körper. Oxalsäure in Spinat, Kakao und Rhabarber erschwert dem Spurenelement hingegen die Aufnahme, ebenso wie die Gerbstoffe in Tee und Rotwein, Medikamente, die Magensäure binden (Antazida), oder Kalziumtabletten.

* Eisen sollte nur dann eingenommen werden, wenn wirklich eine Unterversorgung besteht. Blasse Haut und blasse Schleimhäute weisen oft auf eine Blutarmut durch Eisenmangel hin. Auch Haarausfall, Müdigkeit und Kälteempfindlichkeit deuten in diese Richtung. Doch all diese Symptome können auch andere Ursachen haben. Eine Blutuntersuchung zeigt eindeutig an, was los ist. Doch dazu reicht es nicht aus, nur ein Blutbild zu machen, denn das kann noch normal sein, wenn in den Eisenspeichern des Körpers bereits gähnende Leere herrscht. Wichtig ist deshalb auch die Bestimmung des Ferritinwerts, der sozusagen den Pegelstand des Eisenspeichers misst. Ferritinwerte sollten bei Männern zwischen 20 und 250 µg/l und bei Frauen zwischen 10 und 120 µg/l liegen.

VORSICHT, WECHSELWIRKUNG!

Spurenelemente wie Eisen, Zink oder Kupfer konkurrieren miteinander. Nimmt man nur eines, zum Beispiel Zink, als Nahrungsergänzungsmittel ein, dann kann sich dadurch mit der Zeit ein Mangel an anderen Spurenelementen entwickeln. Deshalb sollte man bei einer längerfristigen Einnahme immer auch die anderen Spurenelemente im Auge behalten oder am besten gleich kombiniert einnehmen. Es wird zum Beispiel empfohlen, je 15 Milligramm Zink 1 Milligramm Kupfer einzunehmen.

ZINK

Zink ist für zahlreiche Gewebe, Enzyme und Stoffwechselvorgänge im Körper unerlässlich. Schilddrüsenhormone, Wachstumshormone oder Geschlechtshormone können nur gebildet werden, wenn ausreichend zinkhaltige Enzyme zur Verfügung stehen. Zink erhöht auch den Testosteronspiegel, indem es verhindert, dass die männlichen Hormone in Östrogene umgebaut werden. Möglicherweise wirkt sich eine gute Zinkversorgung auch günstig auf das Appetitzentrum im Gehirn aus. Zink kommt vor allem in tierischen Nahrungsmitteln in nennenswerten Konzentrationen vor. Vegetarier oder Veganer können deshalb sehr leicht in eine Unterversorgung rutschen, wenn sie sich nicht sehr bewusst ernähren oder Nahrungsergänzungsmittel nehmen. Aber Achtung: Sie sollten einen Zinkmangel ausgleichen, falls dieser nachgewiesen wurde. Eine Zinküberdosierung hingegen muss vermieden werden, denn dann stoppt Zink die Bildung des Sättigungshormons Leptin und dadurch kann Ihr Appetit zunehmen. Das zeigt, wie wichtig es ist, dass Mikronährstoffe weder unter- noch überdosiert werden.

Tipps für eine gute Zinkversorgung

* Wenn Sie Fleisch, Fisch und Meeresfrüchte essen, sollten Sie ausreichend mit Zink versorgt sein.

* Vegetarier und Veganer haben es da schon schwerer. Die wichtigsten Quellen für die vegane Zinkversorgung sind Haferflocken, Kürbiskerne, Nüsse, Sesam, Dinkelvollkornmehl und Hülsenfrüchte, vor allem Sojaprodukte. Allerdings kann Zink, ähnlich wie auch Eisen, aus tierischen Nahrungsmitteln leichter vom Körper aufgenommen werden als aus Pflanzenkost.

* Auch Medikamente können einen Zinkmangel begünstigen. Wenn Sie ACE-Hemmer oder »Wassertabletten« (Diuretika) gegen hohen Blutdruck oder Medikamente gegen zu viel Magensäure (Antazida), Eisenpräparate, Medikamente gegen einen hohen Cholesterinspiegel oder die Antibabypille nehmen, sollten Sie umso mehr auf eine gute Zinkversorgung achten.

* Der Zinkbedarf beträgt je nach Alter und Lebenssituation 10 bis 15 Milligramm pro Tag.

VITAMIN D – WICHTIG FÜR DIE GEWICHTSREDUKTION

Früher war Vitamin D nur als »Knochenvitamin« bekannt, denn eine gute Versorgung senkt nachweislich das Risiko für Osteoporose. Inzwischen weiß man, dass Vitamin D sehr viel mehr kann. Unser Immunsystem ist auf ausreichend Vitamin D angewiesen, die Stimmung profitiert von einer guten Versorgung und man konnte sogar Einflüsse auf die Muskelkraft feststellen. Nun mehren sich die Hinweise, dass Abnehmen leichter fällt, wenn ein Vitamin-D-Defizit ausgeglichen wird. Die Biologin Simone Perna von der Universität Bahrain schaute sich ein Dutzend Untersuchungen an, die die Zusammenhänge zwischen Gewicht und Vitamin-D-Versorgung genauer analysierten. Insgesamt kamen so die Daten von fast 1000 Studienteilnehmer*innen zusammen. Obwohl die Studien große Unterschiede bezüglich Dauer (1 bis 12 Monate) und Vitamin-D-Dosierung (zwischen 25 000 und 600 000 I. E., Internationale Einheiten, monatlich) aufwiesen, konnte die Wissenschaftlerin feststellen, dass eine gute Vitamin-D-Versorgung eine Diätmaßnahme sinnvoll unterstützen und den BMI und den Taillenumfang bei übergewichtigen Studienteilnehmer*innen reduzieren kann.

Wie viele Kilos unter dem Einfluss des Sonnenvitamins dahinschmelzen, zeigt die Arbeit einer italienischen Forschergruppe. Die Leiterin der Studie, Luisella Vigna von der Universität Mailand, weist darauf hin, dass inzwischen zahlreiche Studien die Zusammenhänge zwischen niedrigen Vitamin-D-Spiegeln und einem erhöhten Risiko für Übergewicht belegen. An der italienischen Untersuchung nahmen 400 übergewichtige und adipöse Personen teil, bei denen ein Vitamin-D-Mangel nachgewiesen wurde. Alle erhielten eine ausgewogene und etwas kalorienreduzierte Diät, wurden aber in drei Gruppen aufgeteilt. Eine Gruppe nahm pro Monat 25 000 I. E. Vitamin D ein, die zweite Gruppe bekam 100 000 I. E. und die dritte Gruppe hielt sich nur an die Ernährungsempfehlungen, bekam aber keine zusätzlichen Mikronährstoffe. Vor der Ernährungsumstellung und nach sechs Monaten wurden die Studienteilnehmer*innen gewogen und BMI, Parameter des Zuckerstoffwechsels sowie der Vitamin-D-Spiegel bestimmt. In Gruppe eins und zwei stiegen die zuvor niedrigen Vitamin-D-Spiegel an, deutlicher in der Gruppe mit der höheren Dosierung. Nur mit der hohen Vitamin-D-Zufuhr erreichten die Testpersonen einen optimalen Blutspiegel. In der Gruppe ohne Vitaminsubstitution zeigten sich keine Veränderungen in der Vitamin-D-Versorgung – das sind allerdings Ergebnisse, die zu erwarten waren. Interessant und erstaunlich ist hingegen ein Blick auf den Gewichtsverlust: Während die Teilnehmenden aus der Gruppe ohne Vitamin-D-Substitution trotz einer kalorienreduzierten Ernährung im Durchschnitt lediglich 1,2 Kilo verloren, lag der Gewichtsverlust mit einer niedrigen Vitamin-D-Substitution bei 3,8 Kilo. Die »100 000-I. E.-Gruppe« konnte sich sogar über 5,5 Kilo weniger freuen. Die Unterschiede waren statistisch signifikant.

Diese Ergebnisse lassen vermuten, dass Übergewichtige mit Vitamin-D-Mangel von einer Kombination aus kalorienreduzierter Ernährung und einer Vitamin-D-Substitution profitieren können. Vitamin-D-Mangel stellt offensichtlich einen bedeutenden Faktor dar, der eine Gewichtszunahme begünstigt beziehungsweise den Erfolg einer Diät verringert. Jedem Gewichtsreduktionsprogramm sollte deshalb eine Analyse der Vitamin-D-Versorgung vorausgehen und – bei zu niedrigen Spiegeln – Vitamin D in ausreichender Dosierung substituiert werden, um Werte im mittleren bis hohen Bereich zu erzielen.

VITAMIN D GREIFT AN VIELEN STELLEN EIN

Ein Teil dieser Effekte könnte über die Darmflora vermittelt werden. Vitamin D wirkt sich nachweislich günstig auf unser Mikrobiom aus und erhöhte in Studien die wichtige bakterielle Vielfalt des Darms deutlich. Insbesondere verbesserte sich das Verhältnis zwischen den Bakterienstämmen Firmicutes und Bacteroidetes. Eine große Anzahl Firmicutes und wenige Bacteroidetes werden mit Übergewicht, Diabetes und anderen Erkrankungen in Verbindung gebracht. Verändert sich das Verhältnis in Richtung schlank machender Bacteroidetes, zum Beispiel durch eine ballaststoffreichere Ernährung, dann wird dadurch die Darmbarriere gestärkt und Entzündungen gehen zurück. Die Studie zeigte, dass auch ein ausreichend hoher Vitamin-D-Spiegel das Verhältnis dieser beiden Bakterien verbessert und insgesamt die Darmgesundheit stärkt. Auch andere gesundheitsfördernde und schlank machende Bakterien wie Akkermansia muciniphila und Bifidobakterien stieg an.

In Studien konnten durch zusätzliche Vitamin-D-Gaben folgende Parameter beeinflusst werden:

* Körperfettanteil

* BMI

* Gewicht

* Taillenumfang

* Darmflora

IM WINTER MANGELT ES AM »SONNENVITAMIN«

Vitamin D nimmt unter den Vitaminen eine Sonderstellung ein. Wir können Vitamin D zwar wie andere Mikronährstoffe auch über die Nahrung aufnehmen, allerdings lässt sich der Bedarf nicht allein über die Ernährung decken. Das Besondere an Vitamin D ist, dass wir es unter dem Einfluss von

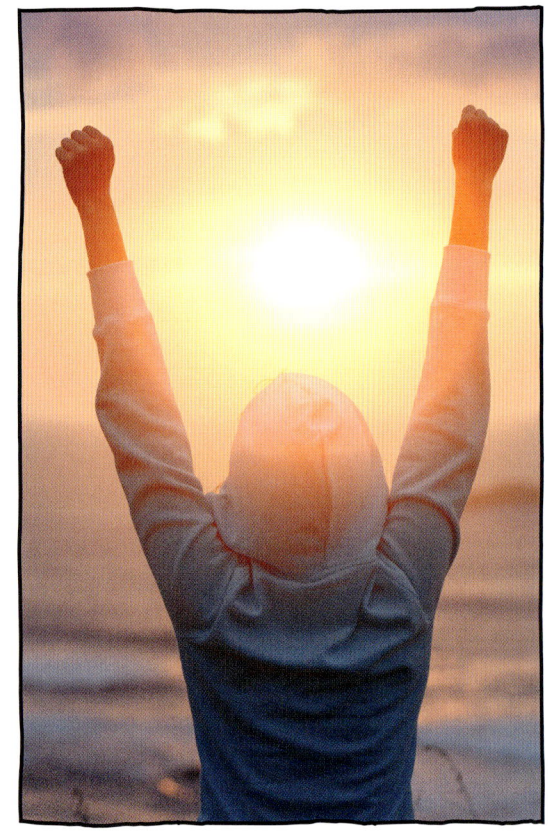

Im Sommer fällt es nicht schwer, mithilfe des Sonnenlichts ausreichend Vitamin D im Körper zu bilden.

UV-B-Licht auch in der Haut bilden können. Da Vitamin D nur einige Wochen gespeichert werden kann, ist ein Vitamin-D-Mangel in sonnenarmen Monaten eher die Regel als die Ausnahme. Dass die Vitamin-D-Versorgung der meisten Menschen verbesserungsbedürftig ist, belegen repräsentative Studien des Robert Koch-Instituts. Über mehrere Jahre hinweg wurde der Vitamin-D-Status von fast 7000 Erwachsenen (Alter 18 bis 79 Jahre) und mehr als 10000 Kindern (Alter 1 bis 17 Jahre) erhoben. Die Ergebnisse zeigen, dass es um die Vitamin-D-Versorgung nicht zum Besten steht. Als zu niedrig gelten Werte unter 50 nmol/l (unter 20 ng/ml). Demnach wiesen 45,6 Prozent der Kinder und Jugendlichen zu niedrige Vitamin-D-Spiegel auf. Bei den Erwachsenen waren es sogar 56,0 Prozent. Ein Blick auf den Vitamin-D-Spiegel sollte deshalb allen Diätbemühungen vorausgehen.

SO INTERPRETIEREN SIE DEN VITAMIN-D-WERT RICHTIG

Vitamin-D-Wert in ng/ml	Vitamin-D-Wert in nmol/l	Was sagt das Ergebnis aus?
< 20	< 50	Es besteht ein starker Vitamin-D-Mangel.
20–35	50–80	Die Vitaminversorgung ist immer noch zu niedrig.
35–60	80–150	Gute Normalwerte.
60–90	150–225	Diese Werte sind ziemlich hoch, aber zumindest im unteren Bereich noch unbedenklich.
90–150	225–374	Der Vitamin-D-Spiegel ist zu hoch, es besteht eine Überversorgung.
> 150	> 374	Vitamin-D-Vergiftung.

Die Vitamin-D-Werte können in zwei unterschiedlichen Einheiten (ng/ml und nmol/l) angegeben werden. Bei der Beurteilung der eigenen Werte ist es deshalb immer wichtig, auf die Einheit zu achten.

WISSENSCHAFTLICHER HINTERGRUND ZU VITAMIN D UND GEWICHT:

- Vitamin-D-Spiegel und Kalziumversorgung stehen in enger Verbindung. Beide Nährstoffe scheinen günstige Effekte auf unser Gewicht zu haben.

- Übergewicht verursacht Entzündungen im Körper, die wiederum an der Gewichtsschraube drehen (siehe Kapitel »Entzündungen und aggressive Moleküle bei Gewichtsproblemen«). Vitamin D hat entzündungshemmende und immunregulierende Effekte, die diesen Teufelskreis durchbrechen können.

- Eine ausreichende Kalziumzufuhr unterstützt ebenfalls die Gewichtsabnahme und den Abbau von Fettgewebe. Vitamin D fördert die Kalziumaufnahme in den Körper und ist für den Kalziumstoffwechsel unerlässlich. Die Kombination aus Kalziumpräparaten und Vitamin D erhöhte in einer Studie die Gewichtsabnahme deutlich. Allerdings raten Mediziner heute eher von der zusätzlichen Einnahme von Kalzium als Nahrungsergänzung ab, da dadurch auf Dauer Arterienverkalkung begünstigt wird. Es ist jedoch sicher und unbedenklich, während einer Diät die Kalziumzufuhr aus natürlichen Quellen zu erhöhen. Die kalorienfreie Alternative zu Milchprodukten ist kalziumreiches Mineralwasser – der Kalziumgehalt sollte zwischen 300 und 500 Milligramm pro Liter betragen.

- Ein höherer Kalziumspiegel scheint auch die Apoptose, also die Selbstzerstörung und Auflösung von Fettzellen, zu unterstützen und die Aufnahme von Nahrungsfett aus dem Darm zu verringern.

- Vitamin D fördert die Entwicklung eines »schlanken« Mikrobioms. In Studien hatten die Teilnehmenden mit den höheren Vitamin-D-Spiegeln die gesündeste Darmflora und viele Bakterien, die eine Gewichtsreduktion unterstützen.

WIE VIEL VITAMIN D BENÖTIGE ICH?

Wie viel Vitamin D Sie wirklich benötigen, hängt von Ihrem individuellen Blutwert ab. Dieser kann in der Hausarztpraxis bestimmt werden. Je niedriger die Werte sind, desto höher sollte die Vitamin-D-Dosis am Anfang sein, um eine schnelle Aufsättigung zu erreichen. Nach ein paar Wochen können Sie auf eine niedrigere Erhaltungsdosis umsteigen. Wichtig: Sowohl zu niedrige als auch zu hohe Vitamin-D-Werte können schaden. Holen Sie vor der Einnahme daher am besten ärztlichen Rat ein.

Bei identischen Blutspiegeln können auf Ihrem Laborbericht jedoch unterschiedliche Zahlenwerte stehen (siehe Tabelle Seite 86), Das liegt daran, in welcher Einheit – entweder ng/ml oder nmol/l – das Labor das Ergebnis angibt. Während zum Beispiel ein Wert von 50 ng/ml für eine ganz gute Versorgung spricht, besteht bei 50 nmol/l ein starker Vitamin-D-Mangel. Vergleichen Sie deshalb bitte Ihren eigenen Wert mit den Angaben in der Tabelle.

Wenn es um die Vitamin-D-Zufuhr in Form von Nahrungsergänzungsmitteln geht, sollten Sie es wie mit den Winterreifen halten: von O bis O, also von Oktober bis Ostern. In dieser Zeit ist eine ausreichende Vitamin-D-Produktion durch sonnenverwöhnte Haut nicht gewährleistet. Viele Fachgesellschaften raten deshalb im Winter zu einer Vitamin-D-Substitution. Die Deutsche Gesellschaft für Ernährung betrachtet eine Menge von 800 Internationalen Einheiten (I. E.) (das entspricht 20 Mikrogramm) pro Tag als ausreichend. Der Dachverband Osteologie, eine Vereinigung, die sich mit der Gesundheit der Knochen beschäftigt, empfiehlt 800 bis 2000 Vitamin-D-Einheiten (das entspricht 20 bis 50 Mikrogramm).

In der warmen Jahreszeit genügt bereits ein 20- bis 30-minütiger Aufenthalt im Freien mit unbedeckten Händen und Armen, um die Vitamin-D-Versorgung sicherzustellen. Im Winter reicht die geringe UV-B-Strahlung nicht aus. Über die Nahrung fällt es dann schwer, ausreichende Vitamin-D-Mengen aufzunehmen. Avocados und fetter Fisch wie Hering, Lachs und Sardinen zählen zu den Vitamin-D-reicheren Nahrungsmitteln, müssten aber täglich verzehrt werden, um die Spiegel im Winter annähernd hoch zu halten.

Vitamin-D-Gehalt (gerundet) ausgewählter Nahrungsmittel je 100 g	
Fischleberöl	300 µg
Heringe	21 µg
Lachs	17,0 µg
Sardinen	7 µg
Avocado	5,0 µg
Thunfisch	3,0 µg
Hühnerei	2,5 µg
Rinderleber	2,0 µg
Kabeljau	1,0 µg
Kuhmilch	1,0 µg

VITAMIN-D-UMRECHNUNG

Wenn Sie Vitamin D als Nahrungsergänzungsmittel substituieren möchten, dann sollten Sie Folgendes beachten: Auch der Vitamin-D-Gehalt von Nahrungsergänzungsmitteln oder Nahrungsmitteln kann in zwei unterschiedlichen Einheiten angegeben werden: In »I. U.« und in »µg«. I. U. ist die Abkürzung für »International Units«, »Internationale Einheiten«. Auch die Abkürzung »I. E.« (anstelle von I. U.) ist geläufig und bedeutet das Gleiche. »µg« bedeutet

Vitamin D in µg	entspricht Vitamin D in I. E. (I. U.)
1 µg	40 I. E.
5 µg	200 I. E.
20 µg	800 I. E.
25 µg	1000 I. E.

1 I. E. Vitamin D entspricht 0,025 µg Vitamin D.

Mikrogramm und ist ein Millionstel eines Gramms. Wenn man Angaben zum Beispiel von Nahrungsergänzungsmitteln oder Nahrungsmitteln vergleichen möchte, muss man die Werte ineinander umrechnen. 1 I. E. Vitamin D$_3$ entspricht dabei 0,025 µg Vitamin D$_3$. Praktischerweise gibt es im Internet Programme, die diese Umrechnung übernehmen. 1000 I. E., ein durchschnittlicher Tagesbedarf, entspricht 25 µg Vitamin D.

In den Wintermonaten ist eine ausreichende Vitamin-D-Versorgung über die Ernährung in der Regel nicht möglich.

SELEN SCHALTET DEN STOFFWECHSELTURBO EIN

Selen benötigen wir in nur kleinen Mengen, es gehört also zu den Spurenelementen. Dennoch ist es essenziell, also lebensnotwendig, denn zahlreiche Vorgänge im Körper können nur dann geordnet ablaufen, wenn Selen vorhanden ist. Mehr als 30 unterschiedliche Eiweißverbindungen (Proteine) und Enzyme können ohne Selen nicht funktionieren.

Wissenschaftler*innen konnten nachweisen, dass übergewichtige Männer und Frauen deutlich weniger Selen über die Nahrung aufnahmen als Normalgewichtige. Diejenigen mit der höchsten Selenzufuhr hatten den niedrigsten BMI und den schmalsten Taillenumfang.

Das belegt auch eine Studie der Universität Padua. Die italienische Forschergruppe verordnete 37 übergewichtigen oder adipösen Studienteilnehmer*innen drei Monate eine leicht kalorienreduzierte Ernährung. Zusätzlich erhielt jeder Teilnehmer 240 Mikrogramm Selenmethionin. Die Kontrollgruppe reduzierte ebenfalls die Kalorienzufuhr im gleichen Maße, bekam aber nur ein wirkungsloses Plazebo statt der Selengabe. Vor Beginn der Untersuchung und nach drei Monaten kontrollierten die Wissenschaftler*innen nicht nur das Gewicht, son-

dern auch die Körperzusammensetzung, also das Verhältnis zwischen Fettgewebe und Muskulatur, und bestimmten mithilfe psychologischer Fragebögen
Wohlbefinden und Zufriedenheit der Proband*innen. Am Ende der Studie gab
es ein erstaunliches Ergebnis. Obwohl das Gewicht in beiden Gruppen, also
mit und ohne Selensubstitution, leicht gesunken war, änderte sich nur in der
Selengruppe die Körperzusammensetzung signifikant: Wer drei Monate lang
Selen genommen hatte, konnte sich über eine deutliche Reduktion der Körperfettmasse freuen. Außerdem ließ sich nur bei diesen Proband*innen eine
signifikante Zunahme der Muskelmasse feststellen.

Wie gut Sie mit diesem wichtigen Spurenelement versorgt sind, hängt davon
ab, was Sie essen und wo Sie leben beziehungsweise aus welchen Regionen Ihr
Obst, Gemüse und Getreide kommt. Der Selengehalt des Bodens bestimmt
den Selengehalt der Pflanzen, die darauf wachsen. In Deutschland lässt sich
ein deutliches Nord-Süd-Gefälle feststellen. Während die Böden in der Küsten-
region relativ gut mit dem Spurenelement versorgt sind, nimmt der Selengehalt Richtung Süden immer weiter ab. Auch die Alpenländer Österreich und
Schweiz zählen zu den Selenmangelgebieten.

EIN WICHTIGER SCHILDDRÜSENHELFER

Besonders wichtig ist das Spurenelement für die Gesundheit unserer Schild-
drüse, denn diese hat einen enorm hohen Selenbedarf. Die kleine Drüse am
Hals ist das selenreichste Organ in unserem Körper, und das hat mehrere
Gründe: Es schützt die Halsdrüse vor Schäden durch aggressive Moleküle, es
verhindert Entzündungen und macht – das ist wichtig für alle, die abnehmen
wollen – die Umwandlung der inaktiven Schilddrüsenhormone in die aktive
Form erst möglich. Nur »aktive« Schilddrüsenhormone sind in der Lage, den
Stoffwechsel und damit den Kalorienverbrauch anzukurbeln. Ein Selenmangel
kann eine Unterfunktion der Schilddrüse verursachen, die dazu führt, dass Sie
zunehmen beziehungsweise beim Abnehmen nicht vorankommen.

Wenn Sie Ihre Diät mit Nahrungsergänzungsmitteln unterstützen möchten, sollten Sie darauf achten, dass

- sich die Inhaltsstoffe in seriösen wissenschaftlichen Untersuchungen als wirksame Diätunterstützer erwiesen haben.

- Pflanzenextrakte, Vitamine und Spurenelemente in Dosierungen enthalten sind, die auch in Studien wirksam waren. In vielen Nahrungsergänzungsmitteln sind vor allem die Pflanzenextrakte zu niedrig bemessen.

- Sie sich 2 bis 4 Monate Zeit geben. So lange nahmen die Studienteilnehmer die Wirkstoffe in den meisten Untersuchungen ein.

- Sie möglichst mehrere wirksame Inhaltsstoffe kombinieren. In vielen Untersuchungen ließen sich Erfolge schon mit einem einzigen Wirkstoff, z.B. grünem Kaffee, grünem Tee, Chili, Hydroxizitronsäure, Vitamin D oder Chrom erzielen. Kombiniert man verschiedene bewährte Substanzen, lassen sich die Effekte möglicherweise aber noch weiter steigern.

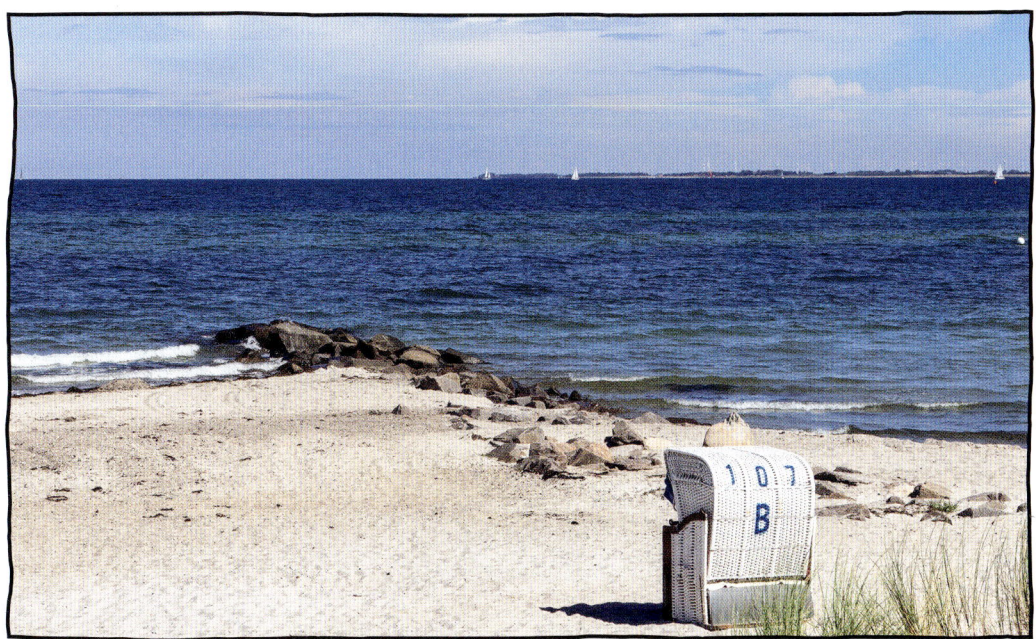

In Küstennähe fällt es leichter, ausreichend Selen und Jod aufzunehmen. Boden und Luft enthalten hier deutlich mehr dieser Spurenelemente als im Alpenraum.

Wichtig: Lassen Sie Ihre Selenspiegel testen und substituieren Sie dann gezielt, wenn ein Mangel besteht oder sich die Werte im niedrigen Normalbereich bewegen. Eine Überdosierung sollten Sie vermeiden, denn diese kann die Entstehung einer Zuckerkrankheit begünstigen.

WIE VIEL SELEN BENÖTIGE ICH?

Ein ausreichend hoher Selenspiegel ist eine wichtige Voraussetzung, um Stoffwechsel und Kalorienverbrauch auf einem hohen Level zu halten. Der tägliche Selenbedarf ist abhängig von Alter, Gewicht, Gesundheitszustand und Lebensumständen. Das Umweltbundesamt empfiehlt eine tägliche Selenzufuhr von 1–2 Mikrogramm pro Kilogramm Körpergewicht. Ein Erwachsener benötigt demnach 50–200 Mikrogramm Selen pro Tag. Schätzungen zufolge nehmen wir aber täglich nur etwa 0,6 bis 0,7 Mikrogramm pro Kilogramm Körpergewicht beziehungsweise 30 bis 40 Mikrogramm insgesamt auf, und das ist eindeutig zu wenig. Die Europäische Lebensmittelbehörde und die Deutsche Gesellschaft für Ernährung empfehlen deshalb Jugendlichen ab 15 und Erwachsenen, täglich mindestens 70 Mikrogramm Selen zuzuführen. Stillende Mütter benötigen sogar 85 Mikrogramm und Kinder sollten – je nach Alter und Gewicht – zwischen 15 und 55 Mikrogramm Selen pro Tag aufnehmen.

SELEN UND JOD ARBEITEN ZUSAMMEN

Vorsicht: Wenn Sie einen Mangel an beiden Spurenelementen haben und nur Jod oder nur Selen ersetzen, kann das negative Auswirkungen auf den Schilddrüsenstoffwechsel haben. Deshalb: Entweder zunächst die Spiegel beider Mikronährstoffe bestimmen lassen oder beide gemeinsam zuführen.

Diese Menge lässt sich über die normale Ernährung erreichen, wenn man täglich Nüsse, Samen und Vollkornprodukte verzehrt und regelmäßig Fisch isst. Paranüsse kommen wahrscheinlich bei den wenigsten von uns regelmäßig auf den Teller, aber dieser besonderen Nuss sollten Sie auch außerhalb der Weihnachtszeit Beachtung schenken. Paranüsse zählen zu den selenreichsten Nahrungsmitteln und nur drei bis vier Stück decken unseren Tagesbedarf an natürlich vorkommendem und damit für den Körper gut verwertbarem Selen. Daneben sind Kokosnüsse und Seefisch besonders selenhaltig.

Selenräuber, also Lebensweisen, die die Selenspiegel im Körper senken, sind Alkohol, Rauchen und übermäßiger Kaffeegenuss.

Tipp: Möchten Sie Selen als Nahrungsergänzungsmittel einnehmen, dann sollten Sie organischen Selenverbindungen (Selenomethionin, Selenocystein) den Vorzug vor der anorganischen Form des Spurenelements (Selenit, Selenat) geben, denn organisches Selen kann deutlich besser vom Körper aufgenommen werden.

DAS WICHTIGSTE KURZ ZUSAMMENGEFASST

Deshalb sind Mikronährstoffe so wichtig beim Abnehmen:

- Ein Mangel an wichtigen Nährstoffen kann schnell zum »Diätkiller« werden, denn dann schaltet der Kalorienverbrauch einen Gang zurück und der Appetit wird stärker. Der Organismus versucht dadurch, einen Mangel auszugleichen.

- Im Optimalfall sollten Sie vor dem Diätstart die Spiegel der wichtigsten Vitamine und Spurenelemente prüfen lassen: Vitamin D, Magnesium, Selen, Zink, Eisen (Ferritinspiegel) und Chrom.

- Jod können Sie auch bestimmen lassen. Sinnvoller ist es da aber, den Schilddrüsenmarker TSH zu checken. Ist der in Ordnung, dann können Sie durch die tägliche Verwendung von Jodsalz und mit Jod angereicherten Lebensmitteln Ihren Jodspiegel in einem guten Bereich halten. Ob die Einnahme von Jod als Nahrungsergänzung sinnvoll sein kann, sollten Sie ärztlich abklären lassen.

- Sind die Spiegel zu niedrig, dann sollten Sie möglichst schon eine oder zwei Wochen vor Diätstart damit beginnen, die Speicher aufzufüllen. Wie viel Sie benötigen, hängt von Ihrer Ernährung und – wenn bekannt – von Ihren Blutwerten ab.

- Mikronährstoffmangel ausgleichen: Die unten genannten Dosierungen wurden in Studien bei einer entsprechenden Unterversorgung verabreicht. Da diese therapeutischen Dosierungen teilweise über den empfohlenen Tagesdosen der Deutschen Gesellschaft für Ernährung (DGE) liegen, sollten Sie diese möglichst in enger ärztlicher Absprache sowie nach einer Kontrolle der Werte einnehmen. Wichtig: Da sich die Spurenelemente gegenseitig bei der Aufnahme in den Körper behindern, empfiehlt es sich, diese möglichst zeitlich getrennt einzunehmen.

- Selen: 150 bis 200 Mikrogramm über 3 bis 6 Monate.

- Vitamin D: 2000 bis 3000 Einheiten (I. E.) täglich oder 20 000 Einheiten pro Woche so lange, bis hochnormale Werte erreicht werden (50–60 ng/ml beziehungsweise 120–150 nmol/l).

- Zink: 30 Milligramm Zink pro Tag. Zusätzlich zur Zinkgabe immer auch Kupfer und Eisen zuführen, am besten zeitlich versetzt.

- Kupfer: 2 Milligramm pro Tag (falls Zink eingenommen wird).

- Eisen: Der Eisenbedarf liegt bei 10 bis 15 Milligramm pro Tag, Schwangere und Stillende benötigen die doppelte Menge. Möchte man rasch einen Mangel ausgleichen, werden häufig auch vorübergehend höhere Dosierungen (zum Beispiel 50 Milligramm) verabreicht. Diese Dosierungen sollten aber nur bei einem nachgewiesenen Eisenmangel eingenommen werden und nur so lange, bis der Eisenspeicher (Ferritinwert) wieder gut gefüllt ist. Achtung: Wird mehr Eisen zugeführt, als benötigt wird, kommt es zu einer stärkeren Bildung freier Radikale, die wiederum Entzündungen fördern können. Deshalb: Niemals Eisenpräparate ohne nachgewiesenen Eisenmangel einnehmen!

- Omega-3-Fettsäuren: Omega-3-Fettsäuren haben entzündungshemmende Wirkungen und können über die Ernährung (fetthaltige Fische oder pflanzliche Alternativen wie Leinöl) zugeführt oder als Fischölkapseln eingenommen werden. Es gibt auch Kapseln mit pflanzlichen Omega-3-Fettsäuren.

- Chrom: Der Tagesbedarf liegt bei 100 Mikrogramm. Diese Menge lässt sich gut über eine ausgewogene Ernährung mit Käse, Pilzen und Meeresfrüchten abdecken. Mehrere Untersuchungen belegen, dass Chrom eine Gewichtsabnahme unterstützen kann. Der Diäterfolg war bei niedrig dosierten Gaben von 200 oder 400 Mikrogramm vergleichbar mit den hoch dosierten Dosen, die 500 oder 1000 Mikrogramm Chrom enthielten. Deshalb würde ich Ihnen raten, wenn Sie Chrom substituieren möchten, ein niedrig dosiertes Präparat zu wählen.

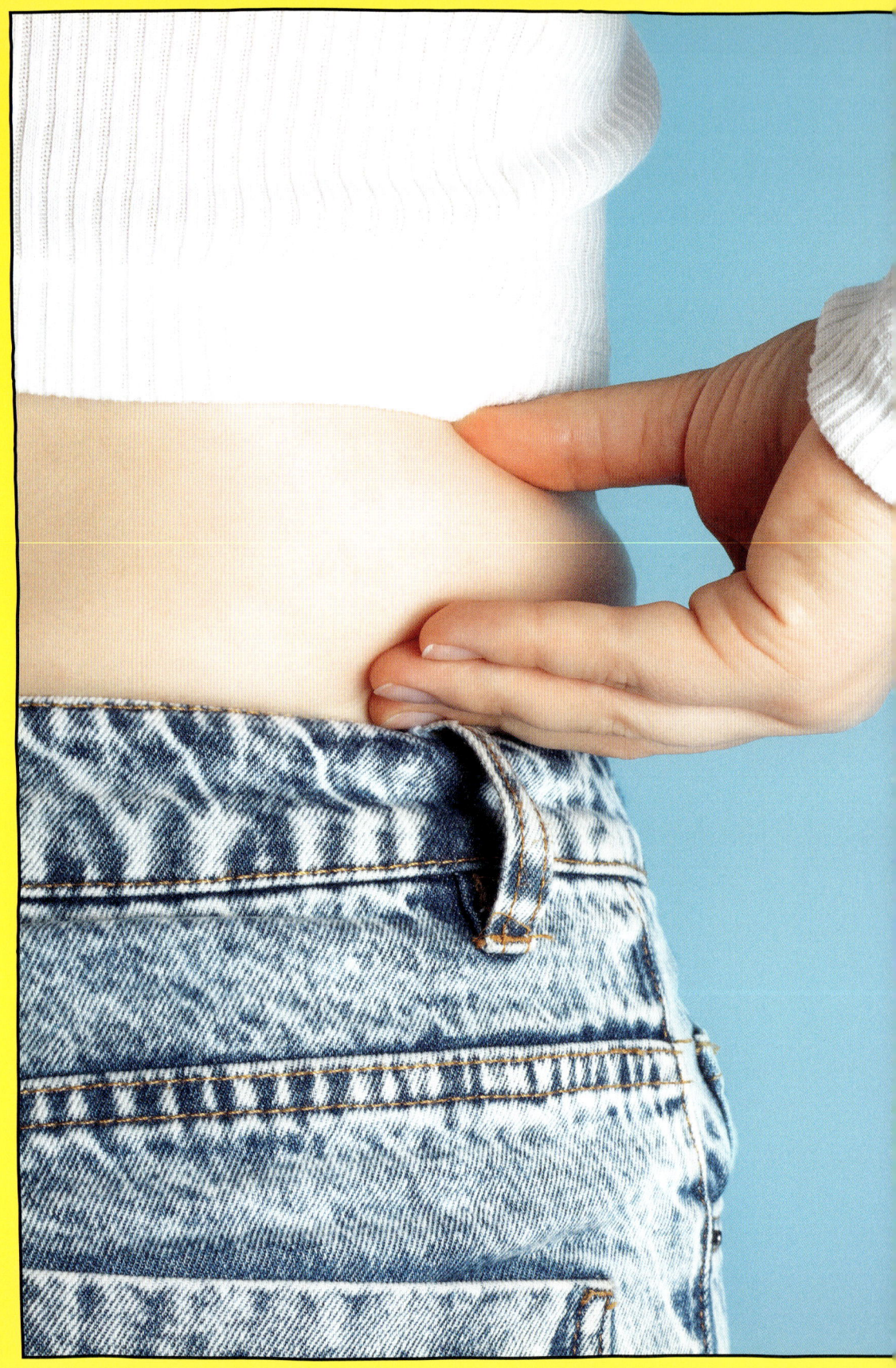

KAPITEL 4

WISSENSWERTES ÜBER UNSER FETTGEWEBE

Wenn es um Diäten und Gewichtsprobleme geht, dann spielt das Fettgewebe eine zentrale Rolle. Grund genug, sich einmal näher mit diesem zu befassen. Nur wenn Sie verstehen, wie Ihre Fettzellen »denken«, können Sie sie auch dauerhaft zum Verschwinden bringen. Fettpölsterchen waren als Energiereserven einst wichtig fürs Überleben, scheinen uns heute aber eher lästig als nützlich. Aber: Es gibt auch Fettgewebe, das sehr wertvoll für Figur und Gesundheit sein kann.

FETTGEWEBE – VOM ÜBERFLUSS DES NÜTZLICHEN

Wenn es um Figur, Diäten und Gewichtsprobleme geht, dann spielt das Fettgewebe eine zentrale Rolle. Es hat einen schlechten Ruf, wir denken sofort an Bierbauch und Speckröllchen und halten es für überflüssig. Doch das trifft nicht auf jede Fettzelle zu. Schauen wir genauer hin, damit wir verstehen, warum und welche Fettzellen wir brauchen und welche wir loswerden sollten.

WEISSES FETTGEWEBE

Wenn wir vom Fettgewebe sprechen, dann meinen wir meistens das ungeliebte weiße Speicherfett. Es hat ursprünglich die Funktion, unsere inneren Organe vor Schaden zu bewahren, indem es sie wie eine schützende Schicht umhüllt. Weißes Fett absorbiert Stöße, isoliert den Körper gegen Kälte und reguliert dadurch die Körpertemperatur. Daneben speichert es Kalorien und Energie und setzt diese bei Bedarf auch wieder frei. Dieses Fettgewebe macht bei Normalgewichtigen rund ein Viertel des Körpergewichts aus, bei Übergewicht oder Adipositas kann es die Hälfte oder mehr des Gesamtgewichts betragen. Prinzipiell ist bei Frauen das Fettgewebe stärker ausgebildet als bei Männern. Weibliche Fettzellen sind besonders aufnahmefähig und können sich bis zum Zehnfachen ihres Volumens ausdehnen.

Fettgewebe ist sozusagen als individuelle Vorratskammer konzipiert, aus der man sich bei Bedarf bedienen kann. So sicherte das Fettgewebe unseren Vorfahren das Überleben bei Missernten und ausbleibendem Jagderfolg. Das Wechselspiel von Energiespeicherung und Energiebereitstellung wird durch zahlreiche Hormone genau reguliert. In der Vergangenheit war das Fettgewebe meistens nur ein vorübergehendes Zwischenlager für einen kurzfristigen Kalorienüberschuss. Doch diese Zeiten sind vorbei. Heute essen wir mehr, als wir verbrauchen, und unsere Fettspeicher sind stets gut gefüllt. Das ist nicht nur ein kosmetisches Problem, denn Fettgewebe ist mehr als ein bloßer Energiespeicher.

Ein so riesiges »Fettorgan« setzt auch große Mengen gefährlicher Stoffwechselprodukte wie Entzündungsbotenstoffe frei, die unseren Organismus aus der gesunden Balance bringen. Mit dem Blutstrom erreichen diese Metaboliten nahezu alle Zellen, haben Auswirkungen auf fast jedes Organ unseres Körpers. Übergewicht kann deshalb ganz unterschiedliche Krankheiten verursachen. Es lässt Zucker- und Fettwerte im Blut auf bedenkliche Werte ansteigen, beeinflusst unser Hungergefühl und fördert Arterienverkalkung, Entzündungen, Bluthochdruck und Diabetes. Auch das Risiko für eine nichtalkoholische Fettlebererkrankung, Depressionen und sogar Krebs erhöht sich mit steigendem Fettanteil. Deshalb müssen wir auf unser Fett achten, um dadurch den Körper gesund zu halten.

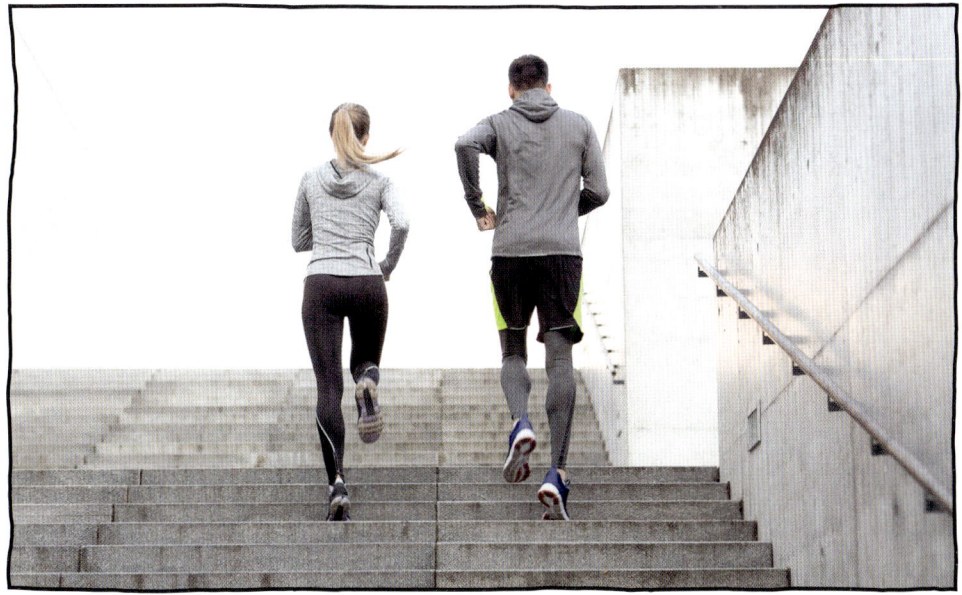

Selbst eine sehr schlanke Frau hat naturgemäß einen rund 10 Prozent höheren Körperfettanteil als ein schlanker Mann.

FETTGEWEBE ALS HORMONDRÜSE

Was lange Zeit nicht beachtet wurde: Fettzellen (Adipozyten) bilden Fettgewebshormone. Das Fettgewebe ist deshalb auch eine gigantische Hormondrüse. Weißes Fettgewebe wird inzwischen als ein eigenes endokrines Organ
bezeichnet, also eine Stätte der Hormonbildung und Hormonumwandlung.
Hormone, die aus dem Fettgewebe stammen, heißen in der Fachsprache Adipokine und zu ihnen zählen die namentlich wahrscheinlich weniger bekannten Botenstoffe wie Adiponectin, Interleukin-6, Leptin, Tumornekrosefaktor-
alpha und Resistin. Diese Fettbotenstoffe können uns sowohl nutzen als auch
schaden. Adipokine beeinflussen das Hungergefühl, den Kalorienverbrauch,
die Fettspeicherung und Stoffwechselaktivität, sie wirken auf das Immunsystem und entscheiden darüber, wie unser Organismus Zucker verarbeitet.

Eine verhängnisvolle Spezialität des Fettgewebes ist die Bildung von Entzündungsbotenstoffen, allen voran das Gewebehormon Interleukin-6 (siehe auch
Seite 196) und TNF-alpha (Tumornekrosefaktor-alpha). Eigentlich sind Inter-
leukine Hormone des Immunsystems, verschiedene Studien konnten aber zeigen, dass circa 30 Prozent des zirkulierenden IL-6 im Fettgewebe entstehen.
Anhand der IL-6-Spiegel im Blut lässt sich auch das Risiko für eine Zuckerkrankheit abschätzen. Und: Entzündungen machen ebenfalls dick! Je mehr
Fettgewebe, desto stärker ist das Entzündungsgeschehen im Körper, desto
mehr Fett wird gespeichert, und das erzeugt dann noch mehr Entzündung. In
Studien war das Risiko, Diabetes oder Übergewicht zu entwickeln, für Teilnehmer mit erhöhten IL-6-Spiegeln deutlich größer als bei Personen mit normalen
IL-6-Werten. (Mehr dazu im Kapitel »Entzündungen und aggressive Moleküle
bei Gewichtsproblemen«.)

Dann gibt es noch ein Fettgewebs- und Immunhormon mit der Bezeichnung
Resistin (»**resist**ent gegen **In**sulin«), das Zellen unempfindlich gegenüber dem
blutzuckersenkenden Hormon Insulin macht und ebenfalls das Risiko für

Zuckerkrankheit deutlich erhöht. Auch Resistin begünstigt chronisch schwelende Entzündungen.

GÜNSTIGE STOFFWECHSELFAKTOREN STÄRKEN

Doch Fettgewebe produziert auch Hormone, die sich günstig auf Gewicht und Blutzuckerspiegel auswirken können, etwa Adiponectin und Leptin. Adiponectin erhöht die Insulinempfindlichkeit von Leber und Muskulatur und verbessert dadurch die Fähigkeit der Muskeln, Kohlenhydrate als Energiequelle zu nutzen. Außerdem reduziert es den Appetit und kurbelt den Stoffwechsel an. Mithin trägt ein ausreichend hoher Adiponectinspiegel dazu bei, Körperfett abzubauen. Doch bei Adipositas sinkt der Spiegel dieses Fettgewebshormons. Auch andere Hormone sind für sinkende Adiponectinspiegel verantwortlich: Das Stresshormon Kortison – als Medikament zugeführt oder durch eine erhöhte körpereigene Cortisolproduktion – verringert die Adiponectinbildung. Das ist einer der Mechanismen, über den Dauerstress uns krank und übergewichtig machen kann. Ebenso senkt das Appetithormon Ghrelin den Adiponectinlevel und begünstigt Übergewicht und Zuckerkrankheit.

Doch die Adiponectinsynthese lässt sich wieder steigern: Je geringer die Fettreserven sind, desto höher ist der Adiponectinspiegel. Jedes Kilo Gewicht, das wir verlieren, bringt uns also auf einen guten Weg. Auch bestimmte verschreibungspflichtige Medikamente mit den Wirkstoffen Metformin oder Thiazolidindione, die zur Behandlung der Zuckerkrankheit verordnet werden, führen zu einer deutlichen Produktionssteigerung der Adiponectine, worauf möglicherweise ein Teil der blutzuckersenkenden Wirkung beruht. Ersetzt man kohlenhydratreiche Lebensmittel durch Eiweiß, ballaststoffhaltiges Obst und Gemüse und erhöht die Zufuhr ungesättigter Fettsäuren durch Olivenöl und Oliven, Leinsamen, Rapsöl, Avocados oder Chiasamen, steigt der Spiegel ebenfalls an. So kann man durch ein paar kleine Ernährungsumstellungen direkt Einfluss auf die Hormonproduktion im Fettgewebe nehmen.

LEPTIN, DAS ANTI-ADIPOSITAS-HORMON

Von besonderem Interesse für die Diätforschung ist das Körperfett als Bildungsstätte des Sättigungshormons Leptin. Sind die Fettspeicher ausreichend gefüllt, dann steigt der Leptinspiegel an und löst dadurch eine natürliche Essbremse aus, die unseren Appetit dämpft. Bei gesunden Menschen sind hohe Leptinspiegel mit vermindertem Appetit verbunden. Doch wie jedes Organ kann auch die Gesundheit unseres Fettgewebes leiden: Bei Übergewicht ist es krank und die natürliche Steuerung von Appetit und Sättigung, Blutzuckerspiegel und Stoffwechsel funktioniert nicht mehr. Fettzellen bilden dann bei manchen Übergewichtigen enorm viel Leptin und überfluten damit unser Gehirn. Eigentlich könnte man nun denken »Klasse, dann ist der Hunger ja weg«. Doch das Sättigungszentrum stumpft dadurch ab und Leptin verliert seine Fähigkeit, den Appetit zu steuern. In manchen Fällen macht auch die Blut-Hirn-Schranke angesichts der Leptinmenge dicht und Leptin kann dann aus dem Blut nicht mehr zum Sättigungszentrum im Gehirn gelangen. Anderen Übergewichtigen mangelt es hingegen an diesem Appetitregulator. Experten bezeichnen diesen Zustand, durch den der Hunger zum ständigen Begleiter wird, als Leptinresistenz (siehe Seite 118).

US-amerikanische Forscher*innen, die viele Jahre die Teilnehmenden der US-amerikanischen Abnehmshow »The Biggest Loser« untersuchten, stellten fest, dass bei ihnen selbst sechs Jahre nach dem Ende der Show sogar nachts die Spiegel der Sättigungshormone so niedrig waren, dass sich das Hungergefühl kaum ignorieren ließ. Und fatalerweise sank bei den »Biggest Loser«-Teilnehmer*innen gleichzeitig der Grundumsatz stark und blieb dauerhaft auf einem so niedrigen Level, dass sie im Prinzip täglich mindestens eine Mahlzeit komplett streichen müssten, um nicht mehr zuzunehmen. Und das ist fatal, wenn der Hunger durch den Mangel an Sättigungshormonen immer größer und der Kalorienbedarf immer geringer wird. Abnehmen wird in diesem Zustand fast unmöglich.

SO STELLT SICH DAS SÄTTIGUNGSGEFÜHL WIEDER EIN

Studien zeigen, dass eine gute Selenversorgung möglicherweise die Leptinempfindlichkeit wieder erhöht. Zink, ein wichtiges Spurenelement, sollten Sie aber nur so lange zuführen, bis Sie wieder normale Werte aufweisen. In Untersuchungen konnte Zink in zu hohen Dosierungen sogar zu einer Verschlechterung der Leptinresistenz führen. Betrachten Sie die Mineralstoffe und Spurenelemente Zink, Kupfer, Selen, Eisen, Kalzium und Magnesium deshalb immer gemeinsam und substituieren Sie nur die Mikronährstoffe, die wirklich benötigt werden.

Wie das Mikrobiom Einfluss auf unser Gewicht nimmt, erkläre ich ausführlich im Kapitel »Die Darmflora – wichtiger Verbündeter auf dem Weg zur Traumfigur«. Offensichtlich haben probiotische Bakterien sogar Einfluss auf die Fettgewebshormone. Zumindest im Tierversuch wiesen malaysische Forscher*innen nach, dass das Bifidobakterium longum den Leptinspiegel erhöht, Fettzellen verkleinert und die Bildung von Adiponectin anregt.

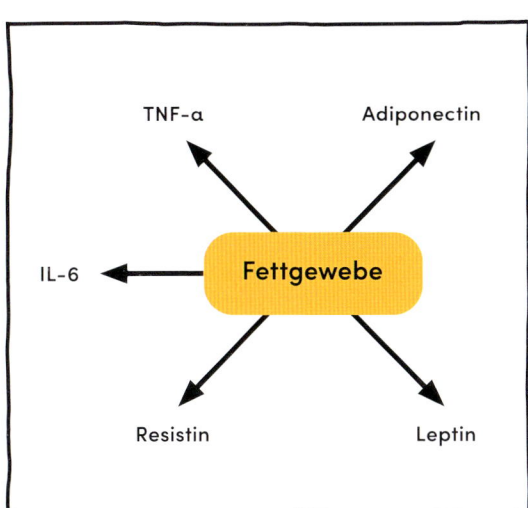

Fettzellen setzen verschiedene Hormone, sogenannte Adipokine, frei. Diese entscheiden über Hunger oder Sättigung, fördern oder bremsen Entzündungen und beeinflussen den Blutzuckerspiegel.

DIE FETTGEWEBE-IMMUNSYSTEM-ACHSE

Nützlich und zugleich gefährlich ist die Verbindung zwischen Fettgewebe und Immunsystem. Bei einem schlanken oder normalgewichtigen Menschen stellt das Fett, das die Organe umschließt (viszerales Fett), quasi einen ausgelagerten Teil des Immunsystems dar. In ihm leben viele Immunzellen, um die sich die Fettzellen gut kümmern. Die Adipozyten liefern nicht nur Energie für die Abwehrzellen, sie besitzen selbst Rezeptoren, also Andockstellen für Krankheitserreger, die denen der Immunzellen ähneln. Die im Bauchfett gebildeten Fetthormone, die Adipokine, können selbst Zellen des Abwehrsystems anlocken. Adipokine sind deshalb ein zweischneidiges Schwert. Sie können bei Gewichtsabnahme eine entzündungshemmende, bei Gewichtszunahme eine entzündungsfördernde Wirkung entfalten.

Diese ausbalancierten Hormon- und Immunaufgaben des Fettgewebes geraten bei Adipositas ins Ungleichgewicht. Bei Übergewicht entwickelt sich eine dauerhaft erhöhte Entzündungsbereitschaft, die den gesamten Organismus erfasst. Sie lässt sich messen: CRP (C-reaktives Protein) ist ein Wert, der in der Hausarztpraxis im Blut bestimmt, wenn eine Entzündung oder Infektion vermutet wird. Dieser messbare Entzündungswert steht in einer direkten Beziehung zum Gewicht. Je höher der Body-Mass-Index (BMI) ist, desto höher fallen in der Regel die Entzündungswerte aus, und auf Dauer laugt das die Abwehrkräfte aus.

Möglicherweise lässt sich dadurch auch erklären, weshalb Übergewicht ein Risikofaktor für schwere Verläufe bei Infektionskrankheiten ist. Bei einer COVID-19-Infektion wurden Übergewichtige doppelt so häufig in eine Klinik aufgenommen und mussten öfter auf der Intensivstation behandelt werden wie schlanke Menschen. Ähnliche Komplikationen in Verbindung mit Adipositas konnte man auch bei Grippeerkrankungen feststellen.

ENTZÜNDUNGSHEMMUNG BAUT FETTPOLSTER AB

Doch die Wechselbeziehung zwischen Immunsystem und Fettzellen ist nicht einseitig, denn Fett fördert nicht nur Entzündungen, sondern Entzündungen fördern auch Fettdepots. Um bei Entzündungen ausreichend Energie zu besitzen, um die Erkrankung gut zu überstehen, schaltet der Organismus in den Energiesparmodus und bremst den Energieverbrauch von Muskeln und Leberzellen. Dadurch wird die Verbrennung von Zucker (Glukose) in diesen beiden Organen reduziert und die überschüssige Energie fließt ins Fettgewebe. Bei Infekten, Rheuma oder Autoimmunerkrankungen, die mit chronischen Entzündungen einhergehen, ist dieser Mechanismus sinnvoll, um Energie für die Genesung und Überwindung der Krankheit zu sparen. Ist das Fettgewebe aber selbst der Entzündungsherd, dann treten wir in einen Teufelskreis ein, der den Vorgang der Fettspeicherung weiter beschleunigt und das Ansprechen von Muskel- und Leberzellen auf das blutzuckersenkende Hormon Insulin immer weiter verschlechtert.

In Studien senkten Wissenschaftler*innen mit entzündungshemmenden Medikamenten die Spiegel der Fetthormone und konnten dadurch viele Auswirkungen bremsen. Doch die Nebenwirkungen der Medikamente lassen eine dauerhafte medikamentöse Behandlung nicht zu.

Entzündungshemmung ist bei Übergewicht dennoch eine enorm wichtige, bei Diäten aber wenig berücksichtigte Maßnahme. Denn nicht nur Medikamente, auch Nahrungsmittel besitzen messbare entzündungshemmende Effekte. Von Kurkuma und Ingwer ist bekannt, dass sie genau an den Enzymen ansetzen und diese blockieren, über die auch Schmerzmittel und Fiebersenker ihre entzündungshemmenden Effekte entfalten. Kurkuma wirkt dann besonders gut, wenn das Gewürz zusammen mit etwas Fett und einer ordentlichen Portion schwarzem Pfeffer eingenommen wird. In manchen Präparaten ist Pfeffer bereits mit Kurkuma kombiniert. Günstig auf Entzündungen wirken sich auch Omega-3-Fettsäuren aus. Mehr dazu im Kapitel »Entzündungen und aggressive Moleküle bei Gewichtsproblemen«.

BRAUNES FETTGEWEBE – DER HEILIGE GRAL DER FETTVERBRENNUNG

Doch Fett ist nicht gleich Fett. Inzwischen kennt man mindestens zwei Arten von Fettgeweben. Neben dem energiespeichernden weißen Gewebe gibt es noch ein energieproduzierendes braunes Fettgewebe. Und kürzlich wurde noch ein Zwischending zwischen weiß und braun entdeckt, das als beiges Fettgewebe bezeichnet wird. Die Adipozyten, die Fettzellen im weißen Gewebe, sind ziemlich groß und besitzen eine dicke Fettvakuole, also einen Fetttropfen, der fast die gesamte Zelle einnimmt. Diese Vakuole möchte immer gut gefüllt sein. Braune Fettzellen sind hingegen deutlich kleiner und schimmern unter dem Mikroskop bräunlich. Fett wird in den braunen Zellen nicht in einem großen Tropfen, sondern in vielen kleinen gespeichert.

Die Fettgewebe unterscheiden sich aber nicht nur optisch: Braunes Fett verbrennt sogar das weiße Fett beziehungsweise verbraucht Kalorien und setzt dabei Energie frei. Dadurch sorgt es dafür, dass unser Stoffwechsel in Gang bleibt und sich die Körpertemperatur bei jedem Wetter auf etwa 37 Grad Celsius einpendelt. Je mehr Wärme dieses braune Fett produziert, desto mehr weißes Fett wird zur Energiegewinnung abgebaut.

Braunes und beiges Fett sind Fettgewebe, von denen man sich wünscht, mehr zu haben, denn dieses Fett macht nicht fett, sondern schlank! Es trägt so-

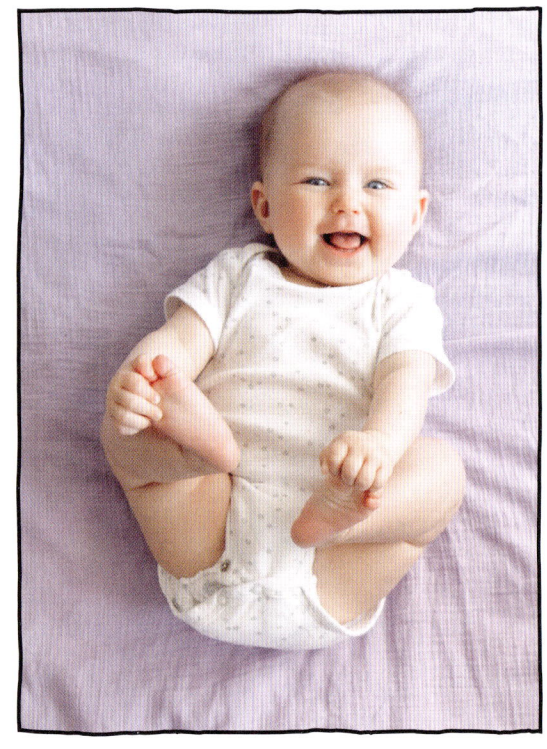

Säuglinge haben die größten Polster des wertvollen braunen Fetts.

gar dazu bei, dass wir länger und gesünder leben. Braunes Fett unterstützt uns, da es wie ein metabolischer Staubsauger große Mengen an zirkulierenden Zucker- und Fettmolekülen aufnimmt und so in der Lage ist, durch chemische Prozesse (Oxidation) Kalorien in Wärme umzuwandeln, bevor sie sich auf den Hüften niederschlagen können.

Doch braune und beigefarbene Fettgewebe sind eine rare Kostbarkeit. Vom weißen Fettgewebe besitzen die meisten viele Kilos, das braune Fett macht nur rund 150 Gramm aus. Und leider wird die Menge dieses tollen Fettes im Lauf des Lebens und abhängig von unserem Lebensstil immer weniger. Die größten braunen Fettpolster finden wir bei Säuglingen. Sie haben noch zu wenig Muskelmasse, um durch Zittern Wärme zu bilden. Um nicht auszukühlen, nutzt der Babykörper das braune Fett als Heizung. Deshalb bezeichnet man die Energiegewinnung aus braunen Fettzellen auch als »zitterfreie Wärmebildung«. Bei uns Erwachsenen befinden sich nur noch kleine braune Fettdepots vor allem an den Schultern, im Nacken, entlang der Schlüsselbeine und der Wirbelsäule. Dieses wertvolle Fett ist meistens in der Nähe der Blutgefäße abgelagert, um das Blut zu erwärmen und somit die Körpertemperatur zu erhöhen. Eine niederländische Studie mit schlanken und übergewichtigen Proband*innen zeigt, dass der Ruheumsatz umso höher ist, je mehr stoffwechselaktives Gewebe die Teilnehmenden aufwiesen. Je größer die Gewichtsprobleme, desto weniger braunes Fett besaßen sie. Nur bei einer der 24 untersuchten Personen ließ sich überhaupt kein braunes Fett mehr feststellen – es war die mit dem höchsten Körpergewicht.

WIE LÄSST SICH BRAUNES FETT AKTIVIEREN?

Fett kann also viel mehr sein als eine unbeliebte Ansammlung von Fetttropfen in einer Zellmembran. Doch was können Sie machen, um mehr braunes Fett aufzubauen?

WEISS, BRAUN ODER BEIGE – DIE UNTERSCHIEDE

Weißes Fett: Speichert überschüssige Energie, schützt Organe vor Verletzungen, produziert Hormone und Entzündungsbotenstoffe, bildet das Sättigungshormon Leptin.

Braunes Fett: Erhöht den Energieverbrauch, baut weißes Fett ab, produziert Wärme, trägt zu Gesundheit und Langlebigkeit bei.

Beiges Fett: Ist dem braunen Fett sehr ähnlich, kann ebenfalls Wärme produzieren. Woher diese beigefarbene Variante stammt, ist noch nicht endgültig geklärt. Entweder wandeln sich weiße Fettzellen unter bestimmten Bedingungen in braune um oder beige Fettzellen entstehen durch Differenzierung aus Vorläuferzellen.

Kälte ist eine Möglichkeit, dem braunen Fett auf die Sprünge zu helfen. Kieler Forscher*innen haben das in einer Versuchsreihe nachweisen können. Gesunde Studienteilnehmer*innen mussten für ein paar Minuten ihre Hand in 19 Grad Celsius kaltes Wasser halten. Bereits dieses leicht kalte Wasser stellt einen Reiz für den Körper dar, mehr Wärme zu produzieren. Daraufhin konnten die Wissenschaftler*innen mit einer speziellen Kamera nachweisen, dass das braune Fettgewebe umgehend damit begann, Energie abzugeben. Die entsprechenden Areale an den Schultern und am Oberkörper wurden größer und heizten sich auf – ein Zeichen dafür, dass die Energieverbrennung auf Hochtouren lief. Nahmen die Proband*innen aber die Hand aus dem kühlenden Wasser, sank augenblicklich auch die Aktivität im Fettgewebe. Hielten sich Versuchspersonen täglich in kühlen Räumen auf, dann gewöhnten sie sich nicht nur an die Temperatur, sondern deren braunes Fettgewebe verbrauchte dann mehr Energie und auch die Insulin- beziehungsweise Blutzuckerspiegel sanken, wodurch ebenfalls der Fettabbau gefördert werden kann.

Eine wichtige Erkenntnis aus diesen Versuchen ist, dass wir uns nicht nur in der beheizten Wohnung, im wohltemperierten Büro oder im klimatisierten Fitnessstudio aufhalten sollten. Möchte man das braune Fett auf Hochtouren bringen, dann ist Kälte ein guter Ansatz. Wobei es gar nicht »kalt« sein muss, »kühl« reicht schon aus, wie der Versuch zeigte. Bei kühlem Wetter rausgehen, Kneippanwendungen, Freibadbesuche und die Heizung ein wenig zurückdrehen oder kaltes Duschen – all das kann helfen, das richtige Fett zu fördern und das weiße Fett im Feuer des braunen Fetts zu verbrennen. Zusammenfassend könnte man beinahe sagen: »Bei Kälte bräunt man von innen.«

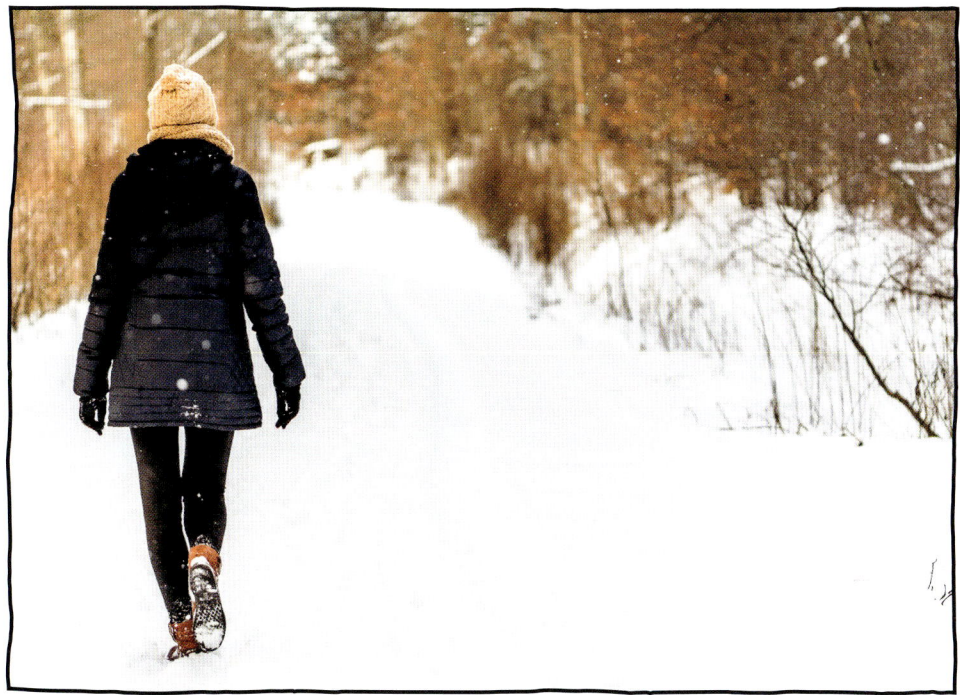

Kältereize aktivieren die Energiegewinnung über braunes Fett, wodurch weißes Fett verbrannt werden kann.

THERMOGENE LEBENSMITTEL HELFEN ABZUNEHMEN

Wer sich für das Thema Gewichtsreduktion interessiert, kommt um thermogene Lebensmittel nicht herum. Thermogen bedeutet »wärmeproduzierend«, und tatsächlich gibt es einige Lebensmittel, die den Stoffwechsel ankurbeln und dadurch die Wärmebildung und auch den Kalorienverbrauch ein bisschen erhöhen können.

Wer denkt da nicht sofort an scharfe Lebensmittel wie Chilischoten, Tabasco oder Cayennepfeffer? Alles, was scharf ist, im Hals schön brennt und uns durch die erhöhte Energieproduktion aufwärmt, ist im Rahmen einer Gewichtsreduktion willkommen. Ein US-amerikanisches Forscherteam aus Wyoming konnte belegen, dass Chili und Co. sogar in der Lage sind, unerwünschtes weißes Fettgewebe in braunes umzuwandeln und dadurch den Kalorienbedarf nach und nach anzuheben. Auch Kurkuma (Gelbwurz, Hauptbestandteil von Curry) oder Resveratrol, ein Pflanzenstoff, den wir in Rotwein, dunklen Trauben oder Himbeeren finden, beherrschen diesen Verwandlungstrick.

Koffeinhaltiger Kaffee zählt ebenfalls zu den thermogenen Lebensmitteln. Schon in den 1980er-Jahren konnte nachgewiesen werden, dass Koffein in der Lage ist, den Stoffwechsel auf Touren zu bringen. 100 Milligramm Koffein, das entspricht etwa zwei Tassen Kaffee, steigerten in den folgenden 2,5 Stunden den Kalorienbedarf um 3 bis 4 Prozent. Tranken die Proband*innen alle zwei Stunden zwei Tassen Kaffee, dann blieb der Kalorienbedarf auf einem höheren Level. Doch es gab in dieser und in anderen, ähnlich aufgebauten Studien deutliche Unterschiede zwischen ehemaligen Übergewichtigen und schlanken Personen. Innerhalb von zwölf Stunden verbrannten die Normalgewichtigen rund 150 Kalorien zusätzlich. Die Teilnehmenden, die früher mal übergewichtig waren, profitierten weniger vom Koffein, verbrannten aber dennoch zusätzlich rund 80 Kalorien. Ich möchte hier aber anmerken, dass zwölf Tassen Kaffee definitiv zu viel sind. Bis sechs Tassen Kaffee sind bei gesunden, erwachsenen und nicht schwangeren Menschen tolerabel, mehr sollten es nicht sein. Zudem stellte sich nach und nach ein Gewöhnungseffekt ein und Koffein war dann mit der Zeit immer weniger in der Lage, die braunen Fettzellen zu stimulieren. Aber Kaffee hat noch einen weiteren spannenden Effekt: Er aktiviert die Sättigung. Zumindest bei Männern ließ sich das nachweisen, bei Frauen war der Effekt geringer. Männer aßen nach einer großen Dosis Koffein rund 20 Prozent weniger.

Wenn Sie lieber grünen Tee statt Kaffee trinken – auch kein Problem, denn grüner Tee ist in Bezug auf die Gewichtsreduktion ähnlich wirksam. Grüner Tee ist bei Gewichtsproblemen gleich an mehreren Baustellen aktiv. In einer Studie aktivierten 90 Milligramm des Hauptwirkstoffs des Tees, Epigallocatechingallat, kurz EGCG, den Stoffwechsel und der Kalorienverbrauch erhöhte sich für 24 Stunden um immerhin 4 Prozent.

MIT CHILI UND FISCHÖL DEM FETT EINHEIZEN

Japanische Wissenschaftler*innen haben kürzlich nachgewiesen, dass beiges Fettgewebe ebenfalls den Grundumsatz erhöht, eine Gewichtsreduktion fördert und aus den ordinären weißen Zellen neu gebildet werden kann – zumindest im Tierversuch hat das funktioniert. Gefördert wird diese günstige Entwicklung durch bestimmte Nahrungsfette, die sogenannten Omega-3-Fettsäuren. Omega-3-Fettsäuren sind im Öl fetter Fische wie Lachs, Makrele, Hering oder Thunfisch enthalten. Auch Pflanzenöle wie Lein-, Raps- oder Walnussöl versorgen uns gut damit. Mäuse, die Omega-3-Fettsäuren im Futter hatten, blieben in Studien schlanker als die Omega-3-freien Artgenossen. Nach vier Monaten hatten die Nager, die diese Fettsäuren erhielten, 25 Prozent weniger Gewicht zugelegt – und das bei sonst gleichem Futter. Ernährungsstudien zeigen, dass Omega-3-Fettsäuren auch beim Menschen einen Anti-Adipositas-Effekt haben. Und das Ganze lässt sich noch ein bisschen beschleunigen, wenn hin und wieder die Stresshormone Adrenalin und Noradrenalin ausgeschüttet werden, zum Beispiel beim Sport oder wenn wir ein wenig frieren.

ERFOLG IN KLEINEN SCHRITTEN

Wenn braune Fettzellen aktiv werden, helfen sie dabei, Gewicht zu verlieren; 150 Kalorien pro Tag sind möglich. Das klingt nicht viel, entspricht aber der Energiemenge, die man mit 30 Minuten Spazierengehen verbrennt. Pro Jahr kann man so rein rechnerisch 7 bis 8 Kilo Gewicht verlieren. Kombiniert mit anderen »kleinen Energieverbrennern«, kann sich das Ergebnis durchaus ansehnlich summieren.

DAS WICHTIGSTE KURZ ZUSAMMENGEFASST

Was Sie über Ihr Fettgewebe wissen sollten:

- Fettgewebe ist ein hormonbildendes Organ. Eine gesunde Menge Fett unterstützt die Abwehrkräfte und sorgt dafür, dass Sättigungshormone ausgeschüttet werden. Bei Übergewicht wird das weiße Fettgewebe aber zu einer Produktionsstätte für Entzündungsstoffe, es schüttet Hormone aus, die sich ungünstig auf den Zuckerstoffwechsel auswirken, und »frisst« schlank machendes Testosteron auf.

- Neben dem unerwünschten weißen Speicherfett gibt es auch gesundes braunes und beiges Fett. Beides nimmt im Laufe des Lebens ab. Aber es gibt Möglichkeiten, braunes und beiges Fettgewebe zu stimulieren:

- Immer mal wieder scharf essen. Vor allem der Wirkstoff Capsaicin aus Chili kurbelt die Wärmeproduktion und damit die Fettverbrennung an und verwandelt weiße in braune Fettzellen. Wichtig ist Regelmäßigkeit. Wer gern scharf isst, sollte also immer Chiliflocken und scharfe Soßen im Haus haben, um das Essen damit aufzupeppen. Auch Kurkuma und Ingwer sollten zur Routine gehören.

- Auf Omega-3-Fettsäuren in fettem Fisch (Lachs, Makrele, Hering, Thunfisch), bestimmten Pflanzenölen (Lein-, Raps- oder Walnussöl) und in Leinsamen, Hanfsaat, Chiasamen und Walnüssen setzen.

Diese Fettsäure kann aus weißem braunes beziehungsweise »beiges« Fettgewebe machen und sie unterdrückt auch den altersbedingten Abbau der guten Fettzellen.

- Regelmäßig raus aus der Komfortzone und rein in die Kälte: Häufiger Sport im Freien treiben – auch bei kaltem Wetter –, etwas kühler duschen, die Heizung ein bis zwei Grad runterdrehen, durch ein Kneipp-becken waten oder bei kühlen Temperaturen für ein paar Minuten ohne Jacke vor die Tür gehen – all das stimuliert die braunen Fettzellen. Achtung: Richtig frieren ist nicht notwendig. Denn trotz Kälteexposition muss einem nicht wirklich kalt sein. Frieren bedeutet, dass der Organismus mit der Wärmeproduktion nicht hinterherkommt.

- Sport treiben: Auch Bewegung macht dem braunen Fett Spaß. Außerdem gibt unser Körper beim Sport, wie auch bei Kälte, eine kleine Dosis Stresshormone, vor allem Adrenalin und Noradrenalin, ab. Das ist ein weiterer Stimulus für Ihre braunen Fettzellen, aktiv zu werden. Dauerstress gilt es zu vermeiden, denn der ist in jedem Fall kontraproduktiv.

- Kaffee, grüner und schwarzer Tee mit Koffein heizen ebenfalls die Bildung von braunem Fett an. Viele gesundheitliche Effekte dieser Getränke lassen sich auch mit den koffeinfreien Varianten erzielen. Wenn es um die Fettverbrennung geht, sollte aber der Wachmacher Koffein enthalten sein.

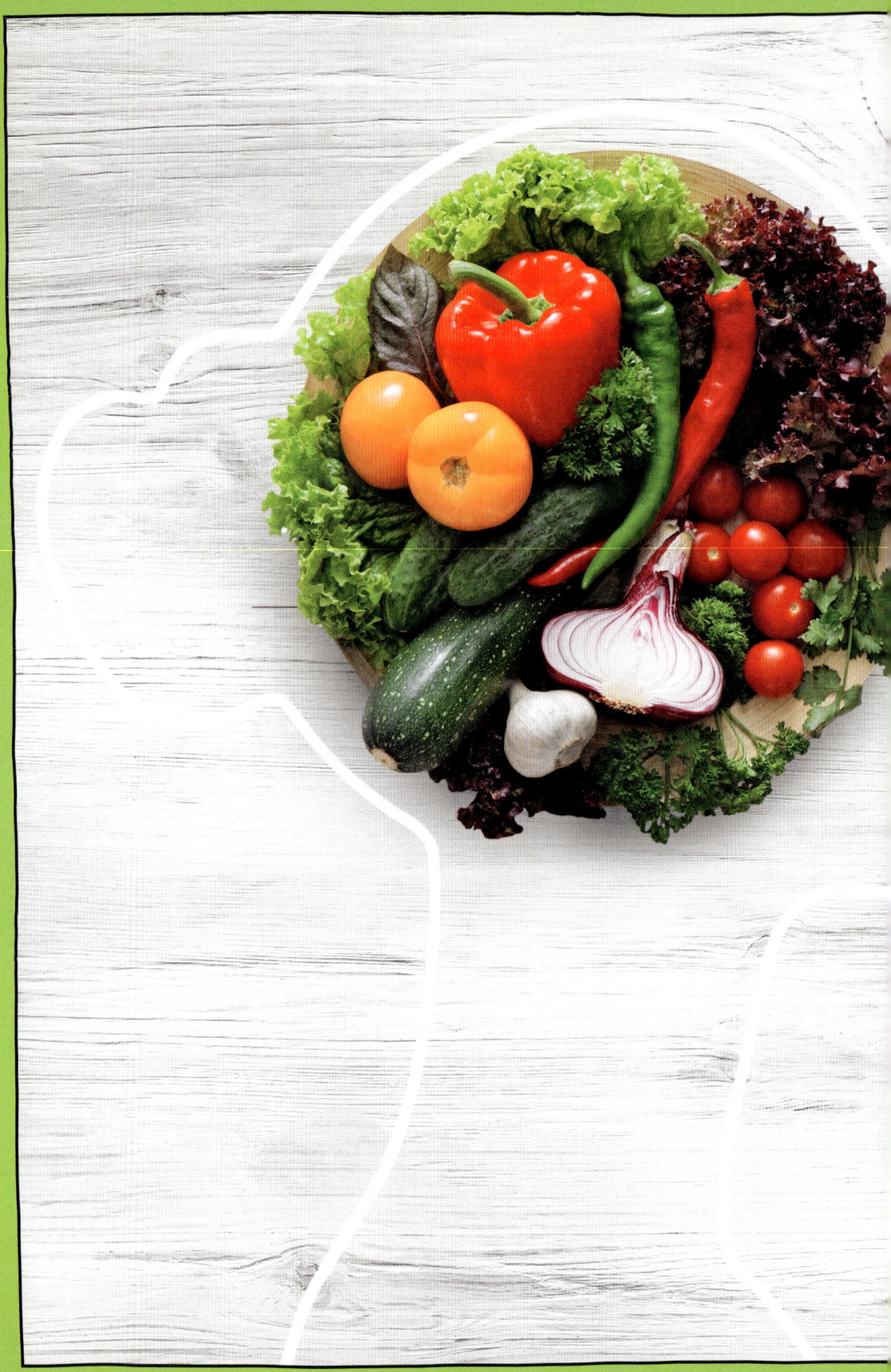

KAPITEL 5

SO FUNKTIONIERT SÄTTIGUNG

Die Steuerung von Hunger, Appetit und Sättigung ist ein hochkomplexer Vorgang, der über verschiedene Mechanismen beeinflusst wird. Wer die Zusammenhänge kennt, dem fällt es möglicherweise leichter, bestimmte Muster im Essverhalten zu identifizieren und zu verändern. Deshalb habe ich Ihnen in diesem kleinen Kapitel kurz die wichtigsten Facts zusammengestellt, wie Hunger entsteht – und was man möglicherweise dagegen tun kann.

DAS KOMPLEXE HUNGER-SÄTTIGUNGS-NETZWERK

Gesteuert wird der Wunsch nach mehr Nahrung von verschiedenen Sättigungs- und Hungerhormonen und von Nervenbotenstoffen. Aber auch emotionale und psychische Faktoren sowie die Dehnung des Magens und der Zustand des Fettgewebes spielen eine Rolle. Hunger ist im Prinzip ein Zustand, in dem unser Körper und vor allem unser Gehirn kein Signal für die Sättigung bekommt. Wenn wir etwas essen, wird eine komplexe »Sättigungskaskade« in Gang gesetzt.

IM MUND

Sobald wir den ersten Löffel oder die erste Gabel mit Essen in den Mund schieben und bevor unser Blutzuckerwert oder der Cholesterinspiegel steigt, weiß unser Gehirn schon, was los ist. Das zeigt eine sportwissenschaftliche Studie sehr eindrucksvoll. Während einer anstrengenden Ausdauereinheit sollten Sportler ihren Mund zehn Sekunden lang mit einer kohlenhydrathaltigen Lösung (6–10 Prozent Maltodextrin) ausspülen und diese dann anschließend wieder ausspucken. Unabhängig davon, ob das Getränk süß schmeckte oder nicht, waren die Athleten umgehend in der Lage, ihre Leistung um mehr als 6 Prozent zu steigern, obwohl keine Nahrung in den Körper gelangte und der Blutzuckerspiegel nicht anstieg. Kohlenhydratrezeptoren im Mund signalisieren den grauen Zellen, dass gleich neue Energie bereitstehen müsste. Dass sich dadurch das Gehirn austricksen ließ, konnten die Wissenschaftler*innen mithilfe einer MRT-Untersuchung nachweisen. Der kurze Kohlenhydratkontakt reichte dem Hirn als Signal aus, um das Belohnungssystem zu aktivieren, Bewegungszentren zu stimulieren und dadurch die Sportler zu einer Leistungssteigerung zu motivieren. Die Gruppe, die mit einer süß schmeckenden, aber kohlenhydratfreien Plazebolösung den Mund spülte, bemerkte keine Verbesserung.

IM VERDAUUNGSTRAKT

Ist der Magen leer, dann bilden spezielle Zellen (Belegzellen) das Hormon Ghrelin, das über die Blutbahn ins Appetitzentrum des Gehirns gelangt und dort Hungergefühle auslöst. Doch neben einem leeren Magen gibt es noch etwas, das den Ghrelinspiegel ansteigen lässt: kohlensäurehaltiges Mineralwasser! Ratten erhielten ein Jahr lang unterschiedliche Getränke mit und ohne Kohlensäure. Parallel dazu wurden die Spiegel des Hungerhormons Ghrelin gemessen. Die Sprudelwasser-Ratten produzierten mehr Ghrelin, bekamen dadurch großen Appetit und nahmen in dem Jahr mehr Gewicht zu als die, die Leitungswasser oder kohlensäurefreies Mineralwasser tranken. In einer parallelen Studie wurde dieses Phänomen auch bei gesunden jungen Männern untersucht. Das Ergebnis war das gleiche: Die Spiegel des Ghrelinhormons stiegen nach dem Genuss von Sprudelwasser stärker an.

Gelangt Nahrung in den Verdauungstrakt, dann werden durch die Dehnung von Magen und Darm und durch chemische Reize Prozesse in Gang gesetzt, die unseren Appetit stillen. Die eigentliche Sättigung findet aber wieder im Gehirn statt. Der Verdauungstrakt ist dabei lediglich eine Schaltstelle, die Informationen zu Menge und Art der Nahrung liefert, also zum Beispiel ob der Fettgehalt höher oder mehr Eiweiß enthalten ist.

Wird der Magen stärker gedehnt, wandern Botenstoffe wie das Glucagon-like Peptide 1 (GLP-1) zum Gehirn und stimulieren dort das Sättigungszentrum. Im Alltag bedeutet das: Ein Gericht, das wenig Volumen, aber viele Kalorien hat, sättigt nicht automatisch gut. Besser ist es, durch ein großes Glas stilles Wasser oder Tee vor dem Essen oder Gemüse als Vorspeise schon mal die GLP-1-Ausschüttung zu stimulieren. Da die Sättigungshormone erst ausgeschüttet und zu den grauen Zellen transportiert werden müssen, sollten Sie diesem Mechanismus etwas Zeit lassen und den Magen etwa 20 bis 30 Minuten vor der Mahlzeit mit kalorienarmem Volumen füllen.

Wer abnehmen möchte, isst oft besonders fettarm, da Fett bekanntlich viele Kalorien hat. Fett macht aber auch satt. Dazu mehr im Kapitel »Ausgewogene Ernährung – was ist das eigentlich?«. Wird Fett verdaut, dann schickt der Verdauungstrakt mithilfe des Botenstoffs Cholecystokinin (CCK) intensive Sättigungssignale ans Gehirn. Fetthaltige Mahlzeiten gelten zudem als »schwer verdaulich«. Das liegt daran, dass Fett die Entleerung des Mageninhalts in den Dünndarm hemmt oder zumindest verzögert. Auch das können Sie sich zunutze machen, denn dadurch ist der Magen länger voll und der Dehnungsreiz macht zusätzlich satt. Mit einem großen Schuss Oliven- oder Rapsöl über dem Salat oder einer Handvoll Mandeln oder Nüssen 30 Minuten vor der Mahlzeit können Sie sich die Wirkung von Fett zunutze machen und den Hunger austricksen.

Das Darmhormon Peptid YY (PYY) ist ebenfalls ein Sättigungshormon, das gleichzeitig die Stressresistenz erhöht und uns zufriedener macht. Die Bildung steht in enger Verbindung mit dem Zustand unseres Mikrobioms und kann durch probiotische Bakterien (Lactobacillus gasseri, Bifidobacterium breve, Bifidobacterium lactis, Lactobacillus plantarum) und präbiotische Ballaststoffe angeregt werden (siehe auch Seite 159). Auch die kurzkettigen Fettsäuren Propionat (Propionsäure) oder Butyrat (Buttersäure) sorgen für die Bildung von Peptid YY und regulieren dadurch das Sättigungsgefühl. Das funktioniert folgendermaßen: Wenn Sie viele Ballaststoffe essen, werden diese von Ihren Darmbakterien in kurzkettige Fettsäuren umgewandelt. Je mehr dieser Fettsäuren Sie im Blut haben,

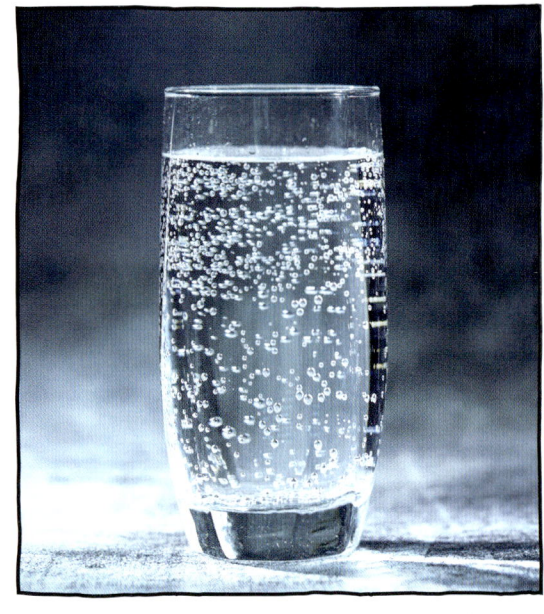

Kohlensäurehaltige Getränke – auch Wasser – lassen den Ghrelingehalt im Blut ansteigen und sorgen so für ein stärkeres Hungergefühl.

desto weniger Hungerhormon Ghrelin wird ausgeschüttet und desto mehr Sättigungshormone wie zum Beispiel Peptid YY produziert Ihr Darm. Ballaststoffe machen also doppelt satt: Zum einen führen sie zu einer »Füllung« des Magens und zum anderen sind sie die Ausgangsstoffe für Butyrat und Propionat, die Ihre Hormone auf pappsatt programmieren. Peptid YY wird, wie die anderen Sättigungshormone auch, über die Blutbahn direkt zum Gehirn befördert. Fehlt der Botenstoff, stellt sich kein Sättigungsgefühl ein.

Wurden Studienteilnehmern, die Propionat bekommen hatten, Fotos leckerer Gerichte gezeigt, reagierten sie nicht mit Appetit oder Heißhunger. Und auf den Anblick des Essens reagierten auch ihre Gehirnregionen, die Hunger signalisieren, nur schwach. Wenn unsere Darmflora gut aufgestellt ist, dann kann sie die notwendigen Botenstoffe wie Peptid YY oder auch Propionat in ausreichender Menge produzieren.

IM FETTGEWEBE

Auch das Fettgewebe – ein wichtiger Akteur, wenn es um unser Gewicht geht – redet ein Wörtchen mit, denn Sättigungssignale kommen auch aus dem Fettgewebe selbst. Fettgewebshormone wie Leptin und andere gelangen über den Blutweg zum Gehirn und signalisieren diesem, dass die Energiespeicher ausreichend gefüllt sind. Die grauen Zellen geben ein Sättigungssignal ab und unser Verlangen, noch etwas zu essen, sinkt. Doch das Fettgewebe verfolgt eigene Interessen. Sein Ziel ist es, die Fettvakuolen immer schön gefüllt zu halten und möglichst noch weiter aufzufüllen. Nehmen die Röllchen am Bauch ab, fühlt sich das Fettgewebe »bedroht« und schüttet umgehend Appetithormone aus. Wenn Sie also einen leichten Hunger spüren, wissen Sie zukünftig, dass es Ihr Fettgewebe ist, das Ihnen vorgaukeln möchte, Sie wären kurz vor dem Verhungern. Fallen Sie auf diesen Trick nicht herein, sondern lenken Sie sich ab. Gehen Sie spazieren, trinken Sie eine große Tasse Tee, treffen Sie sich mit Freunden.

IM GEHIRN

Alle Informationen aus dem Verdauungstrakt und dem Fettgewebe laufen in bestimmten Hirnarealen zusammen, wo sie verarbeitet werden. Eine zentrale Rolle spielen dabei der Hypothalamus und das Gefühlszentrum des Gehirns, das sogenannte limbische System. Emotionen, Motivation, Glücksgefühle, aber auch Appetit und Sättigung nehmen hier ihren Ausgang. Und hier docken Botenstoffe an, um uns hungrig oder satt zu machen. Appetitsteigernd wirken das Stresshormon Noradrenalin, Cortisol und Hormone mit der Bezeichnung Neuropeptid Y, Galanin und Orexin. Weniger Appetit entsteht, wenn die Spiegel des Glückshormons Serotonin, des Appetitzüglerhormons Leptin, das Cholecystokinin oder auch das GLP-1 hoch sind.

Wie eng Gefühle mit Nahrungsaufnahme verbunden sind, zeigt eine Studie des New Yorker Obesity Research Centers: Offensichtlich bekommen Übergewichtige bei negativen Emotionen mehr Hunger und essen dann mehr. Schlanken Personen vergeht hingegen der Appetit, wenn sie negativem Stress ausgesetzt sind. Ihre Kalorienaufnahme sinkt dann deutlich.

PROBLEM LEPTINRESISTENZ

Auch das Sättigungshormon Leptin sollte eigentlich eine appetitzügelnde Wirkung im Gehirn entfalten. Wenn die Fettspeicher ausreichend gefüllt sind, dann steigt der Leptinspiegel an und löst eine natürliche Essbremse aus, die unseren Appetit dämpft. Zum Gehirn kommt Leptin über den Blutweg. Dort dockt es an den Rezeptoren an und gibt somit die Information weiter, dass wir total satt sind und kein zusätzliches Fett eingelagert werden muss. Doch dieser Mechanismus versagt bei vielen Übergewichtigen. Obwohl die Fetttanks sogar übermäßig gefüllt sind und große Leptinmengen im Blut kreisen, kann das Hormon kein Sättigungssignal im Gehirn mehr auslösen. Experten sprechen von Leptinresistenz. Große Leptinmengen verursachen deshalb nicht automatisch ein starkes Sättigungsgefühl und zusätzliche Leptingaben würden uns in diesem Fall nicht schlanker machen. Ganz im Gegenteil: Bei Leptinresistenz weisen stark Übergewichtige sogar oft höhere Leptinspiegel auf als sehr Schlanke. Wie kann das sein? Bei Leptinresistenz erkennt das Gehirn die Hormonsignale nicht mehr. Im Blut findet man dann zwar hohe Leptinspiegel, die aber ihre Wirkung nicht am Sättigungszentrum im Gehirn entfalten können. Das Fatale: Besteht erst mal eine Leptinresistenz, wird dem Gehirn fälschlicherweise Hunger signalisiert. Wir haben ständig Appetit und der Körper beginnt gleichzeitig, Energie zu sparen und den Stoffwechsel herunterzufahren. Das führt dazu, dass wir mehr essen, aber weniger Kalorien verbrennen.

LÄSST SICH DIE LEPTINRESISTENZ DURCHBRECHEN?

Wenn Sie abnehmen möchten, ist es deshalb wichtig, eine eventuelle Leptinresistenz zu durchbrechen, damit Sie wieder das Gefühl der Sättigung empfinden können. Spanische Wissenschaftler*innen fanden heraus, dass Pflanzenstoffe (Polyphenole, Anthocyane), die man vor allem in dunklem und lila-blauem Obst und Gemüsesorten wie Heidelbeere, Açaí-Beere, Aronia, Kirschen, Rotwein, blauen Trauben oder Rotkohl findet, die Leptinempfindlichkeit modulieren können. Sie sollten deshalb in keiner Diät fehlen. Zudem sind diese Pflanzenstoffe in der Lage, den oxidativen Stress zu lindern und Entzündungen zu reduzieren. Wenn Sie auf Polyphenole und Anthocyane setzen, schlagen Sie demnach gleich drei Fliegen mit einer Klappe.

Ebenso scheint das Spurenelement Selen die Leptinempfindlichkeit zu erhöhen. Eine Überdosierung mit Zink kann sich jedoch negativ auf die Leptinresistenz auswirken und diese noch weiter verstärken. Lassen Sie deshalb die Spiegel von Zink und Selen, möglichst aber auch von Kupfer, Eisen und Magnesium überprüfen. Die Werte sollten im mittleren Normbereich liegen, also weder zu hoch noch zu niedrig sind. Auch bestimmte probiotische Bakterien regulieren den Leptinspiegel. Studien konnten das unter anderem für das Bakterium Bifodobacterium longum nachweisen.

HORMONE UND BOTENSTOFFE

Hormone/ Botenstoffe	Effekte	So können Sie die Produktion in Ihrem Sinne regulieren
Glucagon-like Peptide 1	Sättigung	Füllen Sie Ihren Magen mit kalorienarmem, aber voluminösem Essen und Getränken: Wasser oder Tee vor dem Essen, Gemüse, Salat, ballaststoffreiche Vollkornprodukte oder ein Ballaststoffpulver als Nahrungsergänzungsmittel.
Cholecystokinin	Sättigung	Eine fettreiche Mahlzeit sorgt für die Cholecystokinin-Ausschüttung. Greifen Sie zu gesunden Fetten wie Pflanzenölen (Raps-, Oliven-, Hanf- oder Walnussöl), fettem Fisch (Lachs, Makrele, Hering, Thunfisch), Nüssen – am besten eine kleine Portion Nüsse oder Mandeln schon 30 Minuten vor dem Essen verzehren.
Peptid YY	Sättigung	Peptid YY wird vermehrt gebildet, wenn wir präbiotische Ballaststoffe zu uns nehmen und bestimmte Bakterien wie Lactobacillus gasseri, Bifidobacterium breve, Bifidobacterium lactis oder Lactobacillus plantarum diese verwerten. Auch die kurzkettige Fettsäure Propionat (Propionsäure) regt die Peptid-YY-Bildung an und fördert dadurch die Sättigung.
Leptin	Sättigung	Problematisch ist eine Leptinresistenz. Studien zeigen, dass die Leptinresistenz teilweise rückgängig gemacht werden kann durch bestimmte Nahrungsergänzungsmittel, die Polyphenole aus dunklen Früchten, Selen oder probiotische Bakterien wie Bifidobacterium longum enthalten.
Ghrelin	Appetit	Ghrelin ist ein Hormon, das Appetit verursacht. Es steigt an, wenn wir hungrig sind und unser Magen leer ist oder wenn wir zu wenig schlafen. Auch kohlensäurehaltiges Mineralwasser lässt den Ghrelinspiegel steigen.

Hormone/ Botenstoffe	Effekte	So können Sie die Produktion in Ihrem Sinne regulieren
Insulin	Fettspeicherung, verhindert Abbau von Fettgewebe	Low Carb lässt den Blutzucker- und Insulinspiegel weniger stark ansteigen. Wichtig: Zwischen den Mahlzeiten ausreichend Pausen (mindestens 4 bis 5 Stunden). Längere Fastenphasen einplanen oder Intervallfasten.
Wachstumshormone	Muskelaufbau, Fettabbau	Intervallfasten mit einer langen Nüchternphase über Nacht führt zu höheren Wachstumshormonspiegeln. Zusätzlich kann ein proteinreiches und kohlenhydratarmes frühes Abendessen so gegen 16 Uhr die Bildung von Wachstumshormonen unterstützen. Auch Präparate mit den Aminosäuren Arginin, Ornithin und Lysin fördern die Wachstumshormonbildung und -ausschüttung.
Propionat	Sättigung	Propionat ist zwar kein Hormon, sondern eine kurzkettige Fettsäure, die von den Darmbakterien gebildet wird, aber auch Propionat hat einen Einfluss auf unsere Sättigung. Der Ausgangsstoff für Propionat sind Ballaststoffe, die von der Darmflora verarbeitet werden. Eine ballaststoffreiche Ernährung lässt die Propionatspiegel ansteigen. Wenn die Darmbakterien zu wenig Propionat produzieren, dann kann man diese Fettsäure vorübergehend auch als Nahrungsergänzungsmittel (Natriumpropionat oder Calciumpropionat) einnehmen. Die Dosierung liegt bei 500 Milligramm bis 1 Gramm täglich. Achtung: Bei Diabetes sollte kein hoch dosiertes Propionat eingenommen werden, da es zu einer leichten Erhöhung des Blutzuckerspiegels führen kann.

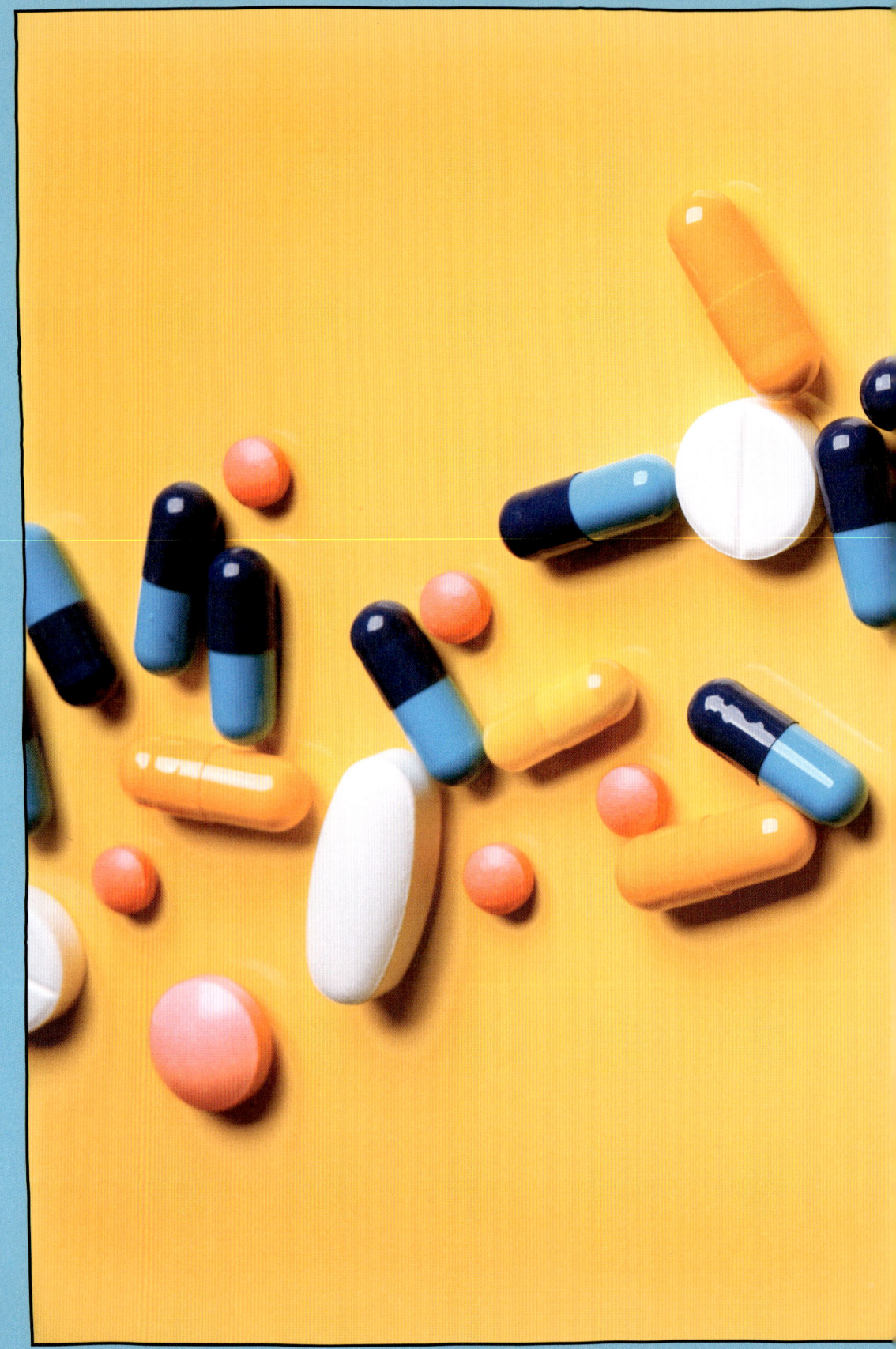

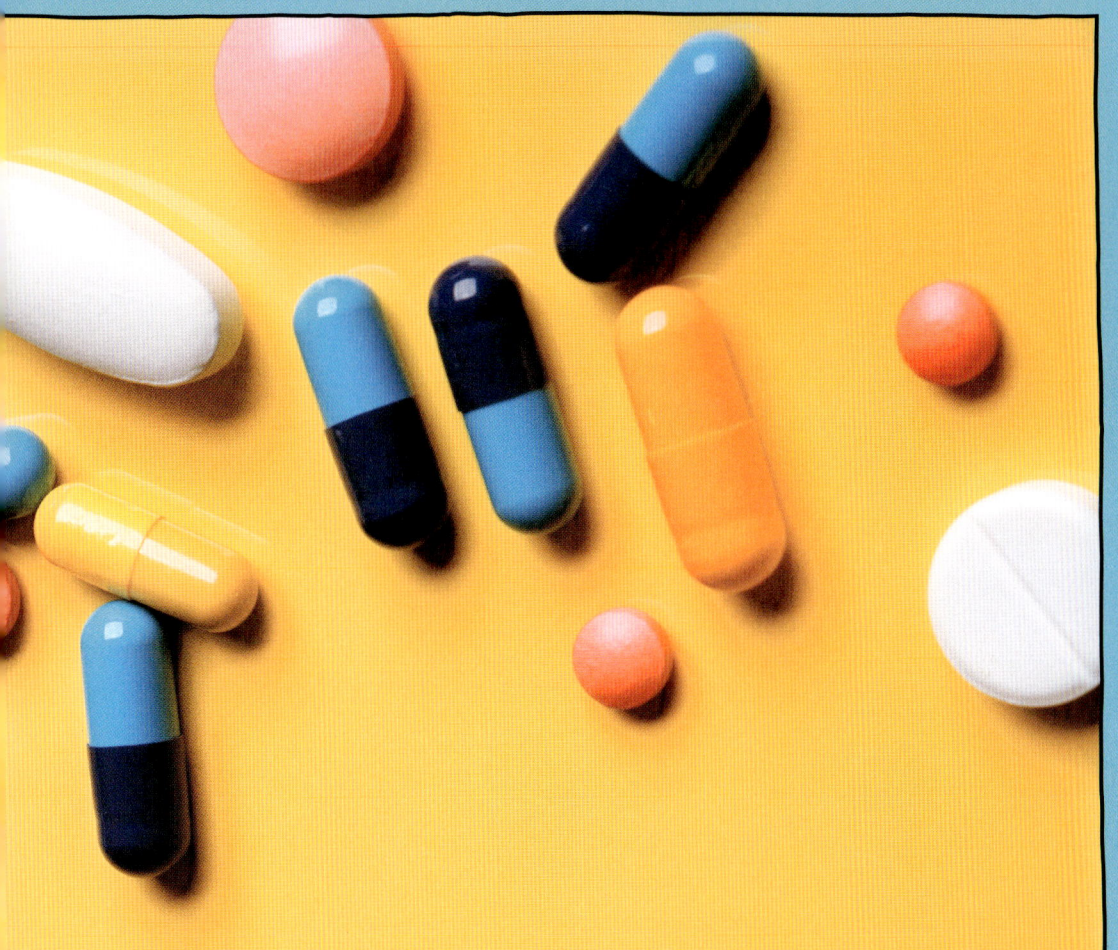

KAPITEL 6

VERSTECKTE DICKMACHER

Nicht nur Art und Menge von Nahrungsmitteln oder Bewegungsmangel sind dafür verantwortlich, dass sich überflüssige Pfunde ansammeln. Aber wer rechnet schon damit, dass Medikamente oder Kunststoffflaschen regelrechte Dickmacher sein können – oder sogar Süßstoffe, die wir doch nehmen, um möglichst viele Kalorien einzusparen?

HEIMTÜCKISCHE ZUSATZSTOFFE

Wenn von versteckten Dickmachern die Rede ist, geht es meist vor allem um kalorienreiche Lebensmittel wie zum Beispiel Ketchup, in dem sich unerwarteterweise rund acht Stück Würfelzucker, also fast 25 Gramm Zucker, in 100 Gramm Würzsoße verbergen. Oder um Schokolade, die zu einem Drittel aus Fett besteht, was man auch nicht auf den ersten Blick sieht. In diesem Kapitel aber möchte ich den Blick schärfen für andere unsichtbare Dickmacher, mit denen wir es tagtäglich zu tun haben, die sogenannten Obesogene. Dieser Fachbegriff – abgeleitet von der englischen Bezeichnung für Fettleibigkeit »Obesity«– bedeutet ganz einfach »Dickmacher«.

Obesogene können Chemikalien, Medikamente oder Nahrungsmittelzusatzstoffe sein. Diese Dickmacher geraten immer stärker in den Fokus der Wissenschaft, denn sie fördern Übergewicht, erschweren das Abnehmen und haben noch weitere schädliche Effekte auf unseren Stoffwechsel. Inzwischen gilt es als sicher, dass künstlich hergestellte Mikropartikel wie Plastikweichmacher, Pflanzenschutzmittel oder Lichtschutzfilter die Gewichtsentwicklung von Kindern und Erwachsenen auf unterschiedliche Weise beeinflussen. Sie können den Appetit steigern, die Fetteinlagerung in die Fettzellen stimulieren oder unsere Fähigkeit, Fett in Energie umzuwandeln, blockieren. Sie fördern die Vermehrung »dick machender« Darmbakterien oder haben hormonähnliche Effekte.

Diesen chemischen Verbindungen aus dem Weg zu gehen, ist gar nicht so einfach, denn sie stecken in Plastikflaschen, Küchengeräten, Verpackungsmaterialien, in Bodylotion, Sonnencreme, Shampoos oder im Nagellack – also in zahlreichen Alltagsgegenständen. Sogar im Trinkwasser und in der Luft lassen sie sich nachweisen.

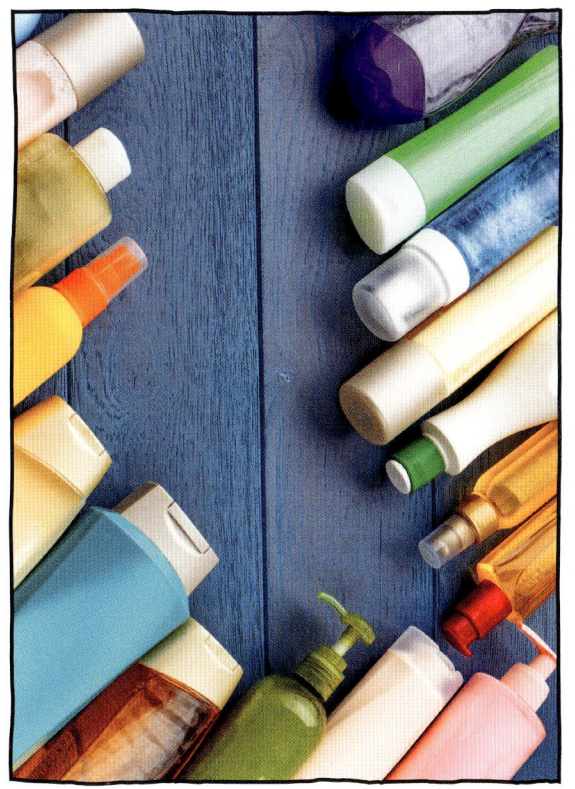

Viele Plastikbehälter enthalten versteckte Dickmacher.

Auch Antibiotika gelten inzwischen als »obesogen«, sowohl die als Medikament eingenommenen als auch Antibiotikaspuren, die als Rückstände im Fleisch zu finden sind. Und auch hier ist die Beweislast erdrückend: Dutzende von Studien belegen ungünstige Effekte auf die Gewichtsentwicklung. Daneben nehmen viele Menschen mit Gewichtsproblemen auch regelmäßig Medikamente ein, die ihren Appetit steigern oder die Einlagerung von Fettgewebe anregen. Nicht immer lassen sich diese Arzneimittel jedoch einfach ersetzen oder absetzen. Das sollte nie ohne ärztliche Rücksprache erfolgen. In vielen Fällen gibt es aber Alternativen. In diesem Kapitel möchte ich Ihnen den Blick für die Dickmacher in Ihrer Umwelt schärfen. Je mehr Sie davon beseitigen, desto einfacher wird Ihnen anschließend die Gewichtsreduktion fallen.

ANTIBIOTIKA-ADIPOSITAS

Antibiotika, die dick machen? Gar nicht so weit hergeholt. Inzwischen diskutieren immer mehr Experten, ob nicht die zu häufige Einnahme von Antibiotika in den westlichen Ländern ein Grund für die enorme Zunahme von Gewichtsproblemen sein könnte. Antibiotika sind im Prinzip ein Segen der Medizin, aber sie kommen längst nicht mehr nur bei lebensbedrohlichen Erkrankungen zum Einsatz, sondern werden unbedacht und viel zu großzügig auch bei banalen Krankheiten wie einfachen Erkältungen eingenommen. Ein amerikanisches Kind hat bis zum 18. Lebensjahr 10- bis 20-mal eine Antibiotikakur erhalten und bei uns sieht es nicht viel anders aus. In Deutschlands Arztpraxen werden jährlich etwa 40 Millionen Antibiotikapackungen verordnet. Und damit liegt Deutschland im EU-Vergleich noch im unteren Drittel. Spitzenreiter Griechenland schafft es mit doppelt so vielen Verschreibungen auf einen unrühmlichen Platz 1. Schätzungen zufolge ist jede dritte Antibiotikagabe überflüssig und zu Recht diskutieren wir derzeit die Gefahr einer Resistenzentwicklung gegen diese Arzneimittel. Viel weniger Beachtung in der Öffentlichkeit finden aber andere Aspekte des Antibiotikakonsums, die zum großen Teil wahrscheinlich über die Darmflora wirken. Diese Medikamente greifen bekanntlich stark und nachhaltig in das Bakteriengleichgewicht des Verdauungstrakts ein. Sie unterscheiden in der Regel nicht zwischen Freund und Feind und töten deshalb Krankheitserreger ebenso wie nützliche Keime – und das bleibt nicht ohne Folgen für die Gesundheit.

ANTIBIOTIKA IN DER NUTZTIERMAST

In europäischen Ställen nutzt man Antibiotika nicht nur, um Infektionen vom Tierbestand fernzuhalten. Landwirten ist schon länger bekannt, dass Antibiotika dick machen. Seit den 1950er-Jahren wurden niedrig dosierte Antibiotika deshalb in der Landwirtschaft auch eingesetzt, um Nutztiere schneller zu mästen. Wissenschaftler*innen entdeckten damals, dass niedrig dosierte Antibiotika die »Fütterungseffizienz« erhöhten. Das bedeutet: Mit Medikamentengabe nahmen die Tiere pro Pfund Futter mehr Gewicht zu: Antibiotika machten sie zu guten »Futterverwertern«. Warum das allerdings funktioniert, war damals noch weitgehend unklar. Inzwischen weiß man, dass die durch Antibiotika verursachte Störung der Darmflora zu einer besseren Nahrungsverwertung führt und eine schnellere und stärkere Gewichtszunahme ermöglicht. Hühner, Puten und Schweine wurden durch Antibiotika schneller schlachtreif, und das sparte dem Landwirt Zeit und Geld.

WIE KANN ICH DIE ANTIBIOTIKAZUFUHR REDUZIEREN?

- Bevorzugen Sie Bioprodukte, vor allem bei Fleisch und Wurst, aber auch bei Milchprodukten und Eiern. Selbst kleine Antibiotikaspuren, die in konventionellem Fleisch toleriert werden, können wahrscheinlich Auswirkungen auf die Darmflora haben und zu einer kontinuierlichen Gewichtszunahme führen.

- Antibiotika nur dann einnehmen, wenn es ärztlich dringend angeraten ist. Nicht jedem Kratzen im Hals, nicht jeder Erkältung muss man gleich mit schwerem Geschütz begegnen. Wichtig ist, dass Sie Ihren Abwehrkräften die Chance geben, mit den Krankheitserregern fertigzuwerden. ABER: Wenn eine Antibiotikatherapie ärztlich für notwendig erachtet wird, sollten Sie das Medikament auch nehmen, und zwar ausreichend lange und in der empfohlenen Dosierung.

- Päppeln Sie nach einer notwendigen Antibiotikatherapie Ihre Darmbakterien ganz besonders gut auf. Verzehren Sie vor allem solche Nahrungsmittel, die das Wachstum der guten Bakterien fördern. Welche das sind, erkläre ich Ihnen im Kapitel »Die Darmflora – wichtiger Verbündeter auf dem Weg zur Traumfigur«.

- Eventuell ist es auch sinnvoll, die Gruppe der guten Darmbakterien durch ein probiotisches oder synbiotisches Präparat, also ein Medikament, das lebende Darmbakterien und möglichst auch viele präbiotische Ballaststoffe enthält, zu stärken. Für jede Woche Antibiotikaeinnahme sollten Sie mindestens einen Monat lang die Darmflora aufbauen.

Inzwischen dürfen Antibiotika in der landwirtschaftlichen Tierhaltung nicht mehr vorbeugend eingesetzt werden, sondern nur zur Behandlung von Erkrankungen. Doch eine Studie zu Mastbetrieben aus dem Jahre 2011 zeigt, dass in Niedersachsen 77 Prozent der Mastschweinebetriebe, alle Kälbermäster und 92 Prozent der Putenaufzuchtbetriebe regelmäßig Antibiotika einsetzen. Laut Verbraucherzentrale ist zwar der Verbrauch von Antibiotika in der Tiermast von 1706 Tonnen im Jahr 2011 auf 670 Tonnen im Jahr 2019 gesunken, doch das ist immer noch eine immense Zahl. Zum Vergleich: In der Humanmedizin werden jährlich zwischen 700 und 800 Tonnen Antibiotika bundesweit über öffentliche Apotheken und Kliniken abgegeben.

Dass selbst geringe Dosen Antibiotika, die als Spuren in Fleisch, Wurst und Milch zu finden sind, deutliche Effekte haben können, wiesen US-Wissenschaftler*innen der Universität New York nach. Sie verabreichten Mäusebabys direkt nach der Entwöhnung verschiedene gängige Antibiotika. Dabei waren die Wirkstoffe nur niedrig dosiert, viel geringer, als sie zur Behandlung von Infektionen nötig wären. Im Vergleich zu Mäusekindern, die keine Antibiotika erhielten, legten die Antibiotikamäuse recht schnell an Gewicht zu und der Körperfettanteil stieg viel schneller an. Nach einem halben Jahr ließen sich deutliche Unterschiede feststellen, und diese beschränkten sich nicht auf Gewicht und Körperfett, sondern auch auf die Zusammensetzung der Darmbakterien. Darmflora und Stoffwechsel hatten sich bei den mit Antibiotika behandelten Mäusen so verändert, dass sie mehr Kalorien aus den Mahlzeiten gewinnen konnten. Auch wenn die Mäusemütter kurz vor der Geburt Antibiotika erhielten, wurde deren Nachwuchs im Erwachsenenalter häufig übergewichtig.

FRÜHE ANTIBIOTIKAGABE – HOHES ÜBERGEWICHTSRISIKO

Diese Zusammenhänge sind nicht nur im Tierversuch feststellbar. So scheinen die Effekte einer Antibiotikatherapie im frühen Kindesalter die Ergebnisse der Mäusestudien zu bestätigen. Kinder, die in den ersten sechs Lebensmonaten ein Antibiotikum erhielten, waren mit drei Jahren häufiger übergewichtig als Gleichaltrige ohne frühe Medikamentengabe. Auch Schulkinder hatten häufiger mit Gewichtsproblemen zu kämpfen, wenn sie sehr früh diese Medikamente erhielten. Offensichtlich werden durch die Antibiotikagabe im zarten Alter wichtige Weichen fürs spätere Leben gestellt, die Übergewicht begünstigen. Das erklärt möglicherweise auch, weshalb in Griechenland mit den häufigsten Antibiotikaeinnahmen in Europa auch die »dicksten Kinder Europas« leben. Fast 40 Prozent der griechischen Kinder zwischen 7 und 13 Jahren gelten inzwischen als übergewichtig oder adipös. In Deutschland betrifft das inzwischen auch schon jedes fünfte Kind in dieser Altersgruppe (19,2 Prozent).

Studien belegen, dass sogar das Mikrobiom der Babys nach der Geburt verändert sein kann, wenn deren Mütter während der Schwangerschaft Antibiotika einnehmen mussten. Das fand man bei der Untersuchung von mehr als 400 Mutter-Kind-Paaren heraus, die während der Schwangerschaft, im Säuglingsalter und bis zum Kindesalter von sieben Jahren regelmäßig untersucht wurden. Insgesamt 70 Mütter (16 Prozent) mussten im zweiten oder dritten Schwangerschaftstrimenon Antibiotika nehmen. Kinder, die während dieser Phase den Antibiotika ausgesetzt waren, hatten ein um 84 Prozent höheres Risiko, übergewichtig zu werden, verglichen mit den Kindern, deren Mütter keine Antibiotika erhalten hatten.

VERHÄNGNISVOLLER KAHLSCHLAG DER DARMFLORA

Aber das Problem beschränkt sich nicht auf das Kindesalter, auch bei Erwachsenen zeigen Antibiotikagaben: Je breiter die Lücke ist, die ein Medikament in den schützenden Bakterienrasen schlägt, desto krasser sind die Auswirkungen auf Gewicht und andere Parameter des metabolischen Syndroms. In einer Studie wurden 48 Patienten, die sich aufgrund einer Infektion der Herzinnenhaut (Endokarditis) einer mehrwöchigen Antibiotikatherapie unterziehen mussten, mit 48 Personen verglichen, bei denen sich der Verdacht auf diese Erkrankung nicht bestätigte und die deshalb antibiotikafrei blieben. Nach einem Jahr war der Body-Mass-Index (BMI) in der antibiotikafreien Gruppe bei lediglich einer Person um mehr als 10 Prozent angestiegen. In der behandelten Gruppe ärgerten sich jedoch 17 Personen, also jeder Dritte, über mehr Pfunde auf den Hüften. Noch deutlicher wurden die Unterschiede, wenn man sich die einzelnen Antibiotika anschaute. Antibiotika mit Wirkstoffen wie Vancomycin und Gentamicin schädigen das Mikrobiom viel stärker als zum Beispiel Amoxicillin. Erhielten die Proband*innen die stärker wirksamen Medikamente, dann ließ sich eine deutliche Gewichtszunahme sogar bei mehr als 60 Prozent nachweisen, bei weniger breit wirksamen Arzneimitteln betraf sie nur etwa 20 Prozent.

Das sind nur ein paar Studien von vielen, die inzwischen sehr gut belegen, dass Antibiotika die Gewichtsschraube nach oben zu drehen vermögen. Dabei gilt es besonders zu beachten: Der Abstand zwischen Antibiotikaeinnahme und einer allmählichen Gewichtszunahme kann einige Monate betragen. Die wenigsten bringen dann die zusätzlichen Pfunde in Verbindung mit der vielleicht schon länger zurückliegenden Medikamenteneinnahme. Wichtig ist deshalb, diese Möglichkeit in Betracht zu ziehen und dann zur weiteren Abklärung eine Mikrobiomanalyse durchführen zu lassen. Mehr Infos zu den Zusammenhängen zwischen Darmflora und Adipositas finden Sie im Kapitel »Die Darmflora – wichtiger Verbündeter auf dem Weg zur Traumfigur«.

NEBENWIRKUNG ÜBERGEWICHT

Nicht immer ist es die Praline am Nachmittag, die die Zahl auf der Waage nach oben treibt – manchmal ist es auch die Tablette am Morgen. Und nicht nur Antibiotika zählen zu den heimlichen Dickmachern, dafür können auch andere Medikamente verantwortlich sein. Diese Medikamente verringern nicht Ihre Willenskraft, eine Diät durchzuhalten, tatsächlich aber führen einige häufig verordnete Arzneimittel nachweislich zu einer Gewichtszunahme, weil sie den Appetit anregen, den Stoffwechsel drosseln oder Wassereinlagerungen fördern. Auch Eingriffe in unser Hormonsystem können Übergewicht fördern, denn an der Regulation des Körpergewichts sind verschiedene Hormone und Nervenbotenstoffe beteiligt. Das Glückshormon Serotonin, das Belohnungshormon Dopamin und der allergieauslösende Botenstoff Histamin reduzieren die Nahrungsaufnahme. Botenstoffe wie Gammaaminobuttersäure (GABA), das Stresshormon Cortisol oder das Neuropeptid Orexin führen hingegen zu mehr Appetit. Das Stresshormon Noradrenalin kann beides: Je nachdem, an welche Rezeptoren Noradrenalin andockt, verstärkt es den Appetit oder schwächt ihn ab. Bestimmte Medikamente führen zu einer Gewichtszunahme, weil sie die Balance dieser Botenstoffe durcheinanderbringen oder in den Stoffwechsel eingreifen. Wie kanadische Forscher*innen im Fachblatt »Diabetes, Metabolic Syndrome and Obesity« schreiben, betrifft das vor allem bestimmte Diabetesmittel, Psychopharmaka, Kortisonpräparate und Betablocker. Auch Medikamente zur Behandlung von Epilepsien, Mittel gegen Allergien oder Migräne und Hormone sowie Substanzen, die die Wirkung von Hormonen blockieren (Antihormone), sind manchmal für zusätzliche Speckröllchen verantwortlich.

In der Tabelle finden Sie eine Auswahl an Medikamenten, die zu einer Gewichtszunahme führen können. Schauen Sie am besten auch mal auf den Beipackzettel Ihrer Arzneimittel. Wichtig: Auch wenn Sie entdecken, dass das eine Ursache Ihres Übergewichts sein könnte: Bleiben Sie besonnen! Niemand nimmt freiwillig Medikamente ein, schon gar nicht solche, die das Gewicht nach oben treiben. Dennoch möchte ich an dieser Stelle noch einmal davor warnen, Arzneimittel vorschnell und eigenständig abzusetzen. Wenn Sie Ihre Medikamente hier in der Liste oder entsprechende Hinweise im Beipackzettel finden, sollten Sie zunächst ärztliche Rücksprache halten und sich nach Alternativen erkundigen, die weniger Einfluss auf die Pfunde haben. Auch durch eine Ernährungsumstellung und mehr Bewegung lassen sich die negativen Effekte mancher Medikamente auf das Gewicht abmildern.

ARZNEIMITTEL UND IHRE WIRKUNG AUF DAS GEWICHT

Arzneistoff/ Arzneigruppe	Einsatzgebiet	Wirkung auf das Gewicht
Antibiotika	Behandlung bakterieller Infektionen	Veränderung der Darmflora, die in der Folgezeit mehr Kalorien aus der Nahrung zieht. Gewichtszunahme erfolgt langsam und beginnt meistens erst Monate nach der Antibiotikaeinnahme. Die Gewichtszunahme ist umso stärker, je breiter wirksam ein Antibiotikum ist, also je mehr Bakterien es abtöten kann.
Antidepressiva wie Amitriptylin, Trimipramin, Mirtazapin	Behandlung von Depressionen	Einige Antidepressiva bewirken eine Appetitsteigerung und reduzieren die körperliche Aktivität, wodurch der Kalorienverbrauch sinkt. Das trifft vor allem auf die sedierenden, also beruhigenden Präparate zu.
Antihistaminika	Allergien, Urtikaria, manche Arten von Juckreiz	Appetitsteigerung
Betablocker	Blutdrucksenkung, Herzrhythmusstörungen	Senken den Grundumsatz (Kalorienverbrauch) durch eine Hemmung der Wärmebildung des Körpers.
Carbamazepin, Valproinsäure	Behandlung von Epilepsien, Nervenschmerzen	Wassereinlagerung, Appetitsteigerung
Hormone (Östrogene, Progesteron)	Hormonersatztherapie in den Wechseljahren, Verhütungsmittel (»Pille«)	Östrogene und Progesteron führen in höheren Dosen zu einer Gewichtszunahme durch Steigerung des Appetits und einer vermehrten Wassereinlagerung.

Lässt sich die Wirkung auf das Gewicht abmildern?

Antibiotika sollten nicht vorschnell eingenommen werden. Den Arzt oder die Ärztin fragen, ob es Alternativen gibt oder man noch ein, zwei Tage warten und den Krankheitsverlauf beobachten kann.

Nach jeder Antibiotikaeinnahme sollte die Darmflora für vier bis acht Wochen mit präbiotischen Ballaststoffen, probiotischen Bakterien und einer darmfreundlichen Ernährung gestärkt werden. ACHTUNG: In dem Präparat sollten die Bakterienstämme Lactobacillus acidophilus und Lactobacillus reuteri nicht enthalten sein. Diese können eine Gewichtszunahme fördern.

Imipramin ist ein nichtsedierendes Antidepressivum und in Bezug auf das Gewicht eher neutral. Medikamente aus einer anderen Gruppe der Antidepressiva (Serotonin-Wiederaufnahmehemmer) führen (bis auf Paroxetin, Citalopram) zu keiner Gewichtszunahme (Agomelatin, Sertralin und Fluoxetin). Manche fördern laut Studien sogar eher eine Gewichtsreduktion (Fluoxetin). Eine Umstellung muss auf jeden Fall ärztlich abgesegnet werden.

Antihistaminika sind bei akuten Allergiebeschwerden oft unerlässlich.

Langfristig sollte eine Reduktion allergischer Beschwerden durch eine Hyposensibilisierung angestrebt werden. Wo immer möglich, sollten verstärkt lokal wirksame Präparate wie Augentropfen, Nasenspray oder Dosieraerosole eingesetzt werden, um den Bedarf an Antihistaminika zu senken.

Nach ärztlicher Rücksprache eventuell Umsetzung auf ein anderes Präparat. Andere Blutdrucksenker haben weniger oder keine Auswirkungen auf das Gewicht.

Nach ärztlicher Rücksprache eventuell Umsetzung auf ein anderes Präparat. Laut Studien beeinflussen die Wirkstoffe Gabapentin, Vigabatrin, Lamotrigin und Topiramat das Gewicht nicht oder nur wenig.

Nach ärztlicher Rücksprache eventuell Umstieg auf niedriger dosierte Verhütungsmittel oder Hormonersatztherapie. Anwendung anderer Verhütungsmethoden.

Arzneistoff/ Arzneigruppe	Einsatzgebiet	Wirkung auf das Gewicht
Insulin	Senkung eines erhöhten Blutzuckerspiegels bei Zuckerkrankheit (Diabetes Typ 1 und 2)	Insulin bewirkt über verschiedene Mechanismen eine Gewichtszunahme. Insulin hemmt den Fettabbau (Lipolyse) und fördert die Bildung von Fettgewebe (Lipogenese). Das Hormon verringert den Kalorienbedarf (Grundumsatz) und fördert Wassereinlagerungen.
Kortison-präparate	Behandlung von Entzündungen, Allergien, Autoimmunerkrankungen	Kortisonpräparate führen bei vielen Patienten zu einer Gewichtszunahme. Diese ist umso stärker, je höher Kortisonpräparate dosiert werden müssen. Kortison verringert den Kalorienbedarf (Grundumsatz), greift in den Fettstoffwechsel ein und fördert Wassereinlagerungen. Außerdem steigert Kortison den Appetit teilweise deutlich.
Migränemittel Pizotifen, Flunarizin Paroxetin	Behandlung oder Vorbeugung von Migräneanfällen, Medikamente werden auch gezielt bei Appetitmangel oder abgemagerten Patienten eingesetzt	Appetitsteigerung
Tamoxifen	Behandlung einer hormonrezeptorpositiven Brustkrebserkrankung	Wassereinlagerung, Appetitsteigerung

Lässt sich die Wirkung auf das Gewicht abmildern?

Durch Ernährungsumstellungen (weniger Kohlenhydrate, mehr Gemüse, mehr Eiweiß), Gewichtsreduktion und mehr Bewegung lässt sich Insulin oft einsparen. Andere Antidiabetesmedikamente, etwa Sulfonylharnstoffe wie Glibenclamid oder Tolbutamid, haben weniger Auswirkungen auf das Gewicht.

Diabetiker, die mit einem Sulfonylharnstoff behandelt werden, nehmen selten mehr als 2 Kilo zu. Wird Insulin gespritzt, sind es oft 4 oder mehr Kilo.

Wirkstoffe aus der Gruppe der Glitazone erhöhen die Empfindlichkeit des Gewebes auf Insulin und führen ebenfalls zu einer Insulineinsparung. Diese konnten in Studien, vor allem in Kombination mit Sulfonylharnstoff, sogar eine Gewichtsreduktion fördern.

Kurzfristige, hoch dosierte Kortisongaben haben in der Regel weniger Nebenwirkungen als langfristige, mittelhoch dosierte Einnahmen. Je nach Grunderkrankung gibt es inzwischen kortisonfreie Alternativen (z. B. aus der Gruppe der Biologika) zur Entzündungshemmung. Dazu sollten Sie sich ärztlich beraten lassen. Die Kortisondosis sollte immer wieder überprüft und auf die niedrigste wirksame Dosierung eingestellt werden.

Wenn eine Kortisoneinnahme notwendig ist, möglichst salzarm essen, denn Kortison fördert die Wassereinlagerung. Außerdem Zucker und auch Fruchtzucker (Obst, Fruchtsäfte) reduzieren, da Kortison in den Zuckerstoffwechsel eingreift.

Der Effekt von Escitalopram auf eine Gewichtszunahme soll geringer sein.

Hier gibt es meistens wenige Alternativen. Manchmal ist eine zeitweilige Umsetzung auf ein anderes Präparat möglich. Bitte unbedingt ärztlich absprechen. Aromatasehemmer haben offensichtlich geringere Auswirkungen auf das Gewicht, aber können andere Nebenwirkungen haben, etwa auf die Knochendichte.

Bitte alle Maßnahmen ärztlich absprechen.

WEICHMACHER UND ANDERE DICKMACHER

Ohne Weichmacher würde es viele Kunststoffprodukte nicht geben. Erst durch die Zugabe dieser Chemikalien wird der spröde und harte Kunststoff PVC elastisch und biegsam und lässt sich in Form bringen. Besonders häufig werden Weichmacher aus der Gruppe der Phtalate eingesetzt. Rund eine Million Tonnen Phtalate werden in Westeuropa jährlich produziert, das meiste davon geht in die Produktion weicher und elastischer Kunststoffe, die für die Herstellung von Folien, Tapeten, Fußbodenbelägen oder Sportartikeln verwendet werden. Doch diese Chemikalien, die unser Leben durch Kunststoffe so viel einfacher machen, haben auch Schattenseiten.

Phtalate stehen schon länger in Verdacht, das Risiko für Übergewicht, Zuckerkrankheit und Allergien zu erhöhen. Bislang war aber wenig bekannt, über welchen Mechanismus die Weichmacher Einfluss auf Fettspeicherung und Stoffwechsel nehmen. »In epidemiologischen Studien wurden bereits ernst zu nehmende Zusammenhänge zwischen erhöhten Phthalatkonzentrationen im menschlichen Körper und der Entwicklung von Übergewicht nachgewiesen«, sagt Prof. Martin von Bergen, Leiter des Departments Molekulare Systembiologie am Helmholtz-Zentrum für Umweltforschung (UFZ). Die Forscher des Helmholtz-Zentrums untersuchten die Zusammenhänge in einer Tierstudie. Sie verabreichten Mäusen mit dem Trinkwasser täglich eine Dosis Weichmacher (pro Tag 0,05 Milligramm pro Kilogramm Körpergewicht). Das entspricht – hochgerechnet auf das Gewicht – in etwa der Menge, der auch wir Menschen im Alltag ausgesetzt sind. Nach zehn Wochen analysierten die Wissenschaftler*innen die Gewichtszunahme sowie verschiedene Stoffwechselfaktoren. Auffallend war, dass nur die Mäuse, die Weichmacherwasser erhalten hatten, dicker wurden, obwohl sie nicht mehr Körnerkalorien fraßen. Besonders bei den weiblichen Tieren waren die Auswirkungen deutlich. Das legt nahe, dass Phthalate offensichtlich massiv in den Hormonhaushalt eingreifen und selbst geringe Konzentrationen zu einer starken Fetteinlagerung führen. Durch die Zufuhr der Weichmacher mit dem Trinkwasser nahm auch der Anteil schädlicher ungesättigter Fettsäuren im Blut der Nager zu und der Zuckerstoffwechsel geriet aus den Fugen. Blutuntersuchungen gaben auch Hinweise darauf, dass der Gesamtstoffwechsel beeinflusst wurde.

Wir Menschen sind Weichmachern tagtäglich ausgesetzt, denn sie sind in vielen Alltagsprodukten enthalten. Wenn etwa ein Auto »neu« riecht, dann duftet es nach Phtalaten. Diese werden zur Herstellung der Inneneinrichtung eingesetzt und dünsten besonders stark aus, wenn es warm wird und die Sonne das Plastik erhitzt. Weichmacher sind auch in fast allen Kunststoffverpackungen, Folien, in Plastikspielzeug, PVC-Böden, Deos, Nagellack, Kosmetika, Kabeln, Küchenutensilien und Tapeten enthalten. Sie gelangen also durch Ausdünstungen von Bodenbelägen, mit dem Hausstaub, aus Kosmetika oder Spielsachen in den Körper.

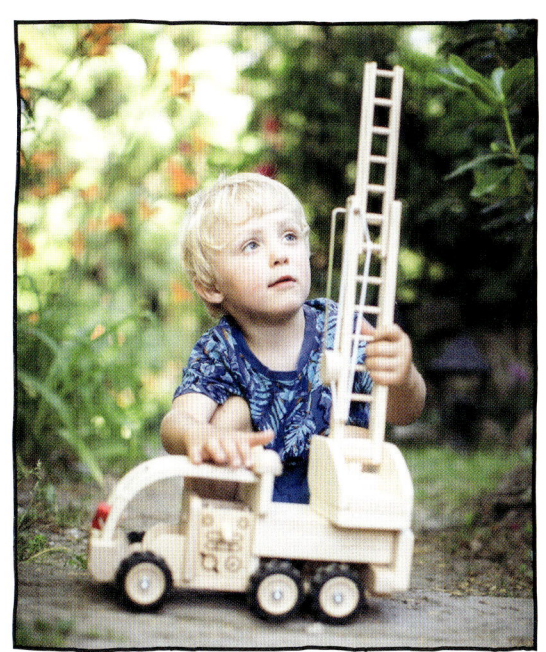

Weichmacherfreies Spielzeug ist ein Baustein für eine Alltagswelt mit möglichst wenig Phtalaten.

DIE ZWEITE KARRIERE DES BISPHENOL A

Zur Kunststoffherstellung sind neben den Weichmachern auch eine ganze Reihe anderer Chemikalien notwendig. Besonders dem häufig verwendeten Bisphenol A kommt beim Thema Gewicht eine große Bedeutung zu. Eigentlich sollte Bisphenol A gar keine Karriere in Getränkeflaschen oder Mikrowellengeschirr aus Plastik machen, sondern war als Hormonersatztherapie für Frauen in den Wechseljahren vorgesehen. In den 30er- und 40er-Jahren des vergangenen Jahrhunderts suchte man nach einer preiswerten Substanz mit östrogenähnlicher Wirkung, denn bis dato musste man teuer und aufwendig die weiblichen Hormone aus dem Urin trächtiger Stuten gewinnen. 1936 entdeckten die britischen Biochemiker Edward Charles Dodds und Wilfrid Lawson, dass Bisphenol A möglicherweise geeignet sein könnte. Doch da parallel zur Entdeckung des schwach östrogenartig wirkenden Bisphenol A bessere und stärker wirksame Östrogenersatzstoffe gefunden wurden, war eine Weiterentwicklung von Bisphenol A für die Pharmaindustrie nicht mehr interessant. Die Substanz machte aber eine alternative Karriere als Industriechemikalie und ist heute in vielen Alltagsprodukten zu finden. Dabei kann Bisphenol A seine ursprüngliche Herkunft als Hormonersatzmittel nicht verleugnen, und so wirkt sich auch in Babyflaschen, Getränkedosen oder im Gehäuse von Mobiltelefonen dieser Stoff auf unser Hormonsystem aus. Seine hormonelle Wirkung macht Bisphenol A zu einem Problem für unsere Gesundheit und unsere Figur. Dieses Umwelthormon dockt an den gleichen Rezeptoren an wie weibliche Sexualhormone und beeinflusst dadurch Prozesse im Körper. In Tierversuchen kam es durch Bisphenol A zu einer Beeinträchtigung der Fortpflanzungsfähigkeit oder zur Verweiblichung männlicher Frösche, Fische, Vögel und anderer Tiere. Laut Umweltbundesamt verstärkt Bisphenol A auch bei uns Menschen die Wirkung weiblicher Sexualhormone und hemmt die der Schilddrüsenhormone und der männlichen Sexualhormone wie zum Beispiel Testosteron. Und diese Störung des hormonellen Gleichgewichts macht auch uns Menschen nicht nur krank, sondern vor allem dick. Östrogene sind »Fettspeicherhormone«, die Energie für Mutter und Kind bewahren. Testosteron hingegen baut Muskeln auf und Fettpölsterchen ab, Schilddrüsenhormone sind die »Energieverbrenner« schlechthin. Bisphenol A programmiert den Körper somit auf Gewichtszunahme.

WENN SHAMPOOFLASCHEN DICK MACHEN

Norwegische Forscher nahmen in einer Studie 34 Alltagsprodukte unter die Lupe. Von Duschgelflaschen über Kaffeebecher und Süßigkeitsverpackungen bis hin zu Gefrierbeuteln wurden gängige Kunststoffartikel des täglichen Verbrauchs auf deren Gehalt an Dickmacherchemikalien untersucht. In der Forschung werden diese Stoffe auch »metabolism-disrupting chemicals (MDCs)«, also den Stoffwechsel störende Chemikalien genannt. Die Ergebnisse zeigen, dass täglich verwendete Kunststoffprodukte eine wirkstarke Mischung dieser Chemikalien enthalten. Die Wissenschaft ist sich einig, dass die Verwendung von Kunststoffen ein wichtiger und bisher völlig unterschätzter Umweltfaktor sein kann, der Adipositas fördert. Unter anderem sind die Chemikalien in der Lage, ruhende Vorstufen der Fettzellen zu aktivieren und dadurch die Menge des Fettgewebes zu erhöhen. In 11 der 34 Proben, also knapp einem Drittel, wurden Substanzen nachgewiesen, die bekanntermaßen in Verbindung mit Gewichtsproblemen stehen. Interessant und auch erschreckend ist die Tatsache, dass man diese Obesogene nicht nur mit der Nahrung, sondern auch über die Haut aufnehmen kann. Deshalb ist es sinnvoll, nicht nur Lebensmittelverpackungen aus Kunststoff zu meiden, sondern auch bei Haarconditioner, Shampoo und Bodylotion umzustellen. Aber: Natürlich ist es für den Laien nicht so einfach zu erkennen, welche Verpackung Dickmacher enthält und welche frei davon ist.

Phtalate findet man in Tapeten, Klebstoffen, Fußbodenbelägen aus PVC (Produkte aus Weich-PVC bestehen durchschnittlich zu 30 bis 35 Prozent aus Weichmachern), rutschfesten Einlagen für Dusche und Badewanne, Folien, Trinkflaschen, Sportartikeln.

Bisphenol A findet man in Plastikflaschen, Plastikfolien, Plastikverpackungen, Babyschnullern, Plastikgeschirr, Konservendosen, Thermopapier (zum Beispiel Kassenbons).

EMULGATOREN – WENIGER IST MEHR

Auch bei Emulgatoren ist möglicherweise Vorsicht geboten. Sie sind aus der Fertiggerichteküche nicht mehr wegzudenken: Ist das Sahneeis besonders cremig, die Mayo zu den Pommes schön geschmeidig und schmilzt die Schokolade auf der Zunge, können wir sicher sein, dass Emulgatoren daran beteiligt sind. Sie sind nicht giftig oder krebserregend, und dennoch haben sie Auswirkungen auf Gewicht und Gesundheit. Vor allem Polysorbat 80, ein Emulgator, der gern zur Zubereitung von Speiseeis verwendet wird, steht im Verdacht, zu Darmentzündungen zu führen und Übergewicht zu fördern. Gelangen Emulgatoren in hoher Konzentration in den Darm, tun sie dort das, was sie am besten können, nämlich Fette wasserlöslich machen. Nun ist aber die gesamte Darmschleimhaut mit einer schleimigen Fettschicht, der sogenannten Mukusschicht, überzogen. Erhielten Mäuse in ihrem Futter Emulgatoren (Carboxymethylcellulose oder Polysorbat 80) in einer Dosis, wie man sie mit Fertiggerichten aufnimmt, dann verdoppelten sich die Fälle entzündlicher Darmerkrankungen bei einem Mäusetyp, der dafür besonders anfällig war. Aber auch bei robusten Mäusen, die normalerweise keine Darmprobleme hatten, ließen sich leichtere Darmentzündungen nachweisen. Gleichzeitig legten die Mäuse an Gewicht zu, der Körperfettanteil erhöhte sich und die Blutzuckerwerte stiegen messbar an. Und auch die Darmflora veränderte sich in eine ungünstige, »dicke« Richtung. Möglicherweise schädigen Emulgatoren die Darmbarriere, indem sie das Fett in der Schleimschicht wasserlöslich machen, wodurch die Schleimschicht von dem vorbeiströmenden Darminhalt einfach abgewaschen werden kann. Auch unter dem Mikroskop lässt sich beobachten, dass die »Fettlöser« die Schleimschicht offensichtlich ausdünnen.

SÜSSTOFFE – SÜSSE VERSPRECHEN, BITTERE REALITÄT

Künstliche Süßstoffe und Zucker sind ein komplexes Thema, wenn es um die Gewichtsreduktion geht. Wir Menschen lieben nun mal den Geschmack von Süßem. Er beruhigt uns nachweislich und gibt uns Sicherheit. Muttermilch, das Erste, was ein Mensch zu essen bekommt, schmeckt süß. Unsere Vorfahren konnten sich recht sicher sein, dass Früchte, die süß schmecken, (meistens) genießbar und nicht giftig oder schädlich waren. Unsere Beziehung zu allem, was süß schmeckt, ist also von vielen positiven Erlebnissen und Erfahrungen geprägt. Leider liefern Zucker und schnell verwertbare Kohlenhydrate aber auch unerwünschte Kalorien. Und jetzt kommen die Süßstoffe ins Spiel, zu denen alle gerne greifen, die abnehmen wollen. Süßstoffe werden zum größten Teil nicht im Darm resorbiert – deshalb tragen sie auch nichts zur Kalorienbilanz bei. Das hört sich zunächst gut an und die Versprechungen sind auch allzu verlockend: Süße Limos trinken, ohne dem Körper eine einzige Kalorie zuzuführen, oder ohne schlechtes Gewissen einen süßen Ersatz für die Zuckerstückchen im Kaffee verwenden. Doch Vorsicht: Kalorienreduzierte, mit Zuckerersatz gesüßte »Diät«-Lebensmittel machen

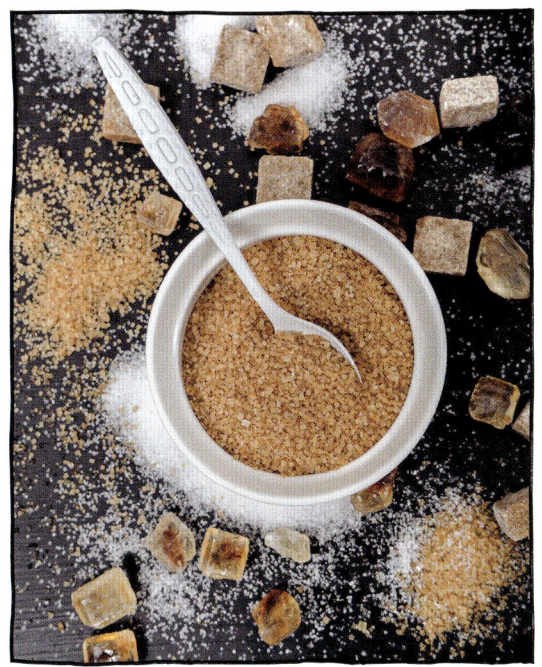

Beim Süßen auf Süßstoffe setzen statt auf Zucker? Keine gute Idee, wenn man abnehmen will.

ebenfalls dick! Große epidemiologische Studien deuten darauf hin, dass der Austausch von Zucker durch künstliche Süßstoffe definitiv nicht beim Abnehmen hilft. Es mag paradox klingen, aber statt der gewünschten Gewichtsabnahme scheint der kalorien- und zuckerfreie Süßstoff Übergewicht und Zuckerkrankheit sogar noch zu fördern. In den USA fällt die steigende Zahl übergewichtiger Menschen zeitlich zusammen mit der zunehmenden Verbreitung von Getränken und Lebensmitteln, die mit Süßstoffen wie Aspartam oder Sucralose gesüßt wurden (siehe Grafik Seite 143). Ihrer Figur zuliebe sollten Sie deshalb einen großen Bogen um diese süßen Obesogene machen.

DICK DURCH LIGHTPRODUKTE

Abnehmen mit Süßstoffen funktioniert aus mehreren Gründen nicht oder nur sehr eingeschränkt. Wer Süßstoff verwendet, gleicht die eingesparten Zuckerkalorien meist durch Energie aus anderen Quellen aus. Das heißt, die mit einem Lightgetränk eingesparten Kalorien finden dann durch das zusätzliche Stück Kuchen den Weg in den Körper. Daneben verändern Süßstoffe unser Geschmacksempfinden. Die Süßkraft vieler Zuckerersatzstoffe übersteigt die von Zucker oft um ein Vielfaches. Verwenden wir sie häufig, dann kann es zu einer Überstimulation der Zuckerrezeptoren kommen. »Normale«, weniger süße Lebensmittel wie Obst und Gemüse werden dann als fad, sauer oder sogar ungenießbar wahrgenommen und die Toleranz für Geschmacksvielfalt geht verloren. Zusätzlich gewöhnen wir uns durch kalorienarme Süßstoffe daran, süßes Essen nicht mehr mit Kalorien in Verbindung zu bringen, und greifen dann schneller auch zu anderen kohlenhydrathaltigen Lebensmitteln.

Diese Entkopplung von süßem Geschmack und Kalorien wiesen Wissenschaftler*innen der britischen Universität in Leeds nach. Sie untersuchten die Auswirkungen von Haushaltszucker sowie den Süßstoffen Aspartam, Acesulfam-Kalium und Saccharin auf Appetit und Kalorienaufnahme. Eine kleine

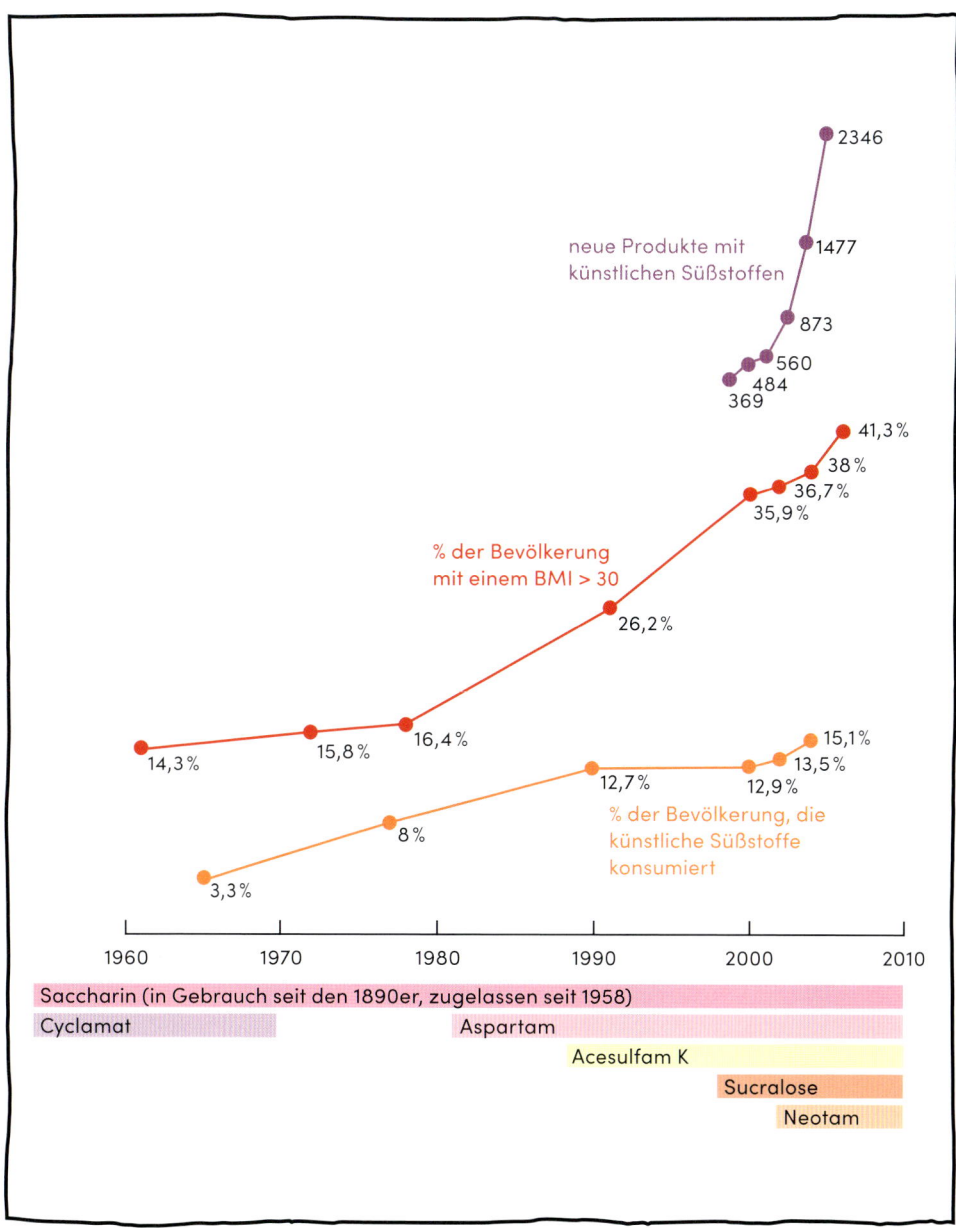

Diese Grafik stellt eine Verbindung zwischen der zunehmenden Verwendung von künstlichen Süßstoffen und der wachsenden Zahl übergewichtiger Einwohner in den USA dar. Die orange-farbene Linie zeigt die zunehmende Zahl der Menschen, die regelmäßig künstliche Süßstoffe verwenden. Die rote Linie zeigt den prozentualen Anteil Übergewichtiger (BMI > 25) in der Bevölkerung. Die lilafarbene Linie stellt die Menge neuer Produkte dar, die künstliche Süßungs-mittel enthalten. Auf dem Balken unterhalb der Grafik sieht man, wann die verschiedenen Süßstoffe auf den Markt gekommen sind. Quelle: modifiziert nach Yang 2010

Portion »echten« Zuckers vor den Testmahlzeiten führte dazu, dass die Teilnehmenden weniger Kalorien aufnahmen. Die künstlichen Süßstoffe hatten im besten Fall keine Wirkung auf den Appetit, führten aber dennoch bei den meisten Testpersonen zu einer höheren Energiezufuhr.

Diese Zusammenhänge kennt man schon seit den 1980er-Jahren. Damals untersuchte die San Antonio Heart Study 3682 Erwachsene über einen Zeitraum von sieben bis acht Jahren. Das Ergebnis: Teilnehmende, die mehrmals täglich mit Süßstoffen versetzte Diätgetränke zu sich nahmen, verdoppelten dadurch ihr Risiko für Übergewicht und Adipositas verglichen mit Personen, die auf Lightgetränke verzichteten. Zugleich erhöht der tägliche Konsum von Diätgetränken das Risiko für ein metabolisches Syndrom um ein Drittel und für Zuckerkrankheit sogar um zwei Drittel. Dutzende weitere Studien stellten das Gleiche fest: Nutzer*innen von kalorienreduzierten und mit künstlichen Süßstoffen versetzten Diätprodukten bringen – unabhängig von Alter und Geschlecht – regelmäßig deutlich mehr Gewicht auf die Waage. Diesen Effekt nutzt man in der Tiermast aus. Dem Futter von Ferkeln darf Saccharin beigemischt werden, um ihnen den Übergang von der süßen Muttermilch zu erleichtern. Studien zeigen aber auch, dass die Tiere dadurch mit weniger Futter mehr Gewicht zulegen können.

SÜßSTOFFSUCHT UND SÜßSTOFFDEPRESSION

Na ja, wenn das so ist, dann lassen wir die Lightprodukte doch am besten weg. So einfach scheint das aber nicht zu sein, wenn man sich erst einmal an den süßen Geschmack gewöhnt hat – zumindest, wenn man eine Ratte ist. In Tierstudien durften die Nager wählen zwischen dem intensiv süßen Geschmack von Saccharin, Haushaltszucker oder Kokain. Die große Mehrheit der Tiere, nämlich 94 Prozent, gaben Süßstoff den Vorzug. Selbst wenn bei den Ratten zuvor eine Kokainsucht erzeugt wurde, entschieden sie sich für Süßstoff. Doch auch der natürliche Zucker wurde dem Koks vorgezogen. Ob die Gier nach Süßem auch bei uns Menschen der nach einer Droge gleicht, darüber kann man diskutieren. Wer abnehmen möchte, sollte sich aber so schnell wie möglich von Süßstoffen verabschieden.

Zu allem Übel machen Süßstoffe und Zuckerersatz auch noch depressiv. Das konnte der amerikanische Neurologe Honglei Chen feststellen. Dazu wertete er die Daten von einer Viertelmillion Menschen über zehn Jahre aus und stellte fest, dass Studienteilnehmer*innen, die statt mit Zucker gesüßte Softdrinks Light- oder Diätgetränke mit Süßstoff zu sich nahmen, häufiger Depressionen bekamen. Bei täglich vier Gläsern lag das Risiko um 30 Prozent höher. Wer hingegen seinen Kaffee ungesüßt trank, war klar im Vorteil: Der tägliche Genuss ungesüßten Kaffees senkte sogar die Depressionsgefahr und das Risiko für Zuckerkrankheit deutlich. Kaffee schwarz und bitter zu trinken, ist nicht nur gut für die Figur, sondern scheint sogar glücklich zu machen.

Fazit: Es gibt keinen vernünftigen Grund für die Verwendung künstlicher Süßstoffe.

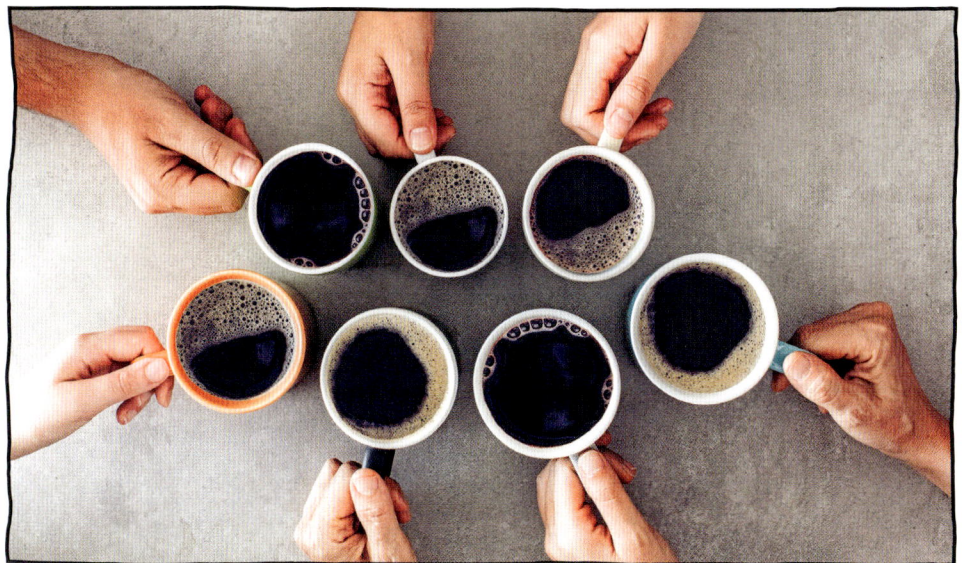

Schwarzer Kaffee – im Geschmack herrschen zwar die Bitternoten vor, doch er scheint die Gesundheit zu fördern und sogar die Laune zu heben.

SCHWERE KOST FÜRS MIKROBIOM

Auch im Verdauungstrakt bewirken einige Süßstoffe und Zuckerersatzstoffe grundlegende Veränderungen, die zum Gewichtsproblem beitragen können, denn die Zahl der Keime, die Kohlenhydrate abbauen, steigt unter einigen Süßstoffen stark an. Dadurch passiert etwas, das Figurbewusste gar nicht schätzen: Dem Körper werden plötzlich mehr (!) Zuckermoleküle aus der übrigen Nahrung zugeführt, obwohl der Süßstoff selbst gar nicht in den Körper gelangt.

Forscher wollten es genau wissen und starteten deshalb folgenden Versuch: Zuerst durften Mäuse elf Wochen lang Trinkwasser, das mit den Süßstoffen Saccharin (E 954), Sucralose (E 955) oder Aspartam (E 951) angereichert war, genießen. Eine vierte Gruppe erhielt »Zuckerwasser«, eine fünfte reines Wasser ohne Zusätze. Nach dieser Zeit hatten die zuvor gesunden Nager, die Wasser mit Süßstoff erhielten, eine Vorstufe der Zuckerkrankheit (gestörte Glukosetoleranz) entwickelt.

Da man von Mäusen nicht immer auf Menschen schließen kann, mussten nun auch Untersuchungen beim Menschen her. Forscher schauten sich Gewicht und Zuckerstoffwechsel von 381 Personen an, die nicht unter Diabetes litten und auch sonst gesund waren. Das erschreckende Ergebnis: Die Teilnehmenden, die angaben, regelmäßig Süßstoffe zu verzehren, brachten mehr Gewicht auf die Waage und wiesen häufiger Marker auf, die auf eine beginnende Zuckerkrankheit hinweisen. Auch in der Zusammensetzung der Darmbakterien unterschieden sich diejenigen, die Süßstoff bevorzugen, deutlich von denen, die Zucker verwenden. Der letzte Schritt im Süßstoffdrama war dann ein Experiment mit sieben gesunden Teilnehmenden, die normalerweise keine künstlichen Süßstoffe verwenden. Nachdem diese eine Woche Kaffee und Nachspeise mit Saccharin gesüßt hatten, verschlechterte sich bei vier von sieben Personen der Zuckerstoffwechsel messbar – auf Dauer würden diese Befunde zu einer Zuckerkrankheit führen. Bei diesen vier Personen war auch die Darmflora deutlich verändert. Übertrug man nun diese Keime auf Mäuse, entwickelten sie die gleichen Störungen. Möglicherweise ist die veränderte Mikrobenzusammensetzung auch der Grund, warum Süßstoffe Depressionen fördern. In einer Studie des israelischen Weizmann-Instituts, bei der vier Süßstoffe (Aspartam, Saccharin, Sucralose, Stevia) mit Zucker beziehungsweise Plazebo verglichen wurden, hatten Sucralose und Saccharin die ungünstigsten Auswirkungen auf Blutzuckerspiegel und Mikrobiom. Schon nach zwei Wochen konnten sie Zucker schlechter verarbeiten und die Darmbakterien zogen mehr Kalorien aus dem Essen. Und vor allem bei Frauen nahm der Appetit deutlich zu, wenn sie sucralosehaltige Lightprodukte verzehrten. Sucralose ist ein weitverbreiteter Süßstoff, der die 600-fache Süßkraft von Haushaltszucker besitzt. Wenn das Mikrobiom Sucralose verstoffwechselt, bilden sich Metabolite, also Abbauprodukte, die sich im Fettgewebe einlagern und sogar über die Muttermilch an den Säugling weitergegeben werden. Im Tierversuch war die Sucralose noch etwa elf Tage im Körper und im Stuhl nachweisbar. Mit entsprechenden Folgen: US-amerikanische Forscher wiesen nach, dass unter Sucraloseeinfluss die Zahl gesunder, schlank machender Darmbakterien sinkt. Problematisch ist, dass fast alle Formulardiäten, Proteinshakes und Abnehmdrinks Süßstoffe enthalten. Nach zwei, drei Wochen "Trinkdiät" sind vielleicht erst mal ein paar Kilo weg, aber möglicherweise ist das Mikrobiom durch die Süßstoffe zu einem Kalorienstaubsauger geworden. Gibt es Alternativen? Studien haben gezeigt, dass Stevia wenig Einfluss auf das Mikrobiom hat und sogar die schlankmachenden Bacteroidetes anhebt. Auch die Süßstoffe Erythrit, Sorbit und Mannit haben offensichtlich keine Effekte auf das Mikrobiom. Sorbit kann aber bei der Zufuhr größerer Mengen abführende Wirkung haben und bei empfindlichen Personen auch zu Bauchschmerzen und Blähungen führen. Bei chronisch entzündlichen Darmerkrankungen und Reizdarm sind Sorbit und Erythrit problematisch und sollten gemieden werden. Auf Nummer Sicher gehen Sie, wenn Sie auf Süßstoffe komplett verzichten.

DAS WICHTIGSTE KURZ ZUSAMMENGEFASST

Wie lassen sich Obesogene reduzieren?

- Essen Sie abwechslungsreich, saisonal und wählen Sie, wann immer möglich, Produkte in Bioqualität. Bevorzugen Sie lose, unverarbeitete Waren. Dadurch lässt sich die Aufnahme von Obesogenen wie Weichmachern, Antibiotika, Süßstoffen oder Emulgatoren senken.

- Da nicht erkennbar ist, wie viele Weichmacher in einem Produkt stecken, rät das Bundesamt für Risikobewertung, verpackte Produkte öfter zu wechseln und nicht nur eine Marke zu verwenden, denn der Gehalt dieser Dickmacher kann beim gleichen Nahrungsmittel je nach Hersteller unterschiedlich sein. Durch den Wechsel senkt man das Risiko, immer wieder ein Produkt mit einem sehr hohen Gehalt an schädlichen Inhaltsstoffen auf den Tisch zu bekommen.

- Nicht immer hat man die Zeit, aufwendig zu kochen, und nicht jedes vorbereitete Gericht ist automatisch schlecht. Ist die Zutatenliste kurz, beschränkt sie sich zum Beispiel auf Gemüse, Fleisch, gesunde Öle und Gewürze, und hat das Produkt dann noch Bioqualität, kann man durchaus zu Tiefkühlkost oder Fertigprdukten greifen.

- Wenn es die Alternative gibt, kaufen Sie Lebensmittel, die eine Papieroder Kartonverpackung haben oder in Gläsern oder Glasflaschen abgefüllt wurden. Konservendosen sollten Sie nur selten verwenden. Weichmacher treten besonders leicht aus Plastik- und Folienverpackungen auf fetthaltige Produkte wie Käse, Wurst oder Fleisch über. Und auch Bisphenol A nehmen wir vor allem über Lebensmittel auf. Laut Umweltbundesamt kommt Bisphenol vor allem in der Innenbeschichtung von Konservendosen vor. Von dort kann der Stoff in die Nahrung gelangen.

- Reduzieren Sie die Zufuhr von Pestiziden, indem Sie immer mal wieder Produkte mit einem strengen Biosiegel (Demeter, Bioland) wählen. Nicht immer sind diese teuer. Zudem muss auch nicht der gesamte Einkauf »Bio« sei, aber ein gewisser Anteil senkt die Wahrscheinlichkeit, Obesogene täglich in hohen Dosen abzubekommen.

- Ersetzen Sie Plastik im Haushalt wo immer möglich durch alternative Materialien. Schneidebretter aus Holz oder Bambus, Aufbewahrungsbehälter oder Rührschüsseln aus Glas, Frühstücksbeutel aus Papier statt aus Plastik sind schon ein erster Schritt.

- Wasser und andere Getränke nur aus Glasflaschen trinken. Ja, die Plastikflaschen sind viel leichter und handlicher, aber das Schleppen der Kisten mit Glasflaschen ist nicht nur ein gutes Training, es reduziert auch deutlich die Zufuhr der Obesogene.

- Verwenden Sie, wann immer möglich, Kosmetika, die überwiegend natürliche Inhaltsstoffe enthalten.

- Saugen und wischen Sie Teppiche und Bodenbeläge, vor allem solche aus Kunststoff, regelmäßig gründlich, um Chemikalien zu entfernen, die an den Hausstaub gebunden sind und so über die Luft in den Körper gelangen können.

- Verwenden Sie im Haushalt vor allem Reinigungsprodukte mit Biosiegel, die biologisch abbaubar sind und auf Grundlage natürlicher Substanzen wie Soda oder Essig hergestellt wurden. Herkömmliche Reiniger enthalten oft hohe Konzentrationen unterschiedlicher obesogener Chemikalien.

- Versuchen Sie, einen Teil Ihrer Kosmetikprodukte in Glas- oder Porzellanbehältern oder in Kartonverpackungen (zum Beispiel festes Shampoo) zu kaufen.

- Nicht immer erkennt man, welche Zusatzstoffe in einem Lebensmittel enthalten sind, denn weder die E-Nummern noch die offiziellen Bezeichnungen sagen den meisten Verbrauchern etwas. Doch alle Zusatzstoffe müssen auf der Verpackung angegeben werden. Meiden oder reduzieren sollten Sie vor allem Emulgatoren und Süßstoffe. Emulgatoren verstecken sich hinter den E-Nummern 430 bis 499. Süßstoffe sind nicht nur in Limonaden, Milchprodukten und Fertiggerichten zu finden, auch eher pikante Gerichte wie Fleischsalat oder Ketchup können Süßstoffe enthalten. Dort verbergen sie sich in der Zutatenliste unter den Ziffern E 950 bis E 962.

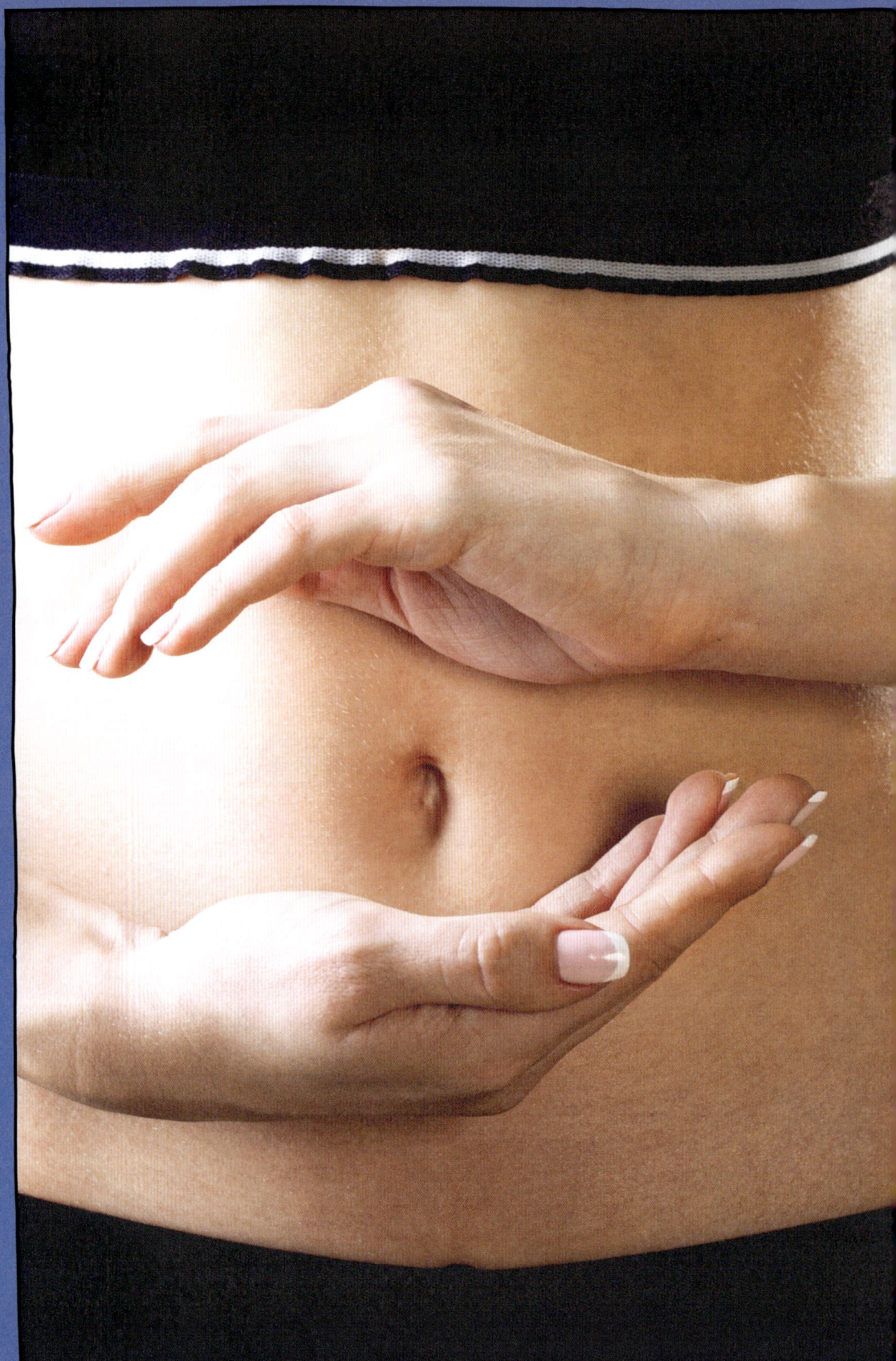

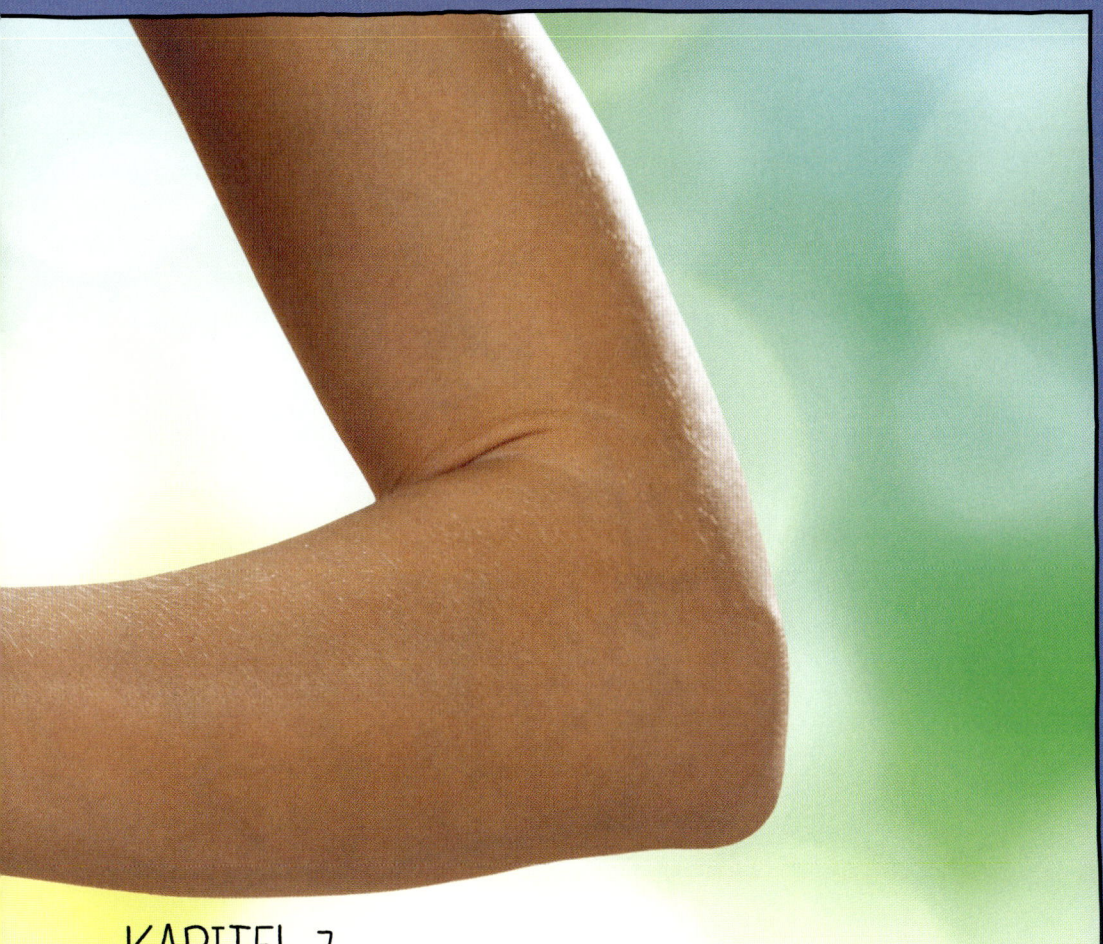

KAPITEL 7

DIE DARMFLORA – WICHTIGER VERBÜNDETER AUF DEM WEG ZUR TRAUMFIGUR

Unser Darm mit seiner Vielzahl an Keimen ist die wohl wichtigste Schaltzentrale, was Nahrungsverwertung, aber auch Krankheitsabwehr und Immunkraft angeht. Kein Wunder, dass die Zusammensetzung unserer Darmbakterien maßgeblich unser Gewicht beeinflussen kann. Und wie können wir unsere Bakterienwelt unterstützen, um gesünder und schlanker zu leben?

WIE DAS MIKROBIOM UNSER GEWICHT BEEINFLUSST

Unsere Darmflora ist ein enger Verbündeter, wenn es ums Abnehmen geht. Experten bezeichnen die Darmflora auch als »Mikrobiom«, sie umfasst 100 Billionen Mikroorganismen, vor allem Bakterien, aber auch ein paar Viren und Pilze. Dieses artenreiche Ökosystem im Verdauungstrakt ist nicht nur wichtig für unsere Gesamtgesundheit, sondern beeinflusst auch unseren Appetit und unseren Stoffwechsel und kann sogar unsere Essensvorlieben kontrollieren.

Zahlreiche Studien haben gezeigt, dass die Darmflora auf diese Weise einen großen Einfluss auf das Körpergewicht und die Entstehung von Übergewicht und metabolischem Syndrom haben kann.

GUTE FUTTERVERWERTER DURCH BESTIMMTE KEIME

Mitte der 2000er-Jahre kam erstmals der Verdacht auf, dass es – neben den Aspekten »weniger essen und mehr bewegen« – noch weitere bedeutende Einflussfaktoren geben muss, die an unserer Gewichtsschraube drehen. Amerikanische Forscher stellten damals fest, dass Mäuse ohne Darmbakterien magerer waren und weniger Körperfett aufwiesen als Mäuse, die ein herkömmliches Mikrobiom besaßen. Wurden die keimfreien Nager nun mit normalen Darmbakterien besiedelt, nahmen sie innerhalb kürzester Zeit deutlich an Gewicht zu, der Körperfettwert stieg ebenso an wie der Blutzuckerspiegel. Das Erstaunliche: Die Mäuse fraßen nicht mehr – tatsächlich fraßen sie sogar weniger. Offensichtlich nutzen Mäuse mit Darmbakterien ihre Futterkalorien besser aus als die ohne Bakterien im Darm.

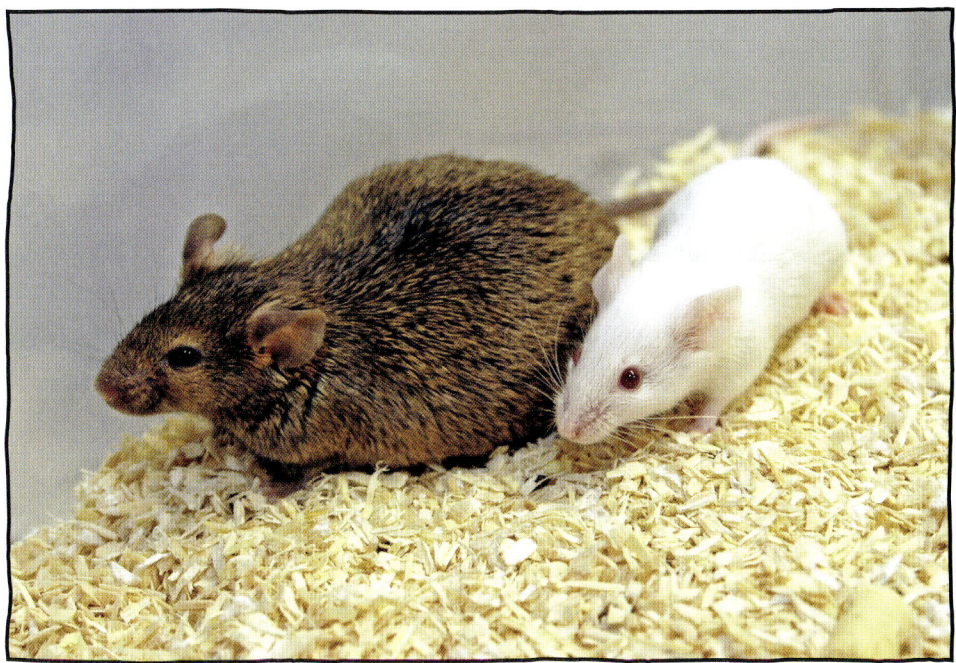

Gleiche Futtermenge, aber unterschiedliches Darmbiom – Versuche haben gezeigt, dass Bakterienstämme im Darm gewichtige Auswirkungen haben können.

Kennen wir das nicht irgendwoher? Nicht nur bei Mäusen, auch bei Menschen gibt es solche, die bessere »Futterverwerter« sind. Denen es schwerfällt, ihr Gewicht zu halten, obwohl sie immer wieder behaupten, sie würden doch gar nicht mehr essen als andere. Die aktuelle Mikrobiomforschung belegt, dass das keine faule Ausrede für mangelnde Selbstbeherrschung sein muss, sondern Übergewicht tatsächlich in einer veränderten Darmflora begründet sein kann.

US-amerikanische Wissenschaftler*innen um den Biologen Jeffrey Gordon wiesen nach, dass es tatsächlich deutliche Unterschiede in der Zusammensetzung der Darmflora zwischen guten und schlechten Futterverwertern gibt. Vergleiche der Darmflora von fettleibigen Mäusen und ihren mageren Geschwistern sowie von adipösen und schlanken menschlichen Proband*innen belegen, dass bei Adipositas unter anderem das Verhältnis der beiden dominierenden Bakterienstämme Bacteroidetes und Firmicutes in Schieflage gerät. Und diese »dicke Darmflora« lässt sich sogar »transplantieren«. Erhielten schlanke Mäuse mittels Kotpellets das Mikrobiom übergewichtiger Mäuse, legten die vormals dünnen Tiere innerhalb kürzester Zeit – trotz gleichen Futters – deutlich an Gewicht zu. Der Mikrobiom- und Gewichtstransfer funktioniert sogar zwischen unterschiedlichen Spezies. Übertrug man Darmkeime menschlicher Zwillingspaare, von denen einer schlank war und der andere zu Übergewicht neigte, auf zwei Gruppen schlanker Mäuse, dann wurden die Tiere mit dem »dicken« Mikrobiom rasch adipös, die anderen futterten die gleiche Menge Körner und blieben dennoch rank und schlank.

DIE DARMFLORA KONTROLLIERT DIE FETTDEPOTS

Offensichtlich ist der Mikrobenmix im Darm zumindest teilweise dafür verantwortlich, wie gut oder schlecht wir unser Essen ausnutzen; die Darmflora gilt mittlerweile als wichtige Schaltzentrale für Energiegewinnung, Stoffwechsel und Bildung von Fettdepots. Vor allem die Gruppe der Firmicutes-Bakterien ist in der Lage, unverdauliche Nahrungsbestandteile in Energie zu verwandeln. Inzwischen weiß man, dass die Darmflora bei Übergewichtigen viele Enzyme produzieren kann, die für den Menschen eigentlich unverdauliche Polysaccharide abbauen und uns auf diese Weise helfen, aus wenig Nahrung viel Energie zu gewinnen. In Zeiten von Hungersnöten und Missernten ein klarer Überlebensvorteil – heute aber eher unerwünscht und ein möglicher Grund für die Entstehung von Übergewicht. Steigt die Zahl der Firmicuten an, dann werden mehr Kohlenhydrate und somit mehr Kalorien von der Darmschleimhaut resorbiert. Überschüssige Energie wird an die Leber abgegeben, in Fett umgewandelt und an Bauch, Po und Hüften abgelagert. Nimmt die Zahl dieser »Moppelbakterien« nur um 20 Prozent zu, dann werden Tag für Tag etwa 150 Kalorien zusätzlich in den Körper aufgenommen. Das hört sich zunächst nicht viel an, summiert sich aber im Lauf eines Jahres auf rund acht zusätzliche Kilos!

BIFIDOBAKTERIEN UND AKKERMANSIA UNTERSTÜTZEN DIE DARMDIÄT

Es existieren noch weitere Merkmale, wodurch sich ein »dickes« von einem »schlanken« Mikrobiom unterscheidet. Menschen mit Gewichtsproblemen besitzen meistens eine zu geringe Artenvielfalt (Diversität) der Darmflora, das heißt, in der Zusammensetzung der Bakteriengemeinschaft fehlen zahlreiche gewichtsregulierende Bakterien oder diese sind unterrepräsentiert. Bei vielen Übergewichtigen besteht ein Mangel an Bifidobakterien und auch Keime mit so schönen Namen wie »Faecalibacterium prausnitzii« oder »Akkermansia muciniphila« fehlen. Aktuelle Studien konnten Verbindungen herstellen zwischen einer hohen Zahl dieser Bakterien und einem geringen Körpergewicht, einem niedrigeren Körperfettanteil, einem geringeren Risiko für Zuckerkrankheit und metabolischem Syndrom.

WAS STÖRT DIE NATÜRLICHE BALANCE IM DARM?

Der Verdacht fällt schnell auf unseren westlichen Lebensstil mit einer ballaststoffarmen und fettreichen Ernährung und Bewegungsmangel. Aber auch Medikamente wie Abführmittel, Protonenpumpenhemmer und die schon ausführlich besprochenen Antibiotika haben negative Effekte auf das Mikrobiom. Studien haben zudem nachgewiesen, dass Raucher nach dem Rauchstopp deshalb zunehmen, weil das Bakterienverhältnis im Darm in Richtung dick machender Firmicutes kippt. Das soll natürlich kein Argument liefern, weiter zu rauchen.

Offensichtlich schädigt die moderne Lebensweise nicht nur Ökosysteme in der Natur, sondern auch das Biotop in unserem Darm. Für die Erhaltung eines gesunden Mikrobioms ist eine ausgewogene und ballaststoffreiche Ernährung wichtig, denn die schlank machenden Keime im Darm benötigen spezielle Pflanzenfasern, sogenannte Präbiotika, um zu wachsen und zu gedeihen. Enthalten sind diese unter anderem in Hülsenfrüchten, Zwiebelgemüse,

Haferflocken, Endiviensalat, Spargel und Lauchgemüse – also Nahrungsmitteln, die man in der Fast-Food-Küche meist vergeblich sucht. Einseitige Ernährungsformen wie zum Beispiel strenge Low-Carb-Diäten scheinen sich ebenfalls negativ auf die Vielfalt des Mikrobioms auszuwirken. Offensichtlich sorgt demnach eine unausgewogene, ballaststoffarme Ernährung für eine Veränderung der Darmflora, die in der Folgezeit mehr Kalorien aus dem Essen zieht.

DARMREINIGUNG? AUF KEINEN FALL!

An dieser Stelle möchte ich eine deutliche Warnung aussprechen. Viele bekannte Fastenkuren beginnen mit einer sogenannten Darmreinigung, also beispielsweise dem Abführen mit Glaubersalz, Einläufen oder einer Kolonhydrotherapie. Das zeugt von einem mangelnden Verständnis der Vorgänge im Darm. Ich rate Ihnen: Finger weg von diesen Maßnahmen! Jede Form der Darmreinigung schädigt die Darmflora messbar und sollte deshalb – wenn immer möglich – vermieden werden. Ist eine Darmreinigung vor einer Darmspiegelung (Koloskopie) notwendig, dann sollte anschließend das Mikrobiom durch das Einnehmen probiotischer Bakterien und präbiotischer Ballaststoffe wiederaufgebaut werden. Unser Darm stellt das artenreichste und das am dichtesten besiedelte Biotop der Erde dar. Ein vielfältiges Mikrobiom mit unter-

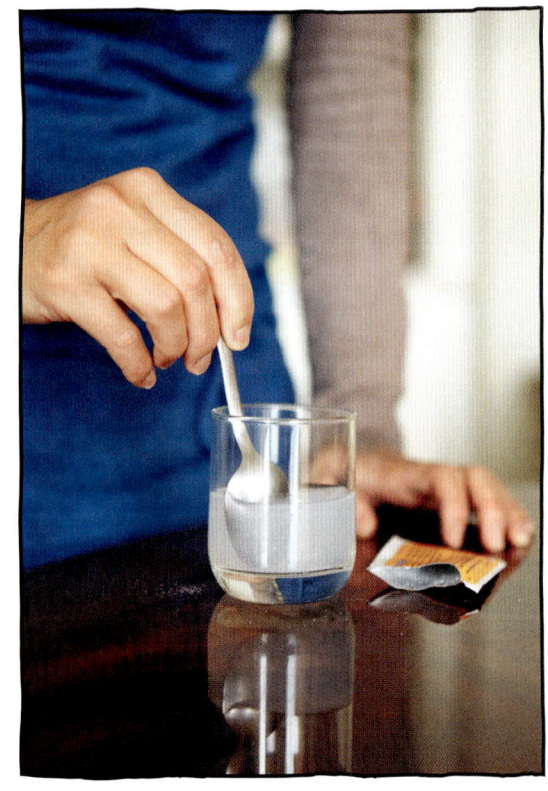

Abführmittel und Darmspülungen unterscheiden nicht zwischen Freund und Feind und dezimieren die guten wie die schlechten Keime gleichermaßen.

schiedlichsten Mikroorganismen ist ein wichtiger Marker für einen gesunden Darm, denn nützliche Bakterien »kümmern« sich um unsere Gesundheit und Figur und verwerten gleichzeitig unverdauliche Ballaststoffe. »Schlacken« und »Abfallstoffe« fallen deshalb im Darm nicht an. Dennoch hält sich hartnäckig der Gedanke, der Darm sei eine Art »Abflussrohr«, das regelmäßig durchgespült werden müsse, um zu funktionieren oder gesund zu bleiben. Darmreinigungen haben so negative Auswirkungen auf die Darmflora wie eine langfristige Antibiotikatherapie. Denn – ähnlich wie Antibiotika – unterscheiden auch Abführmittel und Darmspülungen nicht zwischen Freund und Feind und dezimieren die guten wie die schlechten Keime gleichermaßen.

Bei der Darmreinigung werden mit der Flüssigkeit nicht nur Stuhlreste, sondern vor allem immense Mengen an gesunden und schlank machenden Bakterien ausgespült. In einer Studie ließ sich nachweisen, dass kurz nach dem Abführen mit Glaubersalz beziehungsweise Polyethylenglykol (PEG) die Keimzahl um das 31-Fache (!) gesunken war. Bei jedem Fünften waren die Veränderungen der Darmflora so ausgeprägt, dass die für jeden Menschen charakteristische, individuelle Zusammensetzung der Darmflora zumindest vorübergehend komplett zerstört war.

Kurz nach einer Darmreinigung findet man deutlich weniger der hilfreichen und vor allem schlank machenden Bacteroidetes, Bifidobakterien, Milchsäurestämme sowie anderer darmfreundlicher Vertreter. Dafür nehmen Proteobakterien und Enterobakterien zu. Diese Konstellation begünstigt, wenn sich die Darmflora nicht wieder rasch erholt, Übergewicht, Reizdarm, chronisch entzündliche Darmerkrankungen und möglicherweise auch Allergien, Autoimmunerkrankungen und andere Entzündungen im Körper.

Prinzipiell gilt: Das »Durchspülen« macht die Situation im Darm nicht besser, sondern schlechter. Keime, die Übergewicht und Entzündungen fördern, nehmen anschließend überhand. Außer zu diagnostischen Zwecken im Rahmen einer Darmuntersuchung sollte man um alle Formen der Darmreinigung einen großen Bogen machen – zum Wohle einer vielfältigen, gesunden und stabilen Darmflora.

LEAKY-GUT-SYNDROM – EIN WEITERER GRUND FÜR ÜBERGEWICHT?

Für das Leaky-Gut-Syndrom beginnt sich die Wissenschaft gerade erst zu interessieren. Man bezeichnet damit eine Störung der Darmbarriere, die weitreichende Folgen für den gesamten Körper haben kann. Leaky gut bedeutet übersetzt »löchriger Darm« und man versteht darunter eine erhöhte Durchlässigkeit der Darmbarriere. Die intakte Darmbarriere stellt einen Schutzwall dar, ein darmeigenes Sicherheitssystem, das im gesunden Zustand sowohl durchlässig ist für alles, was in den Körper gelangen muss, als auch absolut dicht für alles andere. Eine intakte Darmbarriere verhindert also zum Beispiel, dass Bakterien aus dem Darm in direkten Kontakt mit den Immunzellen in der Darmschleimhaut kommen oder sogar bis in den Körper vordringen und Übergewicht verursachende Entzündungen auslösen können. Studien konnten unter anderem zeigen, dass man im Fettgewebe adipöser Personen genau die »Moppelbakterien« findet, die auch im Darm Übergewichtiger nachgewiesen werden können. Inzwischen gibt es immer mehr wissenschaftliche Belege dafür, dass eine erhöhte Durchlässigkeit der Darmbarriere gesundheitliche Folgen haben kann. Unter anderem können Stoffwechselstörungen wie Übergewicht, Zuckerkrankheit und erhöhte Blutfettwerte durch ein Leaky-Gut-Syndrom verursacht oder zumindest begünstigt werden. Ob ein Leaky-Gut-Syndrom vorliegt, lässt sich anhand des Zonulinspiegels im Stuhl überprüfen. Ist der Wert erhöht, sollte man sich sehr gut um das Mikrobiom kümmern, also probiotische Bakterien zuführen, viele Ballaststoffe, vor allem präbiotische Ballaststoffe essen und auch die Entzündungswerte kontrollieren lassen.

IST DIE DARMFLORA FÜR MEIN ÜBERGEWICHT VERANTWORTLICH?

Hinweise, dass das Mikrobiom eine Rolle spielen könnte, geben die Ernährungsweise und die Krankengeschichte. Wer sich typisch »westlich« ernährt mit viel Zucker, reichlich Fleisch und Wurst, Fast Food und Fertigprodukten, aber nur selten Ballaststoffe aus Obst, Gemüse und Vollkornprodukten zu sich nimmt, muss damit rechnen, dass das Mikrobiom verarmt ist. Eine Antibiotikaeinnahme birgt ebenfalls das Risiko, dass sich die Darmflora davon nicht völlig erholt hat und nun das Gewicht nach oben treibt. Die Gewichtszunahme beginnt in der Regel nicht direkt nach der letzten Antibiotikatablette, sondern entwickelt sich schleichend in den Folgemonaten. Durch den großen zeitlichen Abstand werden die Zusammenhänge aber oft nicht wahrgenommen. Bestehen noch Darmbeschwerden wie Bauchschmerzen, Blähungen, Stuhlunregelmäßigkeiten oder Ähnliches, dann weist das auch darauf hin, dass das Darmbiom aus dem Gleichgewicht geraten und mitverantwortlich für die Fettpölsterchen sein könnte. Mithilfe einer Mikrobiomanalyse lassen sich Veränderungen des Mikrobioms nachweisen, die mit Übergewicht in Verbindung gebracht werden. Die für eine schlanke Figur wichtige Artenvielfalt des Mikrobioms kann mit einer Analyse ebenso bestimmt werden wie die Balance der einzelnen Stämme zueinander. Neben der Bestimmung wichtiger Bakterien wie Akkermansia muciniphila, Faecalibacterium prausnitzii, Bifidobakterien und Butyratbildnern ist auch der Firmicutes-Bacteroidetes-Index interessant. Dieser Wert zeigt das Verhältnis der »Moppelbakterien« Firmicutes zu den »Rank-und-schlank-Keimen« Bacteroidetes und scheint ein Marker zu sein, mit dem sich abschätzen lässt, ob das eigene Mikrobiom für Gewichtsprobleme verantwortlich sein könnte.

DAS MIKROBIOM AUF »SCHLANK« PROGRAMMIEREN

Hier eine sehr gute Nachricht: Es ist möglich, das Mikrobiom so zu beeinflussen, dass es Ihnen beim Abnehmen hilft. Das ist auch durch Studien belegt. Sie müssen jedoch ein paar Wochen Geduld haben, denn das Mikrobiom ist kein wendiges Rennboot, das auf jedes Manöver schnell reagiert, sondern eher ein behäbiger Tanker, der etwas Zeit braucht, um zu wenden und sich in Richtung »schlank« zu bewegen.

Die Ernährung bildet eine wichtige Grundlage für die Entwicklung eines gesunden Mikrobioms. Wenn man die Darmflora ändern möchte, muss man sein Essverhalten ändern – was aber nicht bedeutet, dass die Mahlzeiten dann langweilig, eintönig oder weniger genussvoll wären. Um das Wachstum der günstigen Bakterien zu fördern, sind präbiotikareiche Nahrungsmittel geeignet. Unterstützend helfen aber auch die richtigen probiotischen Bakterien. Dazu gleich mehr.

PRÄBIOTIKA DÜNGEN DEN DARMGARTEN

Kohlenhydrate spielen eine bedeutende Rolle für die Versorgung des Mikrobioms. Sie lassen sich prinzipiell in zwei Gruppen einteilen: die gut verdaulichen Kohlenhydrate wie Zucker oder nichtresistente Stärke und die unverdaulichen Kohlenhydrate wie resistente Stärke, die wir auch als Ballaststoffe bezeichnen. Unsere Keime im Darm haben mehr Appetit auf die Ballaststoffe und das Lieblingsessen des Mikrobioms heißt »Präbiotika«. Darunter versteht man unverdauliche Kohlenhydrate, die durch die Darmmikroben verarbeitet werden können. Präbiotika bedeutet eigentlich »vor dem Leben« (prae »vor«, bios »Leben«), aber man könnte den Begriff auch einfach mit »Bakterienfutter« oder »Darmbakteriendünger« übersetzen, denn Präbiotika fördern gezielt die Entwicklung gesunder, nützlicher Bakterien und bremsen oft das Wachstum unerwünschter Darmbesiedler. Wer dagegen langfristig auf ballaststoffarmes Essen setzt, reduziert dadurch den Artenreichtum im Verdauungstrakt – deshalb sollte man nur in Ausnahmefällen auf strengere Low-Carb-Diäten setzen.

Die Wirkungen der unverdaulichen Ballaststoffe sind inzwischen sehr gut untersucht. Im Rahmen von Studien hat man die Präbiotikazufuhr variiert, wodurch sich die Zusammensetzung der Darmflora schon nach einigen Tagen messbar veränderte.

Präbiotika nehmen wir in der Regel mit Pflanzenkost zu uns. Verdauliche Kohlenhydrate, die in Fast Food, Kuchen und Weißbrot stecken, spielen für die Darmflora im Dickdarm, wo die entscheidenden Keime sitzen, keine Rolle, denn diese Nahrungsbestandteile werden schon viel weiter oben im Verdauungstrakt resorbiert. Bis in den Dickdarm schaffen es deshalb nur besagte Präbiotika. In welchen Nahrungsmitteln dieses Bakterienfutter enthalten ist, finden Sie in der Tabelle auf der nächsten Seite.

Zahlreiche Lebensmittel haben präbiotische Wirkungen. Dazu gehören solche, die bei der mitteleuropäischen Durchschnittsfamilie nicht allzu häufig oft auf dem Tisch landen wie Pastinaken, Topinambur, Maniokwurzeln oder Schwarzwurzeln. Aber auch viele gängige Lebensmittel wie Haferflocken, Beeren, Äpfel, Tee, Kaffee, Bohnen, Linsen, Zwiebeln und Endiviensalat liefern Präbiotika. Nicht zu vergessen: Leinsamen. Nach dem Verzehr von täglich 10 Gramm Leinsamen hatten sich 33 nützliche Bakterienspezies im Darm deutlich vermehrt – und das nach nur sechs Wochen. Und wer es gern süß mag, wird dort ebenfalls fündig: Zum Süßen kann man zum Beispiel Honig

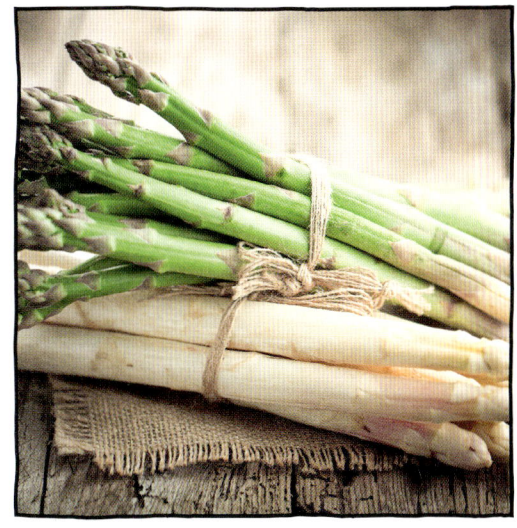

oder Agavendicksaft verwenden – bei beiden konnte eine präbiotische Wirkung nachgewiesen werden. Auch Mandeln sind wunderbare Bakterienleckerlis. Warum also nicht mal süßes Mandelmus statt Nuss-Nougat-Creme aufs Frühstücksbrötchen?

Aus den Ergebnissen zahlreicher Studien lässt sich ablesen, dass die unterschiedlichen präbiotischen Ballaststoffe wie Inulin, Pektin, resistente Stärke und andere Pflanzenstoffe wie

Gemüsesorten voller wichtiger Präbiotika spielen in einer »schlanken« Ernährung eine wichtige Rolle.

Polyphenole sehr selektiv die Entwicklung einzelner Bakterienspezies im Darm fördern, die anderer möglicherweise hemmen. Wie gesagt: Die wichtigste Voraussetzung für eine gesundheitsfördernde Darmflora ist die Vielfalt. Es leuchtet ein, dass jede Form einer sehr einseitigen Ernährung auch zu einer Abnahme der Artenvielfalt im Ökosystem Darm führt.

BAKTERIENFUTTER – WO FINDE ICH DAS?

In vielen Ernährungsbüchern und Diätratgebern erfahren Sie, was Sie nicht essen sollen. Ich mache hier mal eine Ausnahme und nenne Ihnen Nahrungsmittel, von denen Sie ruhig auch größere Mengen verzehren dürfen. Ihre Bakterien werden jubeln!

INULIN

Besonders viel Inulin enthalten: Chicorée, Artischocken, Knoblauch, Zwiebeln, Lauch (Porree), Bärlauch, Agavendicksaft, Schnittlauch, Schwarzwurzeln (Winterspargel), Spargel, Topinambur, Pastinaken, Zichorienwurzel (Wurzel der Wegwarte, enthalten in Zichorienkaffee wie zum Beispiel Caro-Kaffee), Endiviensalat, Yacon-Sirup (Süßungsmittel aus der südamerikanischen Yacon-Pflanze), Inulinpulver aus der Zichorien- oder Chicoréewurzel.

Geringere Mengen Inulin findet man auch in: Bananen, Weizenkleie, Roggenmehl.

FRUCTOOLIGOSACCHARIDE/OLIGOFRUCTOSE

Besonders viele Fructooligosaccharide/Oligofructose sind enthalten in: Roggen, Hafer, Zwiebeln, Knoblauch, Bananen, Tomaten, Spargel, Bier.

RESISTENTE STÄRKE

Besonders viel resistente Stärke enthalten: etwas unreife grüne Bananen, kernige Haferflocken, weiße, rote und grüne Bohnen, Erbsen, Linsen,

Gerste, erkaltete gekochte Kartoffeln, erkalteter gekochter Reis, Vollkorn-haferbrot, Haferbrei (aufgekocht und wieder abgekühlt), Hirse, Maniok-wurzeln, Weißbrot.

PEKTIN

Besonders viel Pektin steckt in: Obst (mit Schale), Gemüse.

D-MANNOSE

D-Mannose findet sich in: Preiselbeeren, Cranberrys, Blaubeeren, Stachel-beeren, Roten und Schwarzen Johannisbeeren, Orangen, Mangos, Äpfeln, Pfirsichen, Tomaten, Bohnen, Kohlgemüse, Auberginen, Kohl, Brokkoli, Chili.

WEITERE NAHRUNGSMITTEL MIT PRÄBIOTISCHEN EIGENSCHAFTEN

Mandeln, Chiasamen, Leinsamen, Honig, grüner Tee, Granatapfelkerne, Granatapfelsaft, Cranberrys und Cranberrysaft, dunkle Schokolade, Kaffee, Rotwein.

POLYPHENOLE UND MIKROBIOM – ZIEMLICH BESTE FREUNDE

Neben präbiotischen Ballaststoffen liefert uns Pflanzenkost noch andere darm-freundliche Bestandteile. Die meisten Schutzstoffe, die wir in Obst und Ge-müse oder auch in so leckeren Sachen wie Beeren, Kaffee oder dunkler Scho-kolade, Espresso, Fruchtsäften oder Rotwein finden, gehören zur Gruppe der Polyphenole. Sie sorgen für deren Farbe, Geschmack und Geruch. Zahlreiche Studien konnten belegen, dass diese sogenannten sekundären Pflanzenstoffe Alterungsvorgänge verzögern und Arterienverkalkung und Zuckerkrankheit ebenso verhindern wie Falten und Osteoporose. Hinzu kommt, dass Polyphe-nole auch die Darmflora günstig beeinflussen und sanieren können. Polyphe-nole kommen auch im Kapitel »Entzündungen und aggressive Moleküle bei Gewichtsproblemen« vor, denn sie tun nicht nur dem Mikrobiom gut, sondern wirken auch gegen Entzündungen und oxidativen Stress.

Mehr als 90 Prozent der aufgenommenen Polyphenole können in den oberen Darmabschnitten nicht verdaut werden. Sie werden erst im Dickdarm mit Unterstützung der Darmflora für unseren Organismus verwertbar und entfalten ihre Wirkung umso besser, je gesünder unser Mikrobiom ist. Studien konnten nachweisen, dass bestimmte Polyphenole sich auf manche Bakterien wachstumsfördernd, auf andere hemmend auswirken können. Dadurch helfen diese sekundären Pflanzenstoffe, eine gestörte Darmflora zu regenerieren.

PRÄ-, PRO- UND SYNBIOTIKA

Präbiotika (pre = vor, bios = das Leben) sind unverdauliche Nahrungsbestandteile, von denen sich wichtige Darmbakterien ernähren. Durch dieses Bakterienfutter blühen die Darmkeime auf, wachsen und vermehren sich. Inulin, Oligofructose oder resistente Stärke zählen zu den bakterienfreundlichen Nahrungsbestandteilen. Experten gehen davon aus, dass sich positive Effekte ab 5 Gramm Präbiotika täglich einstellen – mehr ist aber besser. Wichtig: Nicht alle Ballaststoffe zählen zu den Präbiotika, sondern nur solche, die dem Magensaft und anderen Verdauungssäften weiter oben im Darm standhalten und anschließend von den Darmbakterien »fermentiert«, also weiterverarbeitet werden.

Probiotika bedeutet »für das Leben« (pro = für, bios = das Leben). Darunter versteht man bestimmte Bakterien, die in aktiver Form in den Darm gelangen und sich dort günstig auf die Gesundheit auswirken. Wichtig ist, dass die Keime den Angriffen der Magen- und Gallensäure widerstehen und lebend im Dickdarm ankommen. Milchsäurebakterien und Bifidumbakterien sind die bekanntesten Probiotika.

Als Synbiotika (syn = zusammen) bezeichnet man Nahrungsmittel oder Nahrungsergänzungsmittel, die sowohl Prä- als auch Probiotika enthalten. Sie haben den Vorteil, dass die probiotischen Bakterien bei ihrer Ankunft im Darm auch gleich was zu futtern haben. Dadurch werden die Startbedingungen für die Probiotika deutlich besser.

Wenn wir regelmäßig die Darmflora mit Polyphenolen und anderen präbiotischen Nahrungsbestandteilen füttern, dann verändert sie sich langsam, aber stetig in eine positive Richtung. Denn diese gesunden Pflanzenstoffe geben unseren Darmbakterien wichtige Impulse für ihre Entwicklung: Sie fördern das Wachstum erwünschter Keime und hemmen gleichzeitig die Entwicklung unerwünschter Dickmacherbakterien.

DIÄTUNTERSTÜTZUNG DURCH PROBIOTISCHE BAKTERIEN

Unter probiotischen Bakterien oder Probiotika versteht man Mikroorganismen, die sich positiv auf unsere Gesundheit auswirken und auch eine Gewichtsreduktion unterstützen können – wenn man die richtigen Bakterien einnimmt. Doch hier ist Vorsicht geboten, denn einige Probiotika können sogar zusätzliche Pfunde auf die Hüften packen. Deshalb ist bei der Einnahme probiotischer Präparate immer ein Blick auf die enthaltenen Bakterienstämme wichtig.

In Studien konnten günstige Effekte auf Gewicht, Körperfettanteil und Bauchumfang nicht für alle Probiotika nachgewiesen werden, wobei die Studienlage aber nicht immer eindeutig ist. Messbare Erfolge auf Bauchumfang, Körperfettanteil, Gewicht oder metabolische Parameter ließen sich unter anderem durch Gabe der Milchsäurebakterien Lactobacillus gasseri, Lactobacillus curvatum und Lactobacillus plantarum oder Lactobacillus casei erzielen. Von Lactobacillus rhamnosus profitierten in einer Studie Frauen hingegen stärker als Männer.

Da auch Bifidobakterien in Studien die Gewichtsreduktion unterstützen konnten und im Darm von Menschen mit Gewichtsproblemen oft fehlen, könnte es sinnvoll sein, auch diese probiotischen Bakterien in eine Darmdiät zu integrieren. Studien wiesen Effekte für verschiedene Bifidostämme nach wie Bifidobacterium longum oder Bifidobacterium adolescentis.

DIE RICHTIGEN BAKTERIENSTÄMME WÄHLEN

Doch es gibt Hinweise, dass sich nicht alle Milchsäurebakterien gleichermaßen günstig auf unser Gewicht auswirken. Ein Blick auf die enthaltenen Bakterienstämme kann hilfreich sein, denn diese entscheiden darüber, in welche Richtung sich das Gewicht möglicherweise bewegt. Das zeigt unter anderem eine US-amerikanische Studie. Wissenschaftler*innen der Abteilung für Präventivmedizin an der University of Southern California, Los Angeles, hatten die Hoffnung, mithilfe eines hoch dosierten Probiotikapräparates (VSL#3) die Gewichtsprobleme übergewichtiger Jugendlicher zu verbessern. Doch die Ergebnisse waren enttäuschend. Nach vier Monaten regelmäßiger Einnahme hatten die Jugendlichen deutlich an Gewicht zugenommen. Das mag daran liegen, dass das Präparat auch »dick machende« probiotische Bakterien enthielt. Unter anderem war in diesem Präparat Lactobacillus acidophilus enthalten. Für diesen Bakterienstamm wurde bereits in anderen Studien nachgewiesen, dass er zu einer deutlichen Gewichtszunahme bei Menschen und Tieren führt.

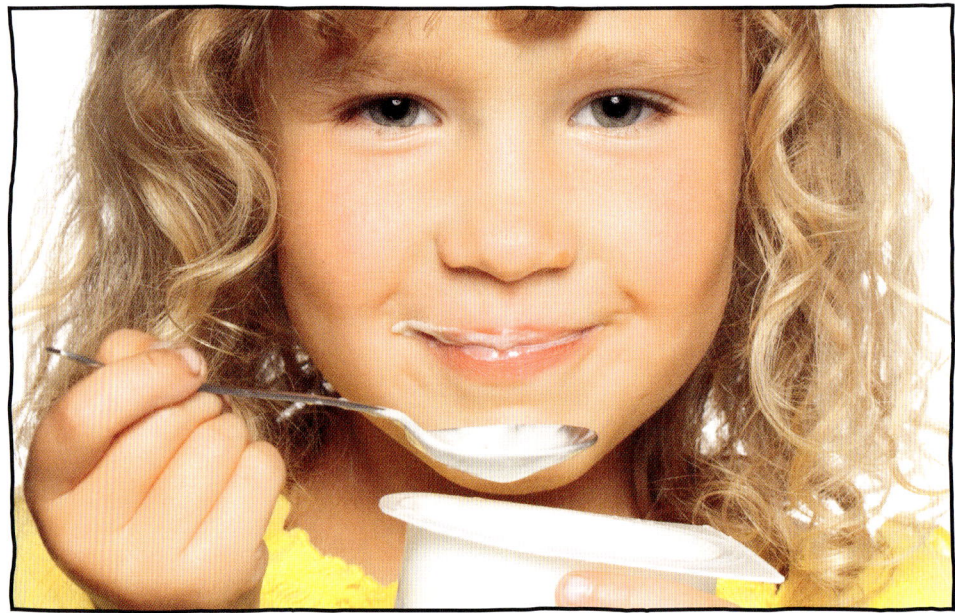

Darmgesunde und schlankheitsfördernde Bakterienkulturen finden sich in vielen Nahrungsmitteln.

EIN SCHLANKES MIKROBIOM MIT DER DARMDIÄT GEZIELT FÖRDERN

Nicht alle notwendigen Bakterien lassen sich mithilfe von Nahrungsergänzungsmitteln direkt zuführen. Manche können aber indirekt gefördert werden.

Akkermansia muciniphila: Wichtig für Akkermansia muciniphila ist resistente Stärke. Außerdem reagiert dieser Keim positiv auf Polyphenole und Omega-3-Fettsäuren (Fisch, Leinöl, Rapsöl). Auch probiotische Keime wie Lactobacillus plantarum, Lactobacillus rhamnosus, Bifidobacterium breve, Bifidobacterium lactis und Bifidobacterium longum fördern seine Vermehrung.

Bacteroidetes: Entwickeln sich gut mit Rotwein, Äpfeln, Omega-3-Fettsäuren (Fisch, Leinöl, Rapsöl), Haferflocken, Kaffee, grünem Tee, schwarzem Tee, Inulin, Pektin. Milchsäurebakterien helfen, den Darm-pH-Wert im gesunden, sauren Bereich zu halten, der wichtig ist für das Wachstum dieses Keims.

Bifidokeime: Sie sind wichtig für eine schlanke Figur und lassen sich auch mithilfe von Nahrungsergänzungsmitteln zuführen. In ihrem Wachstum zusätzlich gefördert werden sie durch Akazienfasern, resistente Stärke, Inulin, grünen Tee, Extrakte aus Grapefruitkernen, Granatapfelsaft, Granatapfelkerne, Vollkornprodukte, Kaffee, Isoflavone (das sind Phytoöstrogene zum Beispiel aus Soja oder Leinsamen), Kakao, dunkle Schokolade, Blaubeeren, Rotwein, Datteln, Apfelsaft, Omega-3-Fettsäuren (Fisch, Leinöl, Rapsöl) und eine ballaststoffreiche Ernährung. Bifidobakterien sind auch enthalten in Joghurt und Kefir.

Faecalibacterium prausnitzii: Für sie ist resistente Stärke sehr wichtig. Zudem gedeihen sie gut mit Inulin, ballaststoffreicher Ernährung, Rotwein und Isoflavonen. Probiotische Keime wie Bifidobacterium longum und andere acetatproduzierenden Probiotika (Laktobazillen, Bifidokeime) stimulieren Faecalibacterium prausnitzii.

Firmicutes: Dick machende Bakterien zählen vor allem zur Gruppe der Firmicutes. Mit der richtigen Ernährung lässt sich deren Zahl senken. Ihre Zahl nimmt ab, wenn regelmäßig grüner Tee oder schwarzer Tee getrunken wird. Auch andere Polyphenole scheinen die Firmicutes zu reduzieren.

DAS WICHTIGSTE KURZ ZUSAMMENGEFASST

So lässt sich eine schlank machende Darmflora fördern:

Inzwischen gilt es wissenschaftlich als gesichert, dass das Mikrobiom Übergewicht verursachen kann. Aber: Das Mikrobiom kann auch schlank machen. Mit Hilfe von Ernährung, Ballaststoffen, Pflanzenextrakten und probiotischen Bakterien lässt sich das Mikrobiom in Richtung »schlank« programmieren. Bringen Sie aber Geduld mit. Bis das Mikrobiom Sie bei Ihren Bemühungen unterstützen kann, dauert es mindestens zwei Monate.

ERNÄHRUNG

Jede Form einer einseitigen Ernährung wirkt sich eher ungünstig auf das Mikrobiom aus. Eine Ernährung mit leicht verdaulichen Kohlenhydraten, einem (zu) hohen Eiweißanteil und viel Fett, die sogenannte »westliche« Ernährung, führt zu einer Zunahme der »Moppelbakterien« (Firmicutes), die nach und nach immer mehr Kalorien aus dem Essen ziehen. Die Zahl der schlank machenden Bacteroidetes und Bifidobakterien sowie anderer gesundheitsfördernder Bakterienarten sinkt.

- Wenn Sie eine fettreiche und ballaststoffarme Ernährung auf fettarm und ballaststoffreich umstellen, dann lassen sich bereits nach 24 Stunden Veränderungen in der Zusammensetzung der Darmflora feststellen. Auf der Waage lässt sich diese Veränderung aber erst nach einigen Wochen sehen.

- Setzen Sie auf Nahrungsmittel mit präbiotischen Ballaststoffen. Diese sind für die gesunde Entwicklung einer »schlanken« Darmflora unerlässlich.

- Gluten ist in Verruf geraten und bei manchen Darmerkrankungen und auch bei einem Leaky-Gut-Syndrom sollte man das »Klebereiweiß« reduzieren beziehungsweise meiden. Doch der Verzicht auf Gluten und damit auf Ballaststoffe aus Getreide reduziert die Zahl der wichtigen Bifidobakterien und Laktobazillen, während das Wachstum potenziell ungünstiger »Fäulnisbakterien« (zum Beispiel Enterobacter, Escherichia coli, Citrobacter oder Klebsiellen) gefördert wird. Vollkornprodukte und Getreide in Maßen sind deshalb gesund und wichtig für das Mikrobiom.

- Das Mikrobiom isst gerne beim Italiener, Griechen, Spanier oder Türken, denn mediterrane Kost mit Gemüse, pflanzlichen Ölen, Fisch, Getreide, Knoblauch, Hülsenfrüchten, Espresso und Rotwein lässt Milchsäurebakterien, butyratbildende Keime und Bifidobakterien sprießen. Die Zahl der Clostridien geht hingegen zurück.

- Studien konnten nachweisen, dass bestimmte Polyphenole sich auf manche Bakterienstämme wachstumsfördernd, auf andere hemmend auswirken können. Dadurch lässt sich eine gestörte Darmflora oft – am besten in Kombination mit einem Synbiotikum – regenerieren.

PROBIOTISCHE BAKTERIEN

- Damit Sie mit Probiotika auch wirklich die gewünschten Effekte erzielen, sollten Sie ein paar Regeln bezüglich Zusammensetzung und Dosierung beachten.

- Dosieren Sie Probiotika ausreichend hoch oder – wenn Sie über die Nahrung probiotische Keime zuführen wollen – verzehren Sie probiotikahaltige Nahrungsmittel täglich. In Studien lagen die wirksamen Tagesdosen meistens bei mindestens 10 bis 15 Milliarden Keimen oder darüber. Die Anzahl der im Produkt enthaltenen Bakterien wird meist in der Einheit »kbe« angegeben. Kbe ist die Abkürzung für »koloniebildende Einheiten« und kann Ihnen als Richtwert für eine ausreichende Keimmenge dienen.

- Probiotische Keime müssen durch den Magen, um in den Dickdarm zu gelangen. Die größte Hürde ist der extrem saure Magensaft. Nüchtern liegt der pH-Wert des Magens bei 1. Das entspricht dem pH-Wert von Salzsäure, die ja auch im Magen produziert wird. Je saurer der Magensaft ist, desto mehr Keime bleiben auf der Strecke. Nach einer Mahlzeit steigt der pH-Wert im Magen aber auf bakterienverträgliche 3 an. Das liegt in etwa bei dem Wert von Orangensaft. »Probiotisch« dürfen sich Bakterien dann nennen, wenn zwischen 10 und 40 Prozent der Ausgangskeime diese Strapazen lebend überstehen und im Dickdarm ankommen. Das erklärt auch, weshalb ein hoch dosiertes Produkt so wichtig für den Erfolg ist. Um es den Keimen ein bisschen zu erleichtern, sollten Sie probiotische Präparate immer nach einer Mahlzeit, am besten mit ein paar Löffeln eines Milchprodukts einnehmen.

- Probiotische Präparate sollten mehrere unterschiedliche Keimstämme enthalten. Die für uns Menschen günstigen Keime sind wie eine Familie – sie unterstützen sich, bilden ein Netzwerk und kooperieren in vielfältiger Weise miteinander. Ein gutes Nahrungsergänzungsmittel sollte deshalb mehrere gut aufeinander abgestimmte Mikrobenstämme enthalten.

- Bestimmte Bakterienstämme waren in Studien in der Lage, eine Gewichtsreduktion zu unterstützen. Das konnte unter anderem für die Milchsäurebakterien Lactobacillus gasseri, Lactobacillus rhamnosum, Lactobacillus plantarum und andere Laktobazillen nachgewiesen werden. Da auch Bifidobakterien in Studien die Gewichtsreduktion unterstützen konnten und im Darm von Menschen mit Gewichtsproblemen oft fehlen, sollte man auch diese probiotischen Bakterien in eine Darmdiät integrieren.

- Wenn Sie abnehmen wollen, dann sollten in Ihrem Präparat bestimmte Bakterien nicht enthalten sein, von denen bekannt ist, dass sie eine Gewichtszunahme fördern. Suchen Sie deshalb ein Präparat OHNE Lactobacillus acidophilus, Lactobacillus reuteri, Lactobacillus fermentum oder Lactobacillus ingluviei.

- Verwenden Sie, wann immer möglich, ein Synbiotikum, also ein Produkt, das sowohl probiotische Keime als auch präbiotische Ballaststoffe enthält. Diese Kombination erhöht nachweislich die Ansiedelungswahrscheinlichkeit der Keime sowie deren Wirksamkeit. Einige Experten halten inzwischen sogar die Gabe von probiotischen Keimen ohne Präbiotika für wirkungslos oder zumindest für wirkungsarm. Falls die von Ihnen benötigten Keime nicht als Synbiotikum erhältlich sind, können Sie als Ergänzung auch Inulinpulver oder resistente Stärke aus Kartoffel- oder Maismehl verwenden.

- Ganz wichtig: Nicht nur auf Präparate verlassen! Auch wenn Sie auf Probiotika setzen, sollten Sie Ihre Ernährung unter die Lupe nehmen, denn die wohlwollenden Keime haben keine Chance, sich im Darm breitzu-machen, wenn wir ihnen nur Currywurst und Chips vorsetzen.

- Stärken Sie auch die Bakterien, die Sie nicht einnehmen können. Die meisten Keime, die in unserem Darm Gutes tun, kann man gar nicht mit Sauerkraut und Kefir oder als Kapseln und Pulver zuführen. Sie leben zwar gut im sauerstoffarmen Milieu des Verdauungstrakts, gehen aber ein, sobald sie an die Luft kommen. Deshalb sind auch zahlreiche gesundheitsfördernde Keime wie Bacteroidetes, Akkermansia mucini-phila oder Faecalibacterium prausnitzii nicht als probiotische Nahrungs-ergänzung erhältlich. Diese fehlenden Bakterien kann man nur indirekt fördern, indem man gute Bedingungen im Darm schafft. Besonders wichtig sind hier die präbiotischen Ballaststoffe.

- Mehr Informationen zu den Zusammenhängen zwischen Darmflora und Gewicht finden Sie auch in meinen Büchern aus der »Schlank mit Darm«-Reihe.

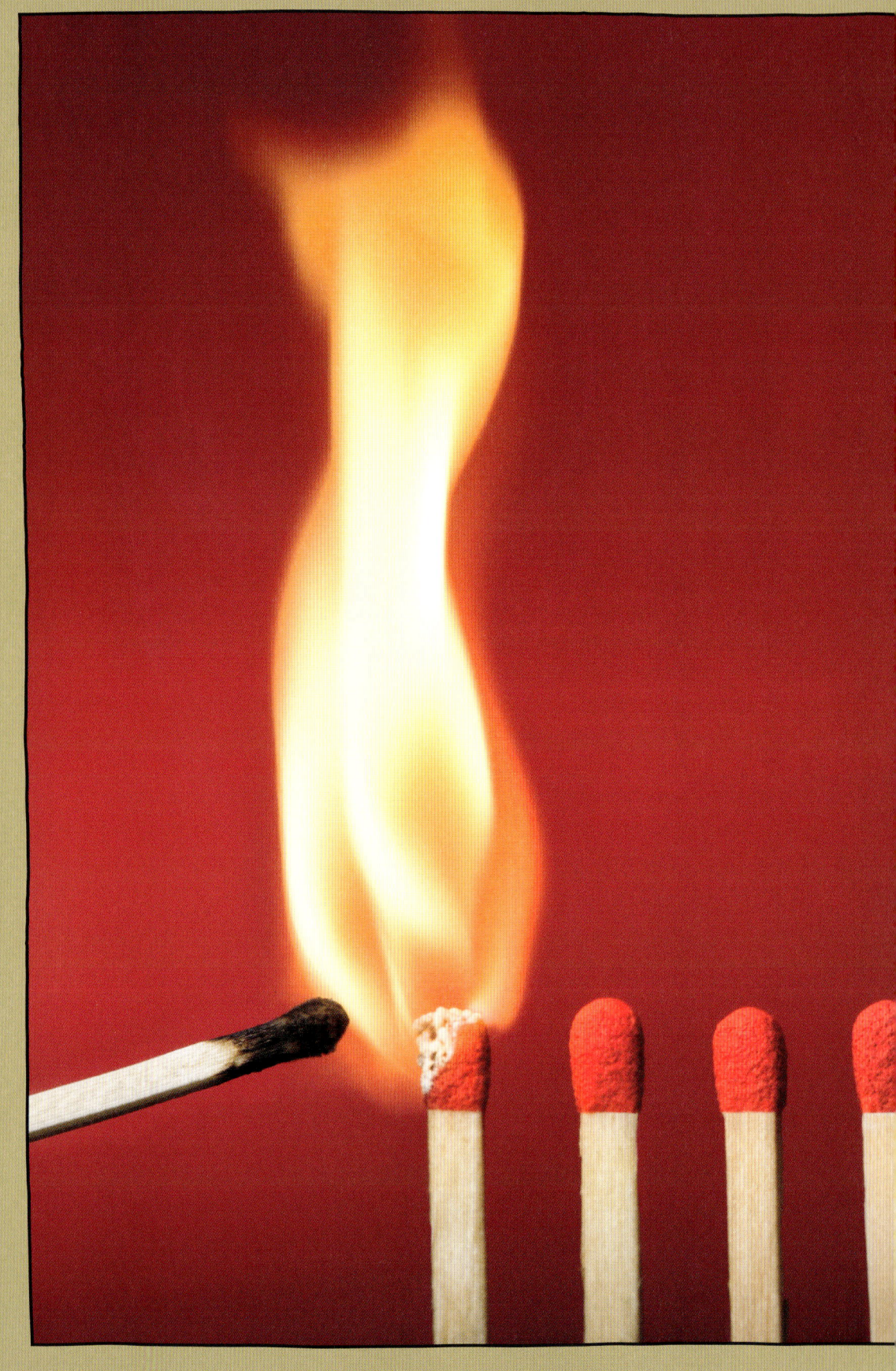

KAPITEL 8

ENTZÜNDUNGEN UND AGGRESSIVE MOLEKÜLE BEI GEWICHTSPROBLEMEN

Wenn der Körper ständig gegen kleine Entzündungsherde kämpfen muss, wenn er ständig unter Stress steht und die Abwehrkräfte im Dauereinsatz sind, wird das Abnehmen schwieriger. Ursachen für Entzündungen zu erkennen und zu beseitigen, kann die Gewichtsreduktion leichter machen.

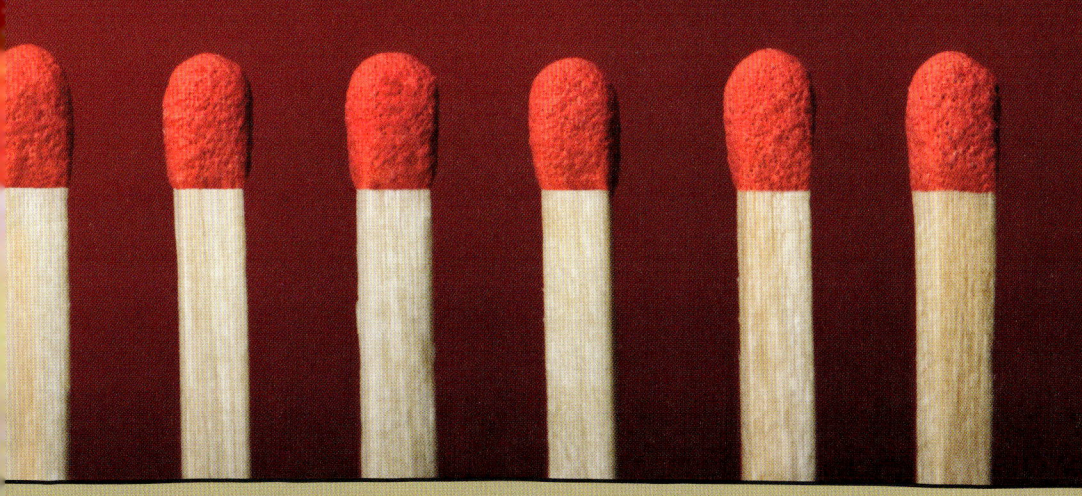

SCHWELENDE ENTZÜNDUNGEN HABEN MASSIVE AUSWIRKUNGEN

Wenn trotz aller Bemühungen die Pfunde nicht weniger werden, dann kann es zwei weitere Gründe geben, die auf den ersten Blick nicht zu erkennen sind, denn sie schlummern im Fettgewebe. Diese wenig beachteten »Diätkiller« heißen Entzündungen und oxidativer Stress. Meistens treten sie gemeinsam auf, denn Entzündungen verursachen oxidativen Stress und oxidativer Stress verstärkt Entzündungen. Vielleicht können Sie aktuell noch nichts mit dem Begriff »oxidativer Stress« anfangen, aber das wird sich gleich ändern. Zunächst ist es wichtig zu wissen, dass beide, also Entzündungen und oxidativer Stress, eine Gewichtsreduktion schon im Ansatz ersticken. Doch es gibt auch gute Nachrichten – man kann etwas dagegen tun.

Entzündungen sind eine wichtige Waffe des Immunsystems, mit denen es auf echte oder vermeintliche Feinde und Bedrohungen reagiert. Wenn Bakterien sich in einer Verletzung ausbreiten oder Zellen durch eine Verstauchung geschädigt wurden, dann reagiert das Immunsystem und wir sehen und spüren diese Entzündung, denn die betreffende Stelle wird rot und heiß. Ist der Schaden behoben, klingen auch Schwellung und Schmerzen rasch ab. So sieht der Normalfall aus.

Doch problematisch für die Figur sind nicht diese kurzen und akuten Entzündungen, sondern lang dauernde Aktivierungen des Immunsystems und schwelende Entzündungsherde, die den Körper quasi unter Dauerfeuer setzen. Diese heimtückischen Mikroentzündungen sind meistens nicht direkt zu spüren oder zu sehen, weshalb man ihnen im Alltag keine Beachtung schenkt. Man kann sie nur mit sehr sensiblen Methoden im Blut oder im Gewebe nachweisen. Experten sprechen von »silent inflammation«, also einer »stillen Entzündung«. Solche chronischen Entzündungen machen dick und krank, sie werden inzwischen mit Herzschwäche, Arterienverkalkung, Zuckerkrankheit und Depressionen in Verbindung gebracht.

DER HOCHOFEN IM BAUCHFETT

Mikroentzündungen sind wie tickende Zeitbomben und sie können durch unterschiedliche Ursachen wie Stress, Infekte, Rauchen oder falsche Ernährung aktiviert werden. Auch eine gestörte Darmflora oder allein schon das Alter an sich führen dazu, dass vermehrt Entzündungen im Blut und im Gewebe nachgewiesen werden können. Doch der wichtigste aller Gründe ist das Übergewicht selbst, denn Fettgewebe ist ein effektiver Produzent von Entzündungsstoffen. Bei Übergewichtigen arbeitet das Fettgewebe quasi wie ein Hochofen. Das liegt nicht nur daran, dass die Fettdepots tatsächlich Energie und Wärme produzieren. Auch Entzündungen, die den gesamten Organismus betreffen, haben hier oft ihren Ursprung. Das führt direkt in einen Teufelskreis hinein, denn die fettbedingten Entzündungen begünstigen nachweislich die Entwicklung von Übergewicht – und Übergewicht sorgt wiederum für hohe Spiegel von Entzündungsmarkern.

Fettgewebe ist kein passives Lager für überschüssige Kalorien, sondern ein hormonell aktives Organ. Die im Fettgewebe produzierten Metaboliten aktivieren das Immunsystem und heizen über ihre Botenstoffe entzündliche Prozesse an. Kein Wunder, dass die Entzündungswerte übergewichtiger Menschen meistens deutlich höher liegen als die von schlanken. Zwischen dem Ausmaß der Entzündung und dem Körpergewicht besteht sogar eine direkte Korrelation: Je mehr Fett, desto mehr Entzündungen. Adipositas wird demnach stets von einer mehr oder weniger starken Entzündungsreaktion begleitet, die man im Blut und im Gewebe messen kann. Ein wichtiger Entzündungsmarker ist das C-reaktive Protein (CRP), das in der Hausarztpraxis mit einer Blutuntersuchung bestimmt werden kann. Langzeitstudien belegen, dass erhöhte CRP-Werte die Blutgefäße schädigen, Gefäßverkalkung, Herzinfarkt und Schlaganfall begünstigen und auch das Risiko für Zuckerkrankheit erhöhen.

Das Problem sollte deshalb von zwei Seiten angegangen werden. Zum einen müssen die Pfunde schmelzen, damit weniger Fettzellen eine Entzündung anfachen können. Doch Gewichtsreduktion fällt bei einer starken Entzündung schwer. Auf der anderen Seite kann man zunächst etwas gegen die Entzündung selbst tun, damit das Fettgewebe überhaupt eine Chance hat, sich zurückzubilden.

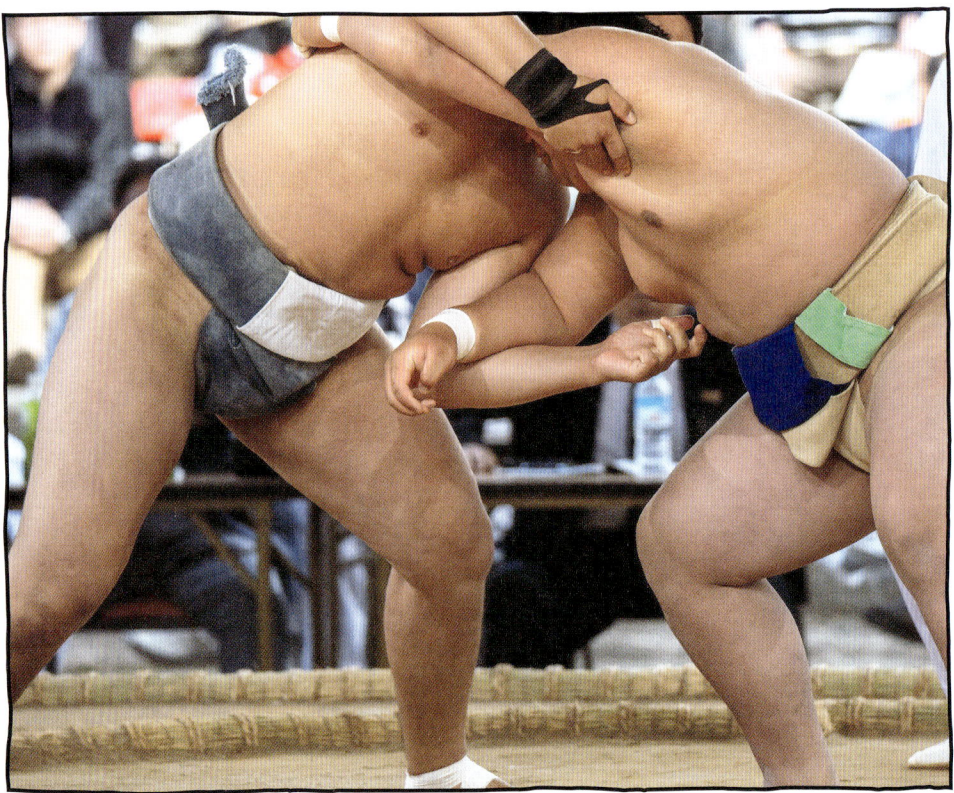

Eine wichtige Ursache für Mikroentzündungen ist Übergewicht, denn Fettgewebe ist ein Produzent von Entzündungsstoffen.

DARMBAKTERIEN IM FETTGEWEBE AKTIVIEREN ENTZÜNDUNGSZELLEN

Überflüssige Pfunde begünstigen Entzündungen noch aus einem anderen Grund. Fettgewebe ist nämlich auch ein Hort für Immunzellen. Die dort stationierten großen Fresszellen, die sogenannten Makrophagen, produzieren Gewebehormone, die bei der Abwehr von Krankheitserregern hilfreich sind. Ein bisschen Fettgewebe ist durchaus wichtig für ein schlagkräftiges Abwehrsystem. Untergewichtigen Personen mit einem sehr niedrigen Körperfettanteil fehlt deshalb oft die Abwehrkraft, die in den Fettzellen steckt. Doch je mehr Raum das Fettgewebe einnimmt, je mehr überflüssige Pfunde Sie mit sich herumschleppen, desto mehr Immunzellen siedeln sich dort an und bilden übermäßig viele Gewebehormone, die Ihre Gesundheit gefährden und auch Übergewicht fördern können.

Entzündungsfördernde Immunzellen im Fettgewebe sind also die »Bösewichte«, die uns immer mehr Pfunde auf die Hüften packen. Aber warum wandern die Abwehrzellen in den Bauchspeck? Wissenschaftler*innen des Universitätsklinikums Leipzig haben herausgefunden, was massenhaft Immunzellen ins Fettgewebe lockt und wie sie dort Entzündungen entfachen. Während Adipositasoperationen entnahmen sie bei übergewichtigen Patienten Proben aus dem Fettgewebe. Dort fand die Forschergruppe tatsächlich lebende Bakterien. Interessanterweise befanden sich genau die »Moppelbakterien« im Fettgewebe, die man auch im Darm übergewichtiger Menschen oder von Patienten mit Zuckerkrankheit findet, nämlich Keime aus der Gruppe der Firmicutes sowie Proteobakterien. Proteobakterien besitzen in ihrer Außenhülle sogenannte Lipopolysaccharide (LPS). Dabei handelt es sich um ein Toxin, also eine Art Gift. Gelangen diese LPS-Bakterien in Kontakt mit den Immunzellen, löst das einen Alarm im Abwehrsystem aus und Entzündungsprozesse werden aktiviert.

Deshalb ist es kein Wunder, dass es den Übergewichtigen in der Studie gesundheitlich umso schlechter ging, je mehr Bakterien sich im Fettgewebe fanden. Es gibt auch eine Vermutung, warum diese Bakterien, die bei Übergewichtigen eigentlich den Verdauungstrakt in großer Zahl besiedeln, plötzlich zwischen den Fettzellen auftauchen. Möglicherweise liegt es an einer erhöhten Durchlässigkeit der Darmwand. Das Leaky-Gut-Syndrom findet man bei übergewichtigen Menschen oder Diabetikern besonders häufig, und hier scheint das Problem zu liegen. Bei einer normalen bakteriellen Infektion führt die Aktivierung des Immunsystems dazu, dass die Keime nach einer gewissen Zeit beseitigt sind und die Entzündung abklingen kann. Im Fall der »Übergewichtsentzündung« strömen durch die undichte Darmbarriere immer mehr Darmbakterien ins Fettgewebe und unser Immunsystem versucht, diese zu bekämpfen. Da aber ständig Nachschub an Entzündungsbakterien geliefert wird, lassen sich diese nie ganz beseitigen. Hier besteht wieder eine Verbindung zu einer gesunden Darmflora und es zeigt sich, dass man das Thema Übergewicht am besten aus mehreren Perspektiven betrachtet und von verschiedenen Seiten angeht.

ENTZÜNDUNG MESSEN

Wenn Sie wissen möchten, ob Entzündungen bei Ihnen das Gewichtsproblem verschärfen, dann sollten Sie in Ihrer Hausarztpraxis die Entzündungswerte prüfen lassen. Zu den Entzündungsmarkern zählt das bereits erwähnte C-reaktive Protein, kurz CRP. Das ist ein gängiger Wert, der oft bestimmt wird, um bei verschiedenen Erkrankungen wie Infekten oder Rheuma die Stärke der Entzündung einschätzen zu können. Weitere, nicht zur Routinediagnostik gehörende Werte sind die Gewebehormone Interleukin-6 (IL-6) und Interleukin-8 (IL-8). Um auch unterschwellige Entzündungen aufzuspüren, kann man das sogenannte hs-CRP (high sensitivity CRP) bestimmen lassen. Dieser sehr sensible Wert reagiert auch auf kleine, schwelende Entzündungen. Dieser Wert wird unter anderem zur Abschätzung des Risikos für Herzinfarkt und Arterienverkalkung genutzt. Die Aussagekraft ist aber umstritten, da fast jeder Mensch leicht erhöhte Entzündungswerte aufweist. Um den Ursachen von Ge-

wichtsproblemen auf die Spur zu kommen, reicht deshalb zunächst die Bestimmung des »normalen« CRP-Wertes aus. Wenn Sie es aber genauer wissen
möchten, dann fragen Sie Ihren Arzt beziehungsweise Ihre Ärztin auch nach
den anderen Labormarkern für Entzündungen.

Der »gesunde« CRP-Wert im Blutserum sollte 5 mg/l nicht übersteigen, das
gilt als Obergrenze des Normalwertes. Je höher der CRP-Wert, desto leichter
entwickelt sich Übergewicht. Interessant ist aber, dass das Ganze auch umgekehrt funktioniert, wenn wir abnehmen: Pro Kilo Gewichtsverlust lässt sich,
so das zusammengefasste Ergebnis aus 33 Studien, eine Senkung des CRP um
0,13 mg/l erreichen. Wenn Sie 10 Kilo abnehmen, dann können Sie damit den
CRP-Wert immerhin so um 1,3 mg/l senken.

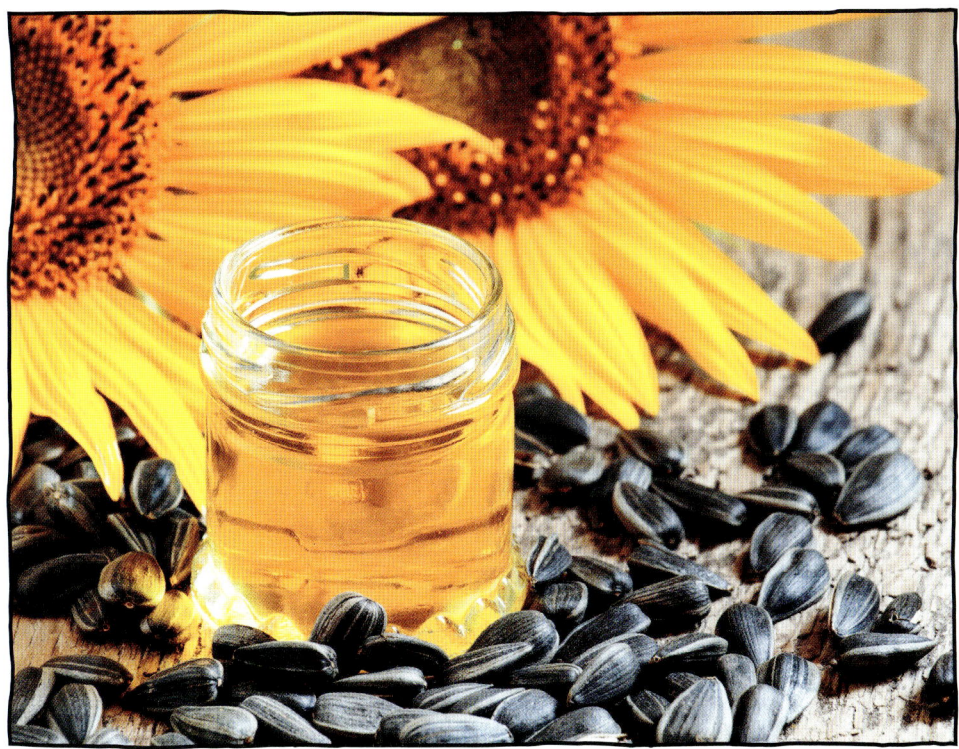

Sonnenblumenöl enthält entzündungsfördernde Fettsäuren und sollte bei einer Diät gemieden
werden.

ENTZÜNDUNGSFÖRDERER IM ESSEN

Entzündungen entstehen nicht nur durch chronische Erkrankungen, viel Fettgewebe und aktivierte Immunzellen. Auch mit dem Essen nehmen wir Nährstoffe zu uns, die im Körper entweder in Entzündungsförderer oder in Entzündungshemmer umgewandelt werden können. Schätzungen zufolge enthält die typische westliche Ernährung heute eine mindestens 30-mal höhere Dosis an entzündungsfördernden Stoffen als noch vor 100 Jahren. Verantwortlich dafür ist unter anderem der übermäßige Verzehr von Fleisch, verarbeiteten Fleischprodukten, Zucker und Nahrungsmittelzusatzstoffen und die Verwendung bestimmter Pflanzenöle und Fette. Zu den »falschen« Ölen und Fetten gehören vor allem solche mit einem hohen Gehalt an Omega-6-Fettsäuren, also Weizenkeimöl, Distelöl, Sonnenblumenöl, Schweinefleisch und Schweineschmalz. In der Vergangenheit wurden vor allem Distel-, Weizenkeim- oder Sonnenblumenöle und aus diesen Ölen hergestellte Margarinen für besonders gesund gehalten und der häufige Verzehr empfohlen – so häufig, dass derzeit von der Verwendung tatsächlich wieder abgeraten werden muss – vor allem, wenn Sie abnehmen wollen. Distel-, Sonnenblumen- und Traubenkernöl enthalten über 100-(!)-mal mehr entzündungsfördernde Omega-6-Fettsäuren als entzündungshemmende Omega-3-Fettsäuren.

GEMÜSE UND BESTIMMTE ÖLE SENKEN ENTZÜNDUNGSMARKER

Wenn Sie abnehmen möchten, sollten Sie also Ihre Ernährung auf entzündungshemmende Nahrungsmittel umstellen. Zu den natürlichen Entzündungshemmern zählen viele Obst- und Gemüsesorten, Vollkornprodukte, pflanzliche Proteine aus Nüssen, Mandeln und Bohnen, fetter Fisch sowie frische Kräuter und Gewürze.

Forscher des Deutschen Instituts für Ernährungsforschung in Potsdam-Rehbrücke fanden heraus, dass sich allein durch etwas mehr Gemüse und Obst auf dem Speiseplan erhöhte Entzündungswerte und oxidativer Stress im Blut übergewichtiger Menschen messbar senken lassen. Pflanzenbasierte Ernährungsformen wie eine vegetarische Ernährung oder die Mittelmeerküche leisten also neben dem geringeren Kaloriengehalt der Nahrungsmittel möglicherweise einen weiteren Beitrag zur Gewichtsreduktion. Das Team um Krasimira Aleksandrova und Fabian Eichelmann analysierte 29 Studien mit insgesamt 2689 Teilnehmenden im Alter zwischen 28 und 68. Dabei stellten sie fest: Wer sich pflanzenreich ernährt, hat im Blut niedrigere Entzündungswerte. Der Entzündungsmarker CRP sank durchschnittlich um 0,55 mg/l und die Werte für Interleukin-6 lagen um 0,25 ng/l niedriger.

Achten Sie bei Obst und Gemüse auf Abwechslung und viel Farbe, denn viele Schutzstoffe stehen mit der intensiv grünen, dunklen oder rot-blauen Farbe in Verbindung. Bringen Sie Blattgemüse wie Grünkohl, Rucola und Spinat auf den Teller, greifen Sie zu Brokkoli, Kohlgemüse und Hülsenfrüchten und bereichern Sie den Speiseplan mit farbenfrohen Früchten und Beeren.

Auch die Auswahl der Öle, die Sie in Ihrer Küche verwenden, trägt entscheidend dazu bei, ob Ihre Ernährung Entzündungen begünstigt oder diese eher beseitigt. Hier spielen vor allem die Omega-3-Öle eine wichtige Rolle, von denen es in Lein-, Raps- und Hanföl verhältnismäßig viel gibt. Hier dürfen Sie öfter mal zur Ölflasche greifen. Ebenso liefern nicht die in Diäten bevorzugten fettarmen Fische, sondern eher die fettreichen Meeresbewohner wie Lachs, Makrele, Thunfisch oder Hering die entzündungshemmende Fettsäure. Und was ist mit Olivenöl? Das mediterrane Pflanzenöl enthält zwar keine nennenswerten Omega-3-Fettsäuren, aber die Forschung zeigt, dass es eine Diät sinnvoll ergänzen kann. Eine kleine Extraportion Fett wie zum Beispiel Olivenöl, aber auch Leinöl oder Walnussöl liefert zwar mehr Kalorien, sättigt aber auch lang anhaltend und scheint deshalb eine Gewichtsreduktion sinnvoll zu unterstützen. Gleichzeitig liefern Olivenöl und Co. auch Schutzstoffe zur Abwehr freier Radikale.

BEWEGUNG GEGEN ENTZÜNDUNGSSTRESS

Studien an Schulkindern zeigen zudem, dass auch körperliche Fitness entzündungshemmend wirken kann. In einer Studie waren – wie zu erwarten – höhere Entzündungswerte mit einem höheren BMI, also einem höheren Körpergewicht verbunden. Aber auch unabhängig vom Körpergewicht wiesen die Kinder, die fitter waren, niedrigere Entzündungswerte auf. Das Gleiche lässt sich auch bei Erwachsenen feststellen. Ein Team um die Studienärztin Kirsten Lehnert von der Universität Greifswald untersuchte bei 1481 Bürgern von Mecklenburg-Vorpommern im Alter von 20 bis 81 Jahren den Zusammenhang zwischen körperlicher Fitness und Entzündungsmarkern im Blut. Die Leistungsfähigkeit der Studienteilnehmer*innen wurde durch einen Test auf dem Fahrradergometer gemessen. »Wir konnten in unserer Untersuchung beweisen, dass eine höhere körperliche Leistungsfähigkeit mit weniger systemischer Inflammation, also Entzündungen, verbunden ist«, berichtet Lehnert. Pro 100 Milliliter mehr an Sauerstoff, den die Proband*innen während der Untersuchung maximal aufnahmen, ging der Entzündungsmarker CRP um 4,5 Prozent zurück. Andere Entzündungswerte wiesen ähnliche Zusammenhänge auf. Regelmäßig etwas für die Kondition zu tun, wirkt sich also auf mehrfache Weise positiv auf die Figur aus.

FETTZELLEN UND OXIDATIVER STRESS

Fettzellen können stressen, sowohl psychisch als auch oxidativ. Hier geht es vor allem um Letzteres. Unter oxidativem Stress versteht man eine verstärkte Belastung der Zellen und Gewebe mit sogenannten freien Radikalen. Diese aggressiven Moleküle entstehen Tag für Tag in unserem Stoffwechsel, werden aber auch durch unseren Lebensstil gefördert. Übersteigt die Menge der freien Radikale ein bestimmtes Level, dann spricht man von oxidativem Stress. Ähnlich wie die chronischen Entzündungen kann auch ein zu starker oxidativer Stress Diätbemühungen ausbremsen. Meistens treten oxidativer Stress und Entzündungen gemeinsam in Erscheinung.

Freie Radikale begünstigen, ähnlich wie Entzündungen, die Entstehung von Übergewicht, werden aber auch in den Fettzellen Übergewichtiger in größerem Maße gebildet. Ein Teufelskreis, aus dem man am besten durch eine Umstellung der Ernährung und eine Reduktion der Bildung freier Radikale herauskommt. Studien zeigen: Sind zu viele freie Radikale im Blut und ist der Spiegel an Schutzstoffen zu niedrig, dann erhöht sich die Körperfettmasse, die Leber lagert mehr Fett ein und es entwickelt sich eine Insulinresistenz, die wiederum zu höheren Blutzuckerspiegeln führt. Oxidativer Stress bringt Sie deshalb in den nächsten Teufelskreis, den es zu durchbrechen gilt, wenn die Gewichtsreduktion dauerhaft erfolgreich sein soll. Die gute Nachricht: Es ist nicht so kompliziert, wie es auf den ersten Blick erscheinen mag, denn die Maßnahmen, mit denen Sie Entzündungen beseitigen können, helfen in der Regel auch gegen oxidativen Stress. Sie können also zwei Fliegen mit einer Klappe schlagen.

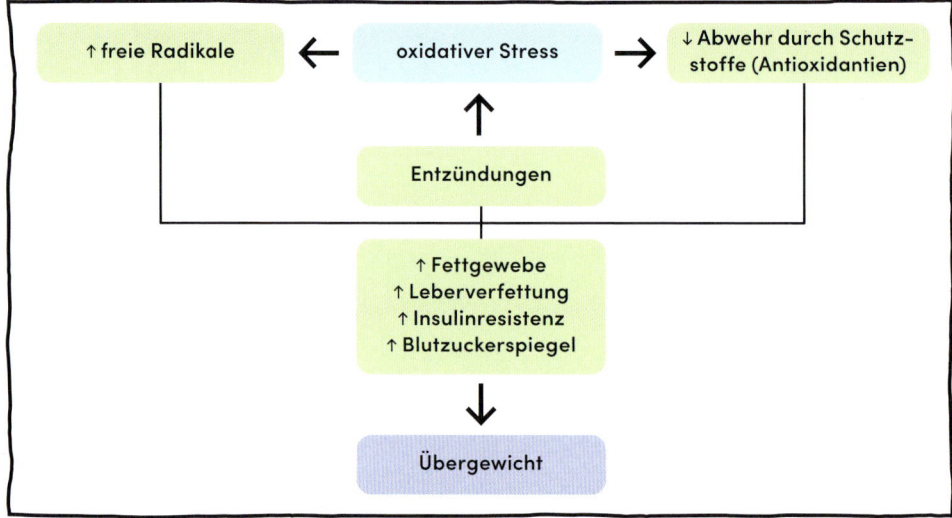

Wie oxidativer Stress zu Übergewicht führt.

Begriffe wie »freie Radikale« und »aggressive Moleküle« legen schon nahe, dass mit diesen Stoffwechselprodukten nicht zu spaßen ist. Wie gefährlich sie uns werden, hängt vor allem von ihrer Menge ab. Eine kleine Menge der aggressiven Radikale nutzt unser Organismus als Waffe gegen Viren, Bakterien und Krebszellen. Eine Studie der Yale-Universität hat gezeigt, dass eine gewisse Menge dieser Moleküle notwendig ist, um den Appetit zu kontrollieren. Doch die Grenze des Zuträglichen ist schnell erreicht und bei übergewichtigen Personen ist der Spiegel dieser Stoffwechselprodukte generell deutlich höher. Grund dafür sind vor allem die Begleitphänomene des Übergewichts wie erhöhte Blutzuckerspiegel, erhöhte Leptinwerte oder chronische Entzündungen, durch die die Bildung der aggressiven Radikale zusätzlich gesteigert wird.

Bei Menschen, die sich unausgewogen ernähren – zu wenig Pflanzenkost, dafür aber umso mehr stark verarbeitete Gerichte wie Wurstwaren, Fast Food und viel Zucker und Fruktose essen –, nimmt der oxidative Stress zu. Klassische Ernährungsformen unseres Kulturbereichs mit einem hohen Anteil an tierischem Eiweiß und tierischen Fetten und wenig Ballaststoffen fördern die

Bildung von freien Radikalen und Entzündungsbotenstoffen. Allein dadurch können Fast Food und Fertiggerichte auch unabhängig vom Kaloriengehalt und Nährstoffdichte zur Entstehung von Übergewicht beitragen. Im Tierversuch konnte nachgewiesen werden, dass bereits nach sechs Wochen einer fett- und kohlenhydratreichen Ernährung die Marker für oxidativen Stress deutlich anstiegen. Interessanterweise blieben die Spiegel aber relativ niedrig, wenn die Tiere täglich eine Dosis Apfelessig erhielten.

Ernährungsumstellung und ein paar Pfund abzunehmen, das ist ein erster Schritt in die richtige Richtung. Dann kann sich der Körper wieder viel besser gegen den zellschädigenden oxidativen Stress zur Wehr setzen.

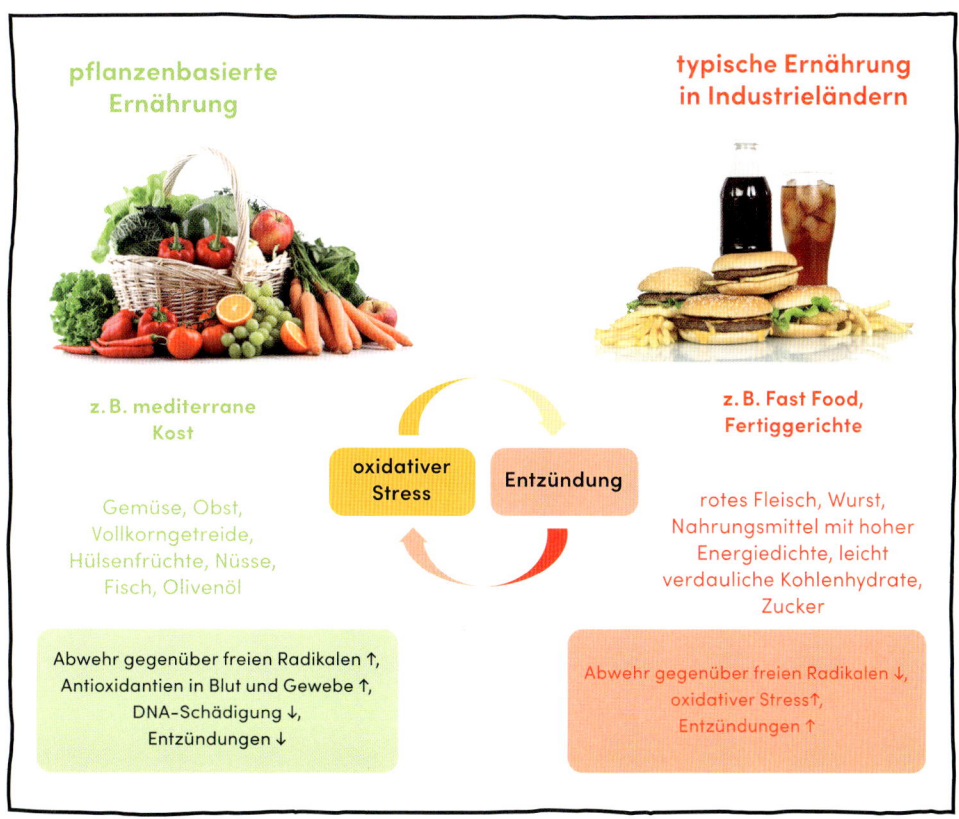

pflanzenbasierte Ernährung

typische Ernährung in Industrieländern

z. B. mediterrane Kost

z. B. Fast Food, Fertiggerichte

oxidativer Stress

Entzündung

Gemüse, Obst, Vollkorngetreide, Hülsenfrüchte, Nüsse, Fisch, Olivenöl

rotes Fleisch, Wurst, Nahrungsmittel mit hoher Energiedichte, leicht verdauliche Kohlenhydrate, Zucker

Abwehr gegenüber freien Radikalen ↑, Antioxidantien in Blut und Gewebe ↑, DNA-Schädigung ↓, Entzündungen ↓

Abwehr gegenüber freien Radikalen ↓, oxidativer Stress↑, Entzündungen ↑

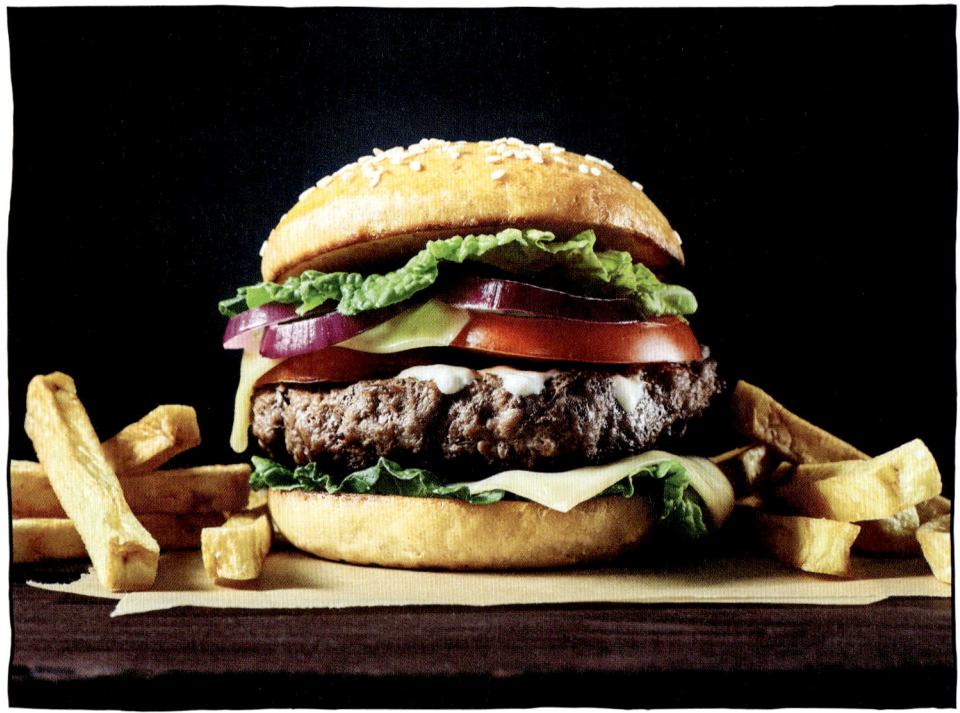

Fast Food begünstigt oxidativen Stress und sorgt auch auf diese Weise für überflüssige Pfunde.

KÖRPEREIGENE SCHUTZMECHANISMEN

Prinzipiell weiß sich unser Organismus gegen freie Radikale und gegen Entzündungen zur Wehr zu setzen, wobei Enzyme, Vitamine, Spurenelemente und sekundäre Pflanzenstoffe zum Einsatz kommen. Eine gesunde Darmflora ist ebenfalls in der Lage, Schutzstoffe zu bilden, und durch die verstärkte Zufuhr von Antioxidantien mit der Ernährung können wir unterstützend eingreifen. Antioxidantien sind quasi die Gegenspieler der freien Radikale. Sie fangen die aggressiven Moleküle ein, machen sie unschädlich und senken dadurch den oxidativen Stress. Zu den Antioxidantien zählen zum Beispiel Vitamine wie die Vitamine A, C und E oder Betacarotin. Selen und Zink geben körpereigenen Enzymen Kraft, um freie Radikale abzubauen. Besonders wirkungsvolle Schutzstoffe findet man in intensiv gefärbtem Obst und Gemüse.

Die vielen freien Radikale, die bei Übergewicht entstehen, fressen quasi die schützenden Antioxidantien auf, und je höher der Body-Mass-Index ist, desto niedriger sind deshalb oft die schützenden Mikronährstoffspiegel im Blut. Das legt eine Studie des amerikanischen Center for Disease Control and Prevention in Atlanta nahe. Das Forscherteam untersuchte den Zusammenhang zwischen dem BMI und der Mikronährstoffversorgung. Insbesondere wichtige Vitamine und Antioxidantien wie Carotinoide, Vitamin E, Vitamin C, Vitamin A, Vitamin D, Folsäure und Vitamin B_{12} waren bei Übergewichtigen und Adipösen viel niedriger als bei schlanken oder normalgewichtigen Vergleichspersonen. Die deutlichsten Mängel wiesen übergewichtige Frauen im mittleren Alter auf. Das zeigt, dass Sie sich tatsächlich ziemlich gut mit allen wichtigen Nährstoffen versorgen sollten, um leichter abzunehmen und Krankheiten zu verhindern. Eine ausgewogene Ernährung ist die Basis dafür; zunächst könnten auch Nahrungsergänzungsmittel mit pflanzlichen Antioxidantien und anderen wichtigen Nährstoffen eine Übergangslösung sein. Wie wichtig eine ausgewogene Nährstoffversorgung für die Gewichtsreduktion und vor allem das langfristige Halten des neuen Gewichts ist, haben Sie in den ersten Kapiteln dieses Buchs gelesen.

POLYPHENOLE, DIE SUPERANTIOXIDANTIEN

Die meisten Schutzstoffe, die wir in Obst und Gemüse oder auch in so leckeren Sachen wie Beeren, Kaffee, Tee oder dunkler Schokolade, Goji-Beeren, Kräutern und Gewürzen, Espresso, Fruchtsäften oder Rotwein finden, gehören zur Gruppe der sogenannten Polyphenole. Sie kommen auch im Kapitel zum Darmmikrobiom vor, denn Polyphenole tun auch den Bakterien im Verdauungstrakt gut. Polyphenole gehören zu den sekundären Pflanzenstoffen, die von Pflanzen produziert werden, um sich vor UV-Strahlen oder Schädlingen zu schützen oder Insekten anzulocken. Sie sind für Farbe, Geschmack und Geruch von Obst und Gemüse verantwortlich. Die Fähigkeit der Polyphenole, unseren Körper vor freien Radikalen und oxidativem Stress zu schützen, übersteigt das Potenzial von Vitamin C oder Vitamin E bei Weitem. Polyphenole können deshalb durchaus als Superantioxidantien bezeichnet werden. Mehr Gemüse und in Maßen (wegen des Fruchtzuckers) auch Obst sind deshalb wertvolle Helfer im Kampf gegen die Pfunde.

POLYPHENOLE SIND SCHLANKMACHER

Polyphenole unterstützen die Gewichtsreduktion, das konnten niederländische Wissenschaftler*innen feststellen. Übergewichtige Proband*innen erhielten zwölf Wochen lang entweder eine Mischung aus Grünteepolyphenolen (282 Milligramm pro Tag) plus Resveratrol, dem Polyphenol aus dunklen Trauben oder Rotwein (80 Milligramm pro Tag), oder eine wirkstofffreie Plazebokapsel. Tatsächlich wurden durch die Tee- und Rotweinpolyphenole die Kraftwerke der Zellen, die Mitochondrien, aktiver, die Fettverbrennung wurde stimuliert und die Fähigkeit, freie Radikale abzuwehren, nahm zu. Schon nach drei Tagen ließ sich der Effekt der Polyphenolergänzung messen. Im Gegensatz zur Plazebogruppe verbrauchten die Studienteilnehmer*innen, die Nahrungsergänzungsmittel erhielten, täglich etwa 75 Kalorien mehr. Das ist nicht viel, aber wie sagt man so schön: Kleinvieh macht auch Mist. Wenn man davon ausgeht, dass die Wirkung langfristig anhält, schmelzen in einem Jahr rund 4 Kilo Gewicht dahin. Das allein reicht Ihnen wahrscheinlich nicht aus, aber in Kombination mit anderen Maßnahmen ist das durchaus eine interessante Perspektive. Eine ausreichende Zufuhr von Antioxidantien mit der Nahrung oder – im Bedarfsfall – auch mit Nahrungsergänzungsmitteln kann die Gewichtsreduktion offensichtlich erleichtern. Gerade bei Übergewicht mit einer verstärkten Anflutung von Entzündungshormonen und freien Radikalen ist unser Körper auf unsere Mithilfe angewiesen, denn weder das Fettgewebe noch andere Schaltstellen im Körper sind in der Lage, wirkungsvolle Antioxidantien wie Vitamin C, Selen oder Carotinoide – um nur einige Vertreter der Schutzstoffreaktion zu nennen – zu produzieren. Das Fazit: Polyphenole und Antioxidantien sind tatsächlich in der Lage, die Fettverbrennung in den Zellen zu erhöhen und eine Gewichtsreduktion sinnvoll zu unterstützen.

POLYPHENOLE – DIE BESTEN LIEFERANTEN

Besonders viele Polyphenole enthalten Grünkohl, Brokkoli, frische Beeren, allen voran wilde Heidelbeeren, sowie Vollkornweizen(mehl). Auch Trauben, Kirschen, Äpfel und Birnen liefern mit 200 bis 300 Milligramm Polyphenole je 100 Gramm Früchte eine ganz ordentliche Menge. Einen hohen Schutzstoffgehalt findet man in Obstschalen und den Randschichten von Gemüse – deshalb möglichst mit Schale essen oder nur sehr dünn abschälen.

Bei den Getränken liegen grüner und schwarzer Tee, dunkle Beerensäfte, Rotwein, dunkles Bier (zum Beispiel Guinness) und Kaffee weit vorn. Kaffee ist übrigens viel gesünder, als sein Ruf vermuten lässt. In einer Studie stimulierte Kaffeesäure die Darmflora besonders gut und führte zu einem starken Wachstum gesunder Bakterien. Kaffeesäure – hoch dosiert in Espresso, Mokka oder Filterkaffee enthalten – ist sogar der Pflanzenstoff, der in unserer Ernährung am zweithäufigsten vorkommt. Aber auch über Obst und Gemüse nehmen wir Kaffeesäure auf. Vor allem Möhren, Tomaten, Auberginen, Sellerie, Birnen, Äpfel, Weintrauben und Aprikosen enthalten Kaffeesäure.

Polyphenole sind – anders als viele Vitamine – nicht hitzeempfindlich. Kochen macht ihnen also nichts aus und manche Inhaltsstoffe, wie die von Tomaten, werden dadurch für den Körper besser verwertbar.

DAS WICHTIGSTE KURZ ZUSAMMENGEFASST

So beseitigen Sie Entzündungen und oxidativen Stress

Entzündungen und freie Radikale behindern die Gewichtsabnahme nachweislich. Deshalb ist es sinnvoll, parallel zur Umstellung der Ernährung oder eventuell auch schon zwei bis drei Wochen vor dem Diätstart Entzündungen einzudämmen und freie Radikale abzufangen. Dazu gibt es mehrere Möglichkeiten. Manche Maßnahmen wirken antientzündlich und senken gleichzeitig die freien Radikale. Im Optimalfall sollten Sie an mehreren Fronten tätig werden. Als Erstes sollten Sie ein paar Werte ärztlich überprüfen lassen. Um Entzündungen abzuklären, lassen Sie den Entzündungswert CRP (oder das hochsensible hsCRP) im Blut bestimmen. Für den oxidativen Stress gibt es mehrere Werte, die Auskunft geben können. Gut geeignet ist aber vor allem die Bestimmung der Totalen Antioxidativen Kapazität (TAS). Sie zeigt, wie gut die Abwehr des Körpers gegen freie Radikale aufgestellt ist. Damit wird der Schutz durch alle im Körper vorhandenen Antioxidantien gemessen. Bei oxidativem Stress ist dieser Wert zu niedrig.

Wenn Ihre Entzündungswerte erhöht sind, dann können Sie diese eventuell durch folgende Maßnahmen senken:

- Entzündungshemmende Effekte haben Omega-3-Fettsäuren, die wir in fetten Fischen wie Lachs, Thunfisch, Makrele oder Heringen sowie in Lein- und Rapsöl und in Walnüssen finden. Sie können Omega-3-Fettsäuren auch als Nahrungsergänzungsmittel einnehmen. Auch hier gibt es neben dem Fischöl pflanzliche Alternativen aus Algen.

- Meiden Sie Entzündungsfette. Die Gegenspieler der Omega-3-Fettsäuren sind die Omega-6-Fettsäuren. Letztere fördern Entzündungen und sollten deshalb so wenig wie möglich gegessen werden. Omega-6-Fettsäuren sind hochkonzentriert enthalten in Schweineschmalz, Schweinefleisch, Leber und Eigelb. Durch Sojaprodukte und Pflanzenöle wie Distel-, Sonnenblumen-, Soja-, Weizenkeim- oder Traubenkernöl und den daraus hergestellten Margarinen nehmen aber auch Vegetarier und Veganer häufig zu viele Omega-6-Fettsäuren zu sich. Dadurch kippt die Fettsäurebalance schnell in Richtung Entzündung – und das fördert wiederum die Gewichtszunahme. Räumen Sie deshalb alle Omega-6-Produkte aus den Regalen und aus dem Kühlschrank und tauschen Sie sie gegen Omega-3-Alternativen.

- Setzen Sie auf langsam verdauliche Kohlenhydrate und Ballaststoffe, die den Blutzuckerspiegel nicht in die Höhe schnellen lassen, denn auch das zuckersenkende Hormon Insulin verursacht Entzündungsstress. Ähnliches weiß man von Fruktose und von Haushaltszucker (der auch zur Hälfte aus Fruktose besteht).

- Essen Sie weniger verarbeitete Nahrungsmittel und weniger rotes Fleisch, vor allem weniger Schweinefleisch. Erhöhen Sie den Gemüse-anteil des Essens.

- Essen Sie drei Mahlzeiten pro Tag, verzichten Sie auf Snacks zwischen den Mahlzeiten und planen Sie regelmäßig Intervallfastentage ein.

- Sinnvoll kann auch die Einnahme von Nahrungsergänzungsmitteln sein, um schnellere Erfolge zu erzielen. Nahrungsergänzungsmittel mit entzündungshemmender Wirkung, die auch bei oxidativem Stress helfen, sind zum Beispiel Omega-3-Fettsäuren aus Fischöl oder Algen oder Spurenelemente, vor allem Zink, Selen, Chrom und Magnesium. Achtung: Eisenpräparate nur bei einem deutlichen Mangel einnehmen. Eisen kann Entzündungen und oxidativen Stress sogar noch fördern.

- Ergänzen Sie, wenn die Spiegel erniedrigt sind, auch Vitamine, vor allem Vitamin D, C und E sowie B-Vitamine.

- Kurkuma und Ingwer kann man zum Würzen verwenden oder als Nah-rungsergänzungsmittel einnehmen. Beide Gewürze konnten in Studien ihre entzündungshemmende Wirkung unter Beweis stellen.

- Treiben Sie wenigstens ein bisschen Sport und halten Sie sich körperlich fit. Eine gute körperliche Leistungsfähigkeit ist verbunden mit niedrigeren Entzündungsmarkern.

- Achten Sie auf ausreichenden Schlaf und versuchen Sie psychischen Stress zu reduzieren.

- Nehmen Sie ein paar Pfunde ab. Das fällt zwar schwer, wenn die Entzündungswerte noch erhöht sind, trägt aber auch dazu bei, dass das Entzündungsfeuer nicht mehr ganz so hoch lodert, und auch der oxidative Stress geht zurück.

- Wenn die Entzündungswerte hoch sind, dann kann es sinnvoll sein, mal die Darmflora und die Darmbarriere zu überprüfen. Vielleicht liegt bei Ihnen ein Leaky-Gut-Syndrom, also eine erhöhte Durchlässigkeit der Darmwand vor. Um das feststellen zu können, wird der Zonulinwert in einer Stuhlprobe bestimmt. Bei einem Leaky-Gut-Syndrom ist es wichtig, gezielt das Mikrobiom zu fördern. Mehr dazu im Kapitel »Die Darmflora – wichtiger Verbündeter auf dem Weg zur Traumfigur«. Eine gesunde Darmflora ist in der Lage, selbstständig den Entzündungen durch eine ganze Ladung Schutzstoffe Paroli zu bieten. Zudem ist eine gesunde Darmflora mit einem niedrigen Gewicht verbunden.

Wenn Ihr oxidativer Stresswert erhöht ist und die antioxidativen Schutzmechanismen geschwächt sind, dann können Sie diese eventuell durch folgende Maßnahmen wieder in den Normbereich bringen:

- Erhöhen Sie die Zufuhr von Antioxidantien über die Nahrung und nehmen Sie eventuell vorübergehend ein Präparat ein, das Vitamine oder, oft besser, sekundäre Pflanzenstoffe und Polyphenole enthält. Nehmen Sie Nahrungsergänzungsmittel mit Antioxidantien am besten ZUM Essen und nicht zwischen den Mahlzeiten. So scheint die appetitzügelnde Wirkung stärker auszufallen.

- Bringen Sie mehr Pflanzenstoffe auf den Teller. Besonders polyphenolreich sind intensiv gefärbte Obst- und Gemüsesorten, Beeren, Vollkornprodukte, grüner und schwarzer Tee, Rotwein und Kaffee. Aber auch Gewürze und Kräuter wie zum Beispiel Kurkuma, Ingwer, Knoblauch, Oregano, Thymian, Rosmarin und Basilikum wirken sowohl gegen Entzündungen als auch gegen freie Radikale.

- In einer Studie ließ sich durch ein Nahrungsergänzungsmittel mit 282 Milligramm Grünteepolyphenolen und 80 Milligramm Resveratrol

der tägliche Kalorienverbrauch sogar erhöhen. Sie können die Grünteepolyphenole aber auch mit ein paar Tassen Tee trinken. In einer Tasse
grünem Tee sind zwischen 100 und 150 Milligramm Grünteepolyphenole
enthalten. Der Polyphenolgehalt steigt, wenn Sie den Tee länger ziehen
lassen. Nach fünf Minuten Aufgussdauer sind etwa 80 Prozent der Teepolyphenole in der Tasse, nach weiteren fünf Minuten sind sogar mehr
als 90 Prozent in die Tasse gelangt.

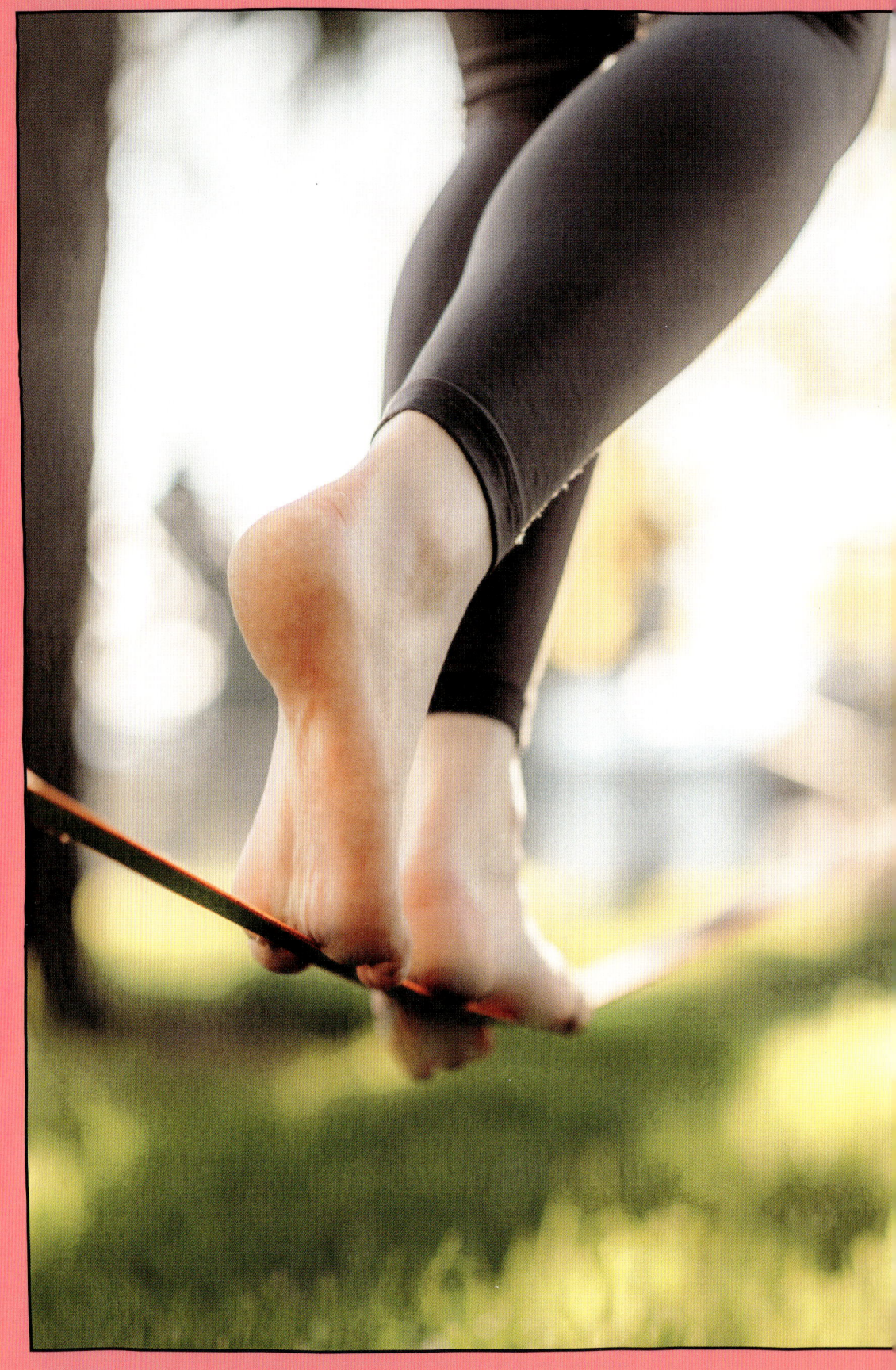

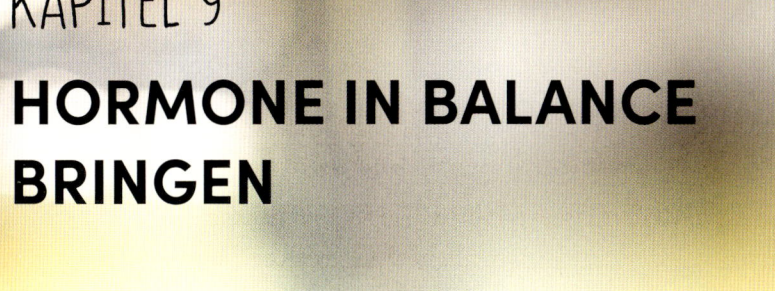

KAPITEL 9

HORMONE IN BALANCE
BRINGEN

Auch was das Gewicht angeht, sind wir nicht Spielball unserer
Hormone. Dennoch haben diese Botenstoffe direkt oder indirekt
großen Einfluss auf unsere Pölsterchen an Hüfte, Po oder Bauch.
Welche Hormone sind es, die sich ungünstig auf das Gewicht
auswirken, und wie lassen sie sich beeinflussen?

HORMONE, DIE ANTREIBER

HORMONE UND DEREN EINFLUSS AUF DAS GEWICHT

Hormone, die eine Gewichtsreduktion unterstützen	Hormone, die eine Gewichtszunahme fördern
Thyroxin, Trijodthyronin (Schilddrüsenhormone)	Insulin (blutzuckersenkendes Hormon)
Adrenalin, Noradrenalin (Stresshormone)	Cortisol (Stresshormon)
Leptin (Sättigungshormon)	Ghrelin (Appetithormon)
Testosteron (männliches Geschlechtshormon)	Östrogene (weibliche Geschlechtshormone)
Somatotropes Hormon (STH) (Wachstumshormon)	Interleukin-6 (IL-6) (Gewebshormon, das Entzündungen fördert)
Serotonin (Glückshormon)	
Adiponectin (Gewebshormon)	

Die Hormonspiegel und die Balance der einzelnen Hormone untereinander können entscheidend zum Abnehmerfolg beitragen oder auch das Gegenteil bewirken. Hormone sind wichtige Botenstoffe, ohne die in unserem Körper gar nichts geht. Abends gut einschlafen, sich fortpflanzen, gut gelaunt ins Büro gehen oder einen Zehn-Kilometer-Lauf absolvieren – ohne Hormone wäre das alles nicht möglich. Der Begriff »Hormon« stammt aus dem Griechischen und bedeutet so viel wie »Antreiber«. Die Bezeichnung ist gar nicht so falsch, denn fehlen Hormone, dann fehlt uns oft auch der Antrieb, unsere Arbeit zu erledigen, die Freizeit zu gestalten oder einfach morgens aus dem Bett aufzustehen. Doch Hormone versorgen uns nicht nur mit Energie. Sie regulieren auch den Auf- und Abbau von Geweben. Ob wir schon mit wenig Training muskulös und drahtig aussehen oder sich unser Waschbärbauch trotz intensiven Trainings nicht in einen Waschbrettbauch verwandelt, ist zu einem großen Teil eine Frage der Hormonbalance.

Hormone sind für Fettspeicherung und Fettabbau ebenso zuständig wie für Hunger oder Sättigung. Sie können den Muskelaufbau fördern oder das Gegenteil bewirken und auch der Stoffwechsel steht unter Hormonkontrolle.

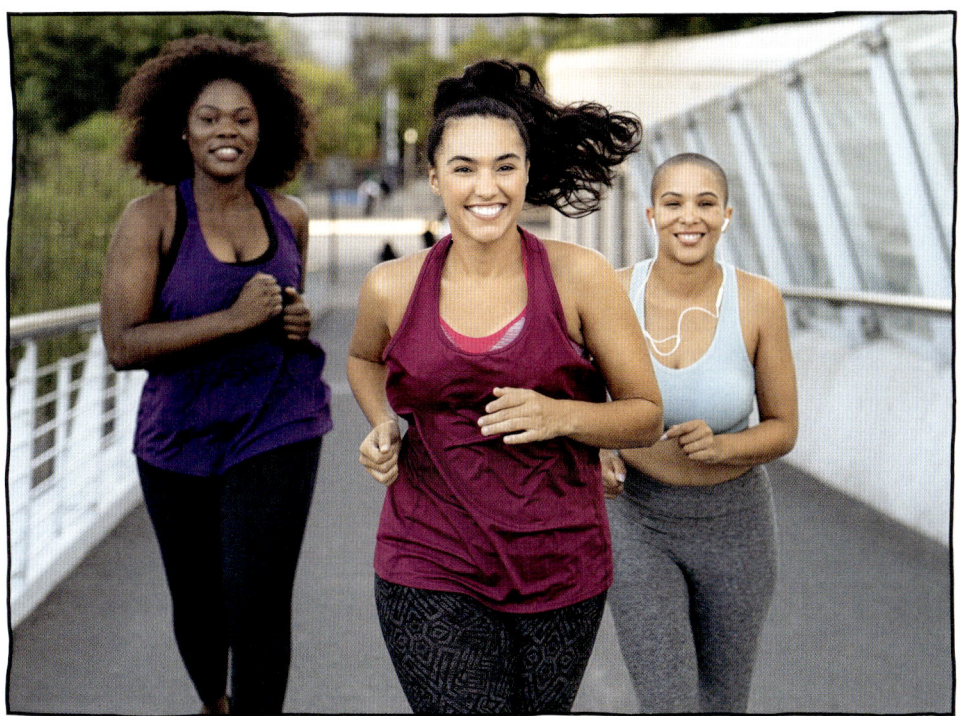

Keine Action ohne Hormone – die Botenstoffe sorgen auch dafür, dass wir in die Gänge kommen.

Wenn es ums Abnehmen geht, sollten wir vor allem die Botenstoffe fördern, die uns helfen, Fettgewebe abzubauen, Fettzellen zu schrumpfen, das Gewebe zu straffen, Muskulatur aufzubauen und Appetit und Hunger zu reduzieren. Direkt oder indirekt günstig wirken sich männliche Hormone (Testosteron) und Wachstumshormone aus. Das Stresshormon Adrenalin fördert ebenfalls den Abbau von Fettgewebe und unterstützt die Arbeit von Testosteron. Eine gesunde Schilddrüsenfunktion regt unseren Stoffwechsel an und sorgt für einen hohen Kalorienverbrauch.

Andere Hormone fördern hingegen eher eine Gewichtszunahme. Dazu gehören weibliche Hormone (Östrogene), das blutzuckersenkende Insulin sowie das Stresshormon Cortisol. Auch Hormone, die uns Appetit machen, etwa das Hungerhormon Ghrelin, sind Feinde jeder Diät. Da Hormone Hand in Hand arbeiten, ist es wichtig, sie gemeinsam zu betrachten.

WEIBLICHE HORMONE FÜTTERN DIE FETTZELLEN

Östrogene sind eigentlich was ganz Tolles. Sie machen Frauen zu Frauen, sorgen für glänzendes Haar und weibliche Rundungen, bestimmen die Persönlichkeit und beeinflussen die Psyche. Daneben sorgen sie aber auch für Fettdepots. Östrogene bestimmen bei Frauen, wie sich das kollagene Bindegewebe in der Fettschicht ausrichtet, wie groß die Fettzellen werden und wie viel Flüssigkeit im Gewebe gespeichert wird. Unter dem Einfluss weiblicher Hormone legt der Körper Energiereserven an den für Frauen typischen Stellen an, nämlich an Hüften, Po und Oberschenkeln. Dieses Fettgewebe steht direkt unter Hormonkontrolle. Östrogene schließen es wie etwas Wertvolles in einen »Tresor« ein und geben es nicht so leicht wieder frei. Für die Frauen früherer Zeiten war es auch Gold wert: Nur ausreichend Energienachschub sorgte für Fruchtbarkeit und sicherte in schlechten Zeiten das Überleben von Mutter und Kind. Wenn Sie eine strenge Diät machen, gleichzeitig aber hohe Östrogenspiegel haben, dann schmelzen überall am Körper die Pfunde – nur das Fettdepot um die Körpermitte widersteht den Bemühungen hartnäckig.

Nicht immer sind zu viele körpereigene Östrogene schuld an den Hüftdepots. Auch Östrogene, die mit der Pille, oder Hormone, die gegen Wechseljahresbeschwerden eingenommen werden, haben den gleichen Effekt. Bevor man sich deshalb lange (und meistens erfolglos) kasteit, ist es oft wirkungsvoller, die Hormondosis zu reduzieren. Wenn Sie Hormonpräparate einnehmen, dann sollten Sie – nach ärztlicher Rücksprache – vielleicht auf ein niedriger dosiertes oder anders zusammengesetztes Hormonpräparat umsteigen.

HORMONELLE SCHWANKUNGEN IN DEN WECHSELJAHREN BEEINFLUSSEN DAS GEWICHT

Vor diesem Hintergrund erscheint es unlogisch, warum Frauen in den Wechseljahren, wenn die weiblichen Hormone sinken, plötzlich deutlich an Gewicht zunehmen beziehungsweise jeder Versuch, ein paar Pfunde abzunehmen, ungleich schwieriger wird als in jungen Jahren. Meistens tritt dieses Phänomen schon ein Jahrzehnt vor dem Beginn der eigentlichen Wechseljahre auf. Eine amerikanische Studie zeigt, dass bei Frauen die Häufigkeit von Übergewicht und Adipositas nach Erreichen des 40. Lebensjahres signifikant ansteigt. 65 Prozent der 40- bis 59-Jährigen sind davon betroffen, bei den über 60-jährigen Amerikanerinnen sind es fast 74 Prozent. Das bedeutet, dass es von vier Frauen nur einer gelingt, ihr Gewicht auch mit über 60 zu halten. Nicht nur in den USA, auch bei uns entwickeln Frauen nach den Wechseljahren dreimal häufiger Übergewicht und Stoffwechselstörungen als jüngere Geschlechtsgenossinnen.

Über die Gründe für dieses Phänomen sind sich die Expert*innen bis heute nicht ganz einig. Diskutiert werden Veränderungen des Stoffwechsels mit einem Rückgang der Muskelmasse und des Kalorienverbrauchs. Auch das Fehlen von Östrogenen selbst könnte ein wichtiger Faktor sein, obwohl das zunächst paradox klingen mag. Nehmen die Östrogenspiegel bei Frauen in den Wechseljahren ab, geht das Fettgewebe an Hüften und Oberschenkeln eher zurück, lagert sich aber verstärkt am Bauch ab. Es erfolgt also eine Umverteilung hin zu einem tendenziell eher männlichen Fettverteilungsmuster. Auch auf Hunger und Sättigung nehmen Östrogene Einfluss, und zwar nicht im Magen-Darm-Trakt, sondern direkt im Gehirn. Verschiedene Botenstoffe, die uns Appetit machen, werden durch weibliche Hormone reguliert. Diese Einflüsse lassen sich nicht nur in den Wechseljahren feststellen, sondern sind den meisten Frauen auch durch Heißhungerphasen im Lauf des Zyklus bekannt. Sinken die Östrogene kurz vor Beginn der Periode ab, dann wird es fast unmöglich, der Schokolade, den Gummibärchen oder den Salamisticks zu widerstehen.

HORMONE IN BALANCE BRINGEN

Doch Östrogene können noch mehr. Experimentelle Studien haben gezeigt, dass weibliche Hormone braune Fettzellen dazu anregen, Wärme zu produzieren. Dadurch verbrennt der Körper mehr Kalorien. Östrogene sind also ein zweischneidiges Schwert und nur ausgeglichene Östrogenspiegel sorgen für eine eher schlanke, aber weibliche Figur. Sowohl zu hohe Östrogenspiegel als auch ein Mangel an weiblichen Hormonen begünstigen über verschiedene Mechanismen Gewichtszunahme und Übergewicht. Oft entsteht durch die Einnahme von Östrogenen mit Pille oder Wechseljahreshormonen ein Missverhältnis zwischen schlank machendem Testosteron, über das auch Frauen in kleinen Mengen verfügen, und den dann deutlich erhöhten Spiegeln weiblicher Hormone. Diese Balance lässt sich manchmal durch die Einnahme der Hormonvorstufe DHEA (Dehydroepiandrosteronacetat) wiederherstellen. DHEA wird in den Nebennierenrinden gebildet; es ist ein Vorläuferhormon, aus dem unser Körper nach Bedarf zahlreiche andere Hormone synthetisieren kann. Die wichtigsten daraus entstehenden Hormone sind Testosteron und Östrogen. Ob das für Sie eine Option bei einem zu niedrigen Testosteronspiegel wäre, muss nach einer entsprechenden Hormonanalyse ärztlich entschieden werden.

MÄNNLICHE HORMONE – STARKE PARTNER GEGEN SPECKRÖLLCHEN

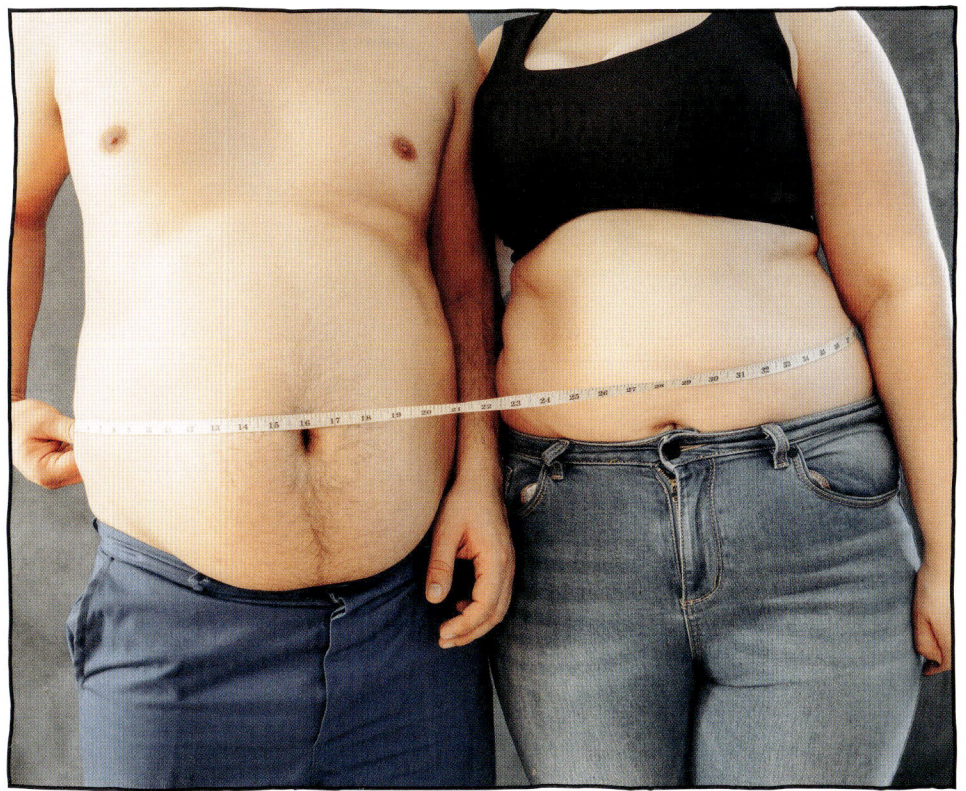

Die typische Verteilung der Fettpölsterchen wird durch Hormone gesteuert.

Testosteron ist ein wichtiger Vertreter der Androgene, der sogenannten männlichen Hormone, und hat Einfluss auf die körperliche Entwicklung und die psychische Verfassung. In Bezug auf das Thema Fettgewebe ist vor allem wichtig, dass Testosteron ein Fettschmelzer und Muskelaufbauer ist. Studien haben gezeigt, dass Männer weniger Fettgewebe als Frauen haben, weil ihre Hormone Fettzellen daran hindern können, Fette zu speichern. Daneben können Androgene die Muskelzellen vergrößern. Aufgrund ihres höheren Testosteronspiegels bauen Männer deshalb bei gleichem Training ungleich schneller Muskeln auf als Frauen.

Doch auch Frauen produzieren Testosteron in kleinen Dosen in den Eierstöcken und Nebennieren und auch der weibliche Körper kann es für Wohlbefinden und eine straffe Silhouette nutzen. Die Höhe der Hormonspiegel hängt nicht nur von den Genen und dem Alter ab – über unseren Lebensstil können wir die Produktion selbst ein bisschen steuern.

Die größten Feinde eines ausgeglichenen Testosteronspiegels heißen Bewegungsmangel und Fettgewebe. Zumindest für Männer konnten Studien zeigen, dass Krafttraining zu einer vermehrten Testosteronausschüttung führt. Betrachtet man nur die Spiegel männlicher Hormone, dann ist Muskeltraining mit Gewichten einem Langstreckenlauf oder Radmarathon überlegen, denn vor allem sehr intensiv betriebener Ausdauersport senkt bei Männern vorübergehend den Testosteronspiegel. Für Frauen hat eine intensive sportliche Aktivität – egal ob Kraft- oder Ausdauertraining – hingegen den Vorteil, dass dadurch der Östrogenspiegel etwas sinkt, Kalorien verbrannt und Fettgewebe abgebaut werden kann.

FETTGEWEBE »FRISST« TESTOSTERON

Auch die Menge an Fettgewebe entscheidet darüber, was mit dem Testosteron in unserem Körper geschieht, denn Fettgewebe kann als eigenes hormonbildendes Organ unsere Hormonspiegel messbar beeinflussen (siehe Kapitel »Wissenswertes über unser Fettgewebe«). Die Botenstoffe aus dem Fett regulieren unseren Appetit, den Blutzuckerspiegel und können Entzündungen fördern, doch das Fettgewebe ist auch in der Lage, mithilfe sogenannter Aromatasen Testosteron in Östrogene umzuwandeln. Bereits vor mehr als 80 Jahren stellte man zunächst in Tierexperimenten, später auch beim Menschen fest, dass mehr Östrogene im Urin ausgeschieden werden, wenn man Testosteron spritzt. Die Enzyme, die aus Testosteron Östrogene machen, entdeckte man 40 Jahre später. Die Aromatasen werden neben dem Fettgewebe auch in den Eierstöcken und in der Leber gebildet und treiben die Hormonumwandlung voran. Mit den Jahren und mit steigendem Körperfettanteil werden die Aromatasen aktiver und die Gefahr einer Störung der Hormonbalance nimmt zu. Die Folge: Der Testosteronspiegel sinkt, die Östrogenspiegel steigen an. Das gilt für Männer wie für Frauen, und je größer die Hormonfabrik des Fettgewebes, desto schneller läuft die Umwandlung von männlichen in weibliche Hormone. Ein dicker Bauch frisst die männlichen Hormone quasi auf. Wenn es um Gewichtsprobleme geht, ist die Auswirkung doppelt tragisch: Je dicker der Bauch, desto weniger Testosteron steht zur Verfügung – der Bauch wächst noch weiter, die Muskeln gehen zurück. Gleichzeitig steigt der Östrogenspiegel weiter an. Mit niedrigen Spiegeln des männlichen Hormons und gleichzeitig zu vielen Pfunden kommt man in einen regelrechten Teufelskreis.

Aus der Verteilung des Fettgewebes lassen sich gewisse Rückschlüsse auf den Hormonstatus ziehen:

- Hohe Östrogenspiegel → Fettzellen wachsen vor allem an den Oberschenkeln und am Po.

- Mangel an Östrogenen, unausgeglichene Balance zwischen Testosteron und Östrogenen → Pölsterchen legen sich in Form von »Schwimmreifen« um den Bauch.

- Zu aktive Aromatasen → Zu aktive Aromatasen bewirken im Prinzip eine Kombination aus 1. und 2., nämlich einen zu niedrigen Spiegel männlicher Hormone und zu viele weibliche Botenstoffe. Dann findet man auch bei Männern oft Pölsterchen an Hüften und Oberschenkeln und auch Speckröllchen um die Taille.

DEM TESTOSTERON AUF DIE SPRÜNGE HELFEN

Um die Spiegel der männlichen Hormone auf einem guten Level zu halten, kann man entweder die Testosteronproduktion über den Lebensstil anregen oder die Aromatasen hemmen. Die Maßnahmen sorgen für eine gesunde Hormonbalance, nicht für einen Überschuss männlicher Botenstoffe. Also keine

Angst, auch Frauen bekommen keinen Bart, wenn sie den Testosteronspiegel mithilfe des Lebensstils leicht anheben. Da Männer sehr viel mehr dieser Androgene produzieren, lassen sich bei ihnen mit den genannten Empfehlungen deutlichere Veränderungen der Hormonspiegel feststellen. Bei Frauen ist nur ein moderater, aber im Kampf gegen Gewichtsprobleme und Cellulite sehr hilfreicher Anstieg zu erzielen.

So zügeln Sie die Aromatasen und schonen Ihre Testosteronvorräte:

- Versuchen Sie, ein paar Pfunde zu verlieren, um Ihren Testosteronspiegel zu erhöhen. Weniger Fettgewebe, weniger Aromatasen – diese Rechnung geht nämlich auf. Studien zeigen, dass bereits ein mäßiger Gewichtsverlust von 5 bis 15 Prozent einen deutlichen Anstieg des Testosterons bewirkt.

- Trinken Sie grünen Tee, denn er bietet eine fast unüberschaubare Vielfalt an gesundheitsfördernden Effekten. In Bezug auf unser Gewicht reguliert grüner Tee Hormone und Aromatasen, senkt den Insulin- und Blutzuckerspiegel, fördert die Gewichtsabnahme und schützt vor Entzündungen und freien Radikalen. Zahlreiche Studien haben zeigen können, dass sich durch regelmäßigen Grünteegenuss die Hormone auf einen normalen Level und in eine gesunde Balance bringen lassen. Vier Tassen täglich bringen da schon eine ganze Menge.

- Sorgen Sie für ausreichend Vitamin D. Dieses Vitamin ist notwendig, um zum Beispiel Stresshormone zu senken und ausreichend Geschlechtshormone zu bilden, außerdem beeinflusst es auch den Testosteronspiegel. Zumindest bei sehr niedrigen Werten konnte in Studien nach einer zusätzlichen Vitamin-D-Einnahme ein Anstieg der männlichen Hormone erreicht werden. Andere Studien zeigen auch, dass Vitamin D prinzipiell eine Diät unterstützen kann (siehe Seite 80). Den Vitamin-D-Spiegel kann man durch eine Blutuntersuchung überprüfen lassen.

- Lassen Sie Ihren Zinkspiegel kontrollieren. Für eine gesunde Hormonbalance und ausreichende Testosteronspiegel ist Zink unerlässlich, denn es senkt nicht nur die Aromatasen, sondern reduziert auch den Stresshormonspiegel (Cortisol). Das Spurenelement kommt vor allem in tierischen Nahrungsmitteln in nennenswerten Konzentrationen vor. Kann aber auch als Nahrungsergänzungsmittel eingenommen werden.

WACHSTUMSHORMONE STRAFFEN DEN KÖRPER

Ein weiteres tolles Hormon für feste Muskeln und straffe Haut ist das Wachstumshormon. Es ist dafür verantwortlich, dass aus kleinen Babys große Männer oder Frauen werden können. Mit den Jahren sinken die Spiegel, denn irgendwann sind wir schließlich ausgewachsen. Dennoch produzieren wir auch als Erwachsene noch gewisse Mengen an Wachstumshormonen. Die schenken uns zwar keine zusätzlichen Zentimeter mehr, aber sorgen – ähnlich wie Testosteron – für gut entwickelte Muskeln, ein straffes Bindegewebe und eine dünnere Fettschicht. Die Wachstumshormonausschüttung findet vor allem nachts statt und ist dann besonders hoch, wenn sich möglichst wenig Zucker im Blut befindet. Und damit kommen wir auch schon zur Taktik, mit der sich die Wachstumshormonproduktion anregen lässt.

Wenn Sie von hohen Wachstumshormonspiegeln profitieren möchten, dann sollte der Blutzuckerspiegel nachts so niedrig wie möglich sein. Am besten funktioniert das mit »Dinner-Cancelling«, also dem Streichen des Abendessens. Wenn Sie fürchten, dass es Ihnen schwerfallen wird, abends nichts zu essen, dann können Sie auch eine kleine eiweißreiche Mahlzeit mit sehr wenig Kohlenhydraten einplanen. Sie sollten dann so früh wie möglich essen und darauf verzichten, später noch zu naschen, Säfte oder Alkohol zu trinken. Das lässt sich ganz gut mit dem Intervallfastenregime kombinieren. Besonders wirkungsvoll können die Aminosäuren Arginin und Ornithin den Wachstumshormonen Beine machen. Besonders viel Arginin enthalten Kürbiskerne, Erdnüsse, Mandeln, Linsen und Fisch. Ornithin ist enthalten in Lebensmitteln wie Fisch, Fleisch oder Eiern. Alternativ können Sie die Aminosäure auch als Nahrungsergänzungsmittel einnehmen. Das hat den Vorteil, dass man die entsprechenden Präparate sehr gut kurz vor dem Schlafengehen hoch dosiert nehmen kann.

Eine weitere gute Möglichkeit, die Wachstumshormone auf Trab zu bringen, ist Sport, wobei Muskelaufbautraining besonders effektiv zu sein scheint. In einer Studie ließ sich durch ein gezieltes Krafttraining mit nur kurzen Pausen zwischen den einzelnen Übungen die höchste Wachstumshormonausschüttung erzielen.

SCHILDDRÜSENHORMONE UND STOFFWECHSEL

Unsere Schilddrüse ist eines dieser Organe, an die niemand denkt, solange sie gut funktionieren. Mit nur 20 Gramm ist sie am Hals auch leicht zu übersehen. Doch trotz ihrer Unscheinbarkeit hat die Arbeit der Schilddrüse Auswirkungen auf den gesamten Organismus und kann für ganz unterschiedliche Probleme verantwortlich sein. Schilddrüsenhormone wirken, von der kleinen Zehe bis zur Haarwurzel, auf alle Zellen des Körpers. Sie nehmen Einfluss auf Wachstum und Gehirnentwicklung, regulieren den Kreislauf und drehen auch in Bezug auf unsere psychische Verfassung an einigen Stellschrauben.

Doch fürs Abnehmen ist vor allem wichtig, dass diese winzige Hormondrüse unser wichtigstes Energie- und Stoffwechselorgan ist. Die von ihr produzierten Hormone beeinflussen unseren Kalorienverbrauch und Energiebedarf. Schilddrüsenhormone sind quasi das Gaspedal unseres Stoffwechsels. Fehlen sie, dann läuft der ganze Körper auf Sparflamme – bei einer Unterfunktion geht unserem Körper im wahrsten Sinne des Wortes der Treibstoff aus.

Eine Unterfunktion der Schilddrüse (Hypothyreose) ist mit Abstand die häufigste Schilddrüsenerkrankung. In diesem Fall werden zu wenige Hormone produziert. Laut der Schilddrüsenliga Deutschland e. V. leiden hierzulande rund 10 Prozent der Menschen an einer Unterfunktion der Schilddrüse; fast immer betrifft es Frauen. Damit ist die Hypothyreose nach der Zuckerkrankheit die zweithäufigste Hormonstörung.

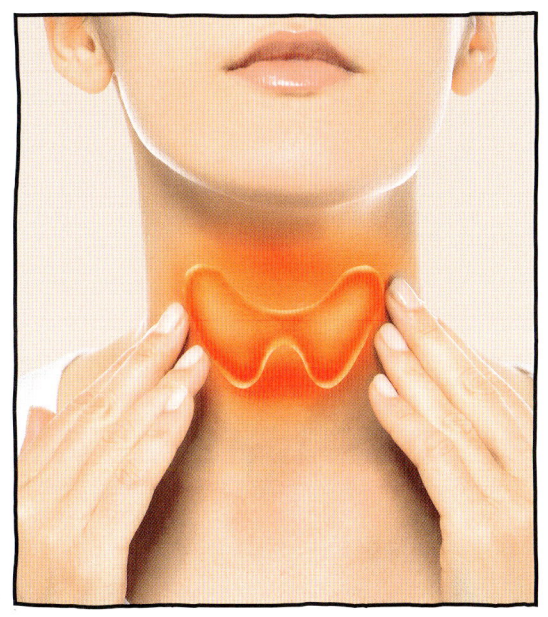

Die Schilddrüse, eine unscheinbare, aber sehr wichtige Hormondrüse – auch wenn es ums Abnehmen geht.

In mehr als 90 Prozent der Fälle liegt einer Schilddrüsenunterfunktion eine Autoimmunerkrankung, die sogenannte Hashimoto-Thyreoiditis (Hashimoto-Schilddrüsenentzündung) zugrunde. Bei dieser Autoimmunerkrankung richtet sich das körpereigene Abwehrsystem gegen die Schilddrüse und zerstört sie nach und nach. Das bedeutet, dass die Schilddrüse nicht schlagartig ihre Funktion einstellt, sondern es ist ein schleichender Prozess und die Symptome sind viel zu unspezifisch, um schnell zu einer richtigen Diagnose zu kommen. Deshalb dauert es oft lange, bis uns auffällt, dass etwas nicht stimmt. Zu Beginn können die Betroffenen die Defizite oft noch durch vermehrte Anstrengungen, die Beschwerden eine Zeit lang mit Arbeitsüberlastung oder Schlafmangel erklären. Der Energiemangel äußert sich meist durch Müdigkeit, Antriebslosigkeit und ein erhöhtes Schlafbedürfnis. Man kann sich schlechter konzentrieren, das Herz schlägt langsamer als normal, gleichzeit fröstelt man schneller, da der Stoffwechsel auf Sparflamme läuft und die Wärmeproduktion des Körpers zurückgeht. Da weniger Kalorien verbrannt werden, nimmt man trotz normaler Portionen auf dem Teller zu. Eine Unterfunktion führt auch zu Einschlafstörungen trotz Müdigkeit und morgens bleibt der Erholungseffekt aus.

WENIG SCHILDDRÜSENHORMONE, VIELE KILOS

Ein typisches Zeichen der Schilddrüsenunterfunktion ist die Gewichtszunahme. Treten gleichzeitig noch andere der oben erwähnten Symptome auf, ist das ein Grund, die kleine Drüse mal genauer unter die Lupe nehmen zu lassen. Informieren Sie Ihren Arzt oder Ihre Ärztin darüber, dass Sie eine Schilddrüsenunterfunktion als Abnehmbremse in Betracht ziehen. Der erste Test gilt dem TSH-Wert; ist dieser zu hoch, spricht das dafür, dass die kleine Drüse am Hals zu wenig Hormone produziert. Daneben sollte aber auch die Menge an T4 (Thyroxin) und an T3 (Trijodthyronin) bestimmt werden. T4 ist die weniger aktive Form, die erst in T3 umgewandelt werden muss, damit der Stoffwechsel ordentlich Kalorien verbrennt. Diese Umwandlung findet im Hungerzustand (ständiges Diäthalten, bei Fastenkuren), bei Leptinresistenz oder auch bei Selenmangel nicht ausreichend statt, wodurch wir weniger Kalorien verbrauchen und nach und nach Gewicht zulegen.

So kurbeln Sie die Bildung stoffwechselaktiver Schilddrüsenhormone an:

- Ohne Jod läuft in der Schilddrüse nichts. Eine ausreichende Jodversorgung ist deshalb unerlässlich, um die Schilddrüse gesund zu erhalten. Wenn Sie zweimal wöchentlich Seefisch oder Meeresfrüchte essen und in der Küche noch Jodsalz verwenden, sollte Ihr Bedarf gedeckt sein. Vorsicht mit Jodtabletten: Hier kann man des Guten schnell zu viel tun. Auch bei einer nachgewiesenen Hashimoto-erkrankung (siehe oben) sollte ärztlich entschieden werden, ob Jod erlaubt ist oder reduziert werden sollte.

- Neben Jod sind auch Zink, Selen und Eisen wichtige Spurenelemente. Wenn Sie Fisch und Meeresfrüchte verzehren und auch ab und zu Fleisch essen, können Sie damit Ihre Grundversorgung meistens sicherstellen. Vegetarier und Veganer sollten gezielt die entsprechenden Nahrungsmittel essen, um ausreichend Selen (Paranüsse, Kokosnüsse, Sonnenblumenkerne), Zink (Kürbiskerne, Sonnen-blumenkerne, Pinienkerne, Emmentaler Käse) und Eisen (Kürbiskerne, Samen (Sesam, Mohn, Chia), grünes Blattgemüse und Vollkorngetreide) aufzunehmen. Aber auch Nichtvegetarier mit Schilddrüsenproblemen sollten die Werte im Blut checken lassen.

- Omega-3-Fettsäuren und Antioxidantien sind nicht nur für eine gesunde Schild-drüse, sondern überhaupt für Fitness und Wohlbefinden notwendig. Sie wirken entzündungshemmend und schützen vor oxidativem Stress – das hat einen positiven Einfluss aufs Gewicht (siehe Kapitel »Entzündungen und aggressive Moleküle bei Gewichtsproblemen«). Omega-3-Fettsäuren finden Sie in fettem Fisch (Lachs, Makrele, Hering, Thunfisch) und Pflanzenölen (Lein- und Rapsöl).

- Antioxidantien zuführen. Sie sind vor allem enthalten in dunklen, intensiv gefärbten Früchten, Beeren und Gemüse (Holunder-, Johannis- oder Heidelbeeren, Grünkohl, dunkle Trauben etc.), aber auch in dunkler Schokolade, grünem Tee und Kräutern und Gewürzen wie Oregano, Basilikum, Kurkuma.

- Goitrogene (schilddrüsenvergrößernde) Substanzen in Kohlgemüse, Leinsamen, Sojabohnen, Zwiebeln, Hirse und anderen Lebensmitteln sind natürliche Schilddrüsenblocker. Patienten mit Hashimoto-Thyreoiditis sollten diese nicht allzu häufig verzehren, um die Schilddrüsenfunktion nicht weiter einzuschränken. Wer abnehmen möchte, sollte deshalb nicht übermäßig viele Sojaprodukte essen.

- Eine Leptinresistenz beseitigen. Bei einer Leptinresistenz reagiert unser Gehirn nicht mehr auf die Sättigungssignale des Leptinhormons. Doch nur unter dem Einfluss von Leptin kann die stoffwechselaktive Form der Schilddrüsenhormone gebildet werden. Eine Leptinresistenz hingegen spielt unserem Körper einen Hungerzustand vor, weshalb der Stoffwechsel und die Kalorienverbrennung gedrosselt werden.

- Ist die Schilddrüsenfunktion dauerhaft zu niedrig, wird Ihnen Ihr Arzt beziehungsweise Ihre Ärztin Schilddrüsenhormone verordnen, um die fehlenden Hormone zu ersetzen und den Stoffwechsel anzukurbeln.

STRESSHORMON CORTISOL SORGT FÜR PÖLSTERCHEN

Familiäre Probleme, Krankheiten oder ein drohender Verlust des Arbeitsplatzes stellen die häufigsten großen Stressbelastungen dar. Oft sind es aber die kleinen, lästigen Ärgernisse des Alltags, die unseren Körper dauerhaft in Alarmbereitschaft setzen: der morgendliche Stau an der Ampel, der nölende Teenager oder der Chef, der stets kurz vor Feierabend noch etwas benötigt. Obwohl an der Arbeit oder im Berufsverkehr in der Regel keine akute Gefahr für Leib und Leben besteht, spult unser Körper in solchen Situationen das gleiche Programm ab, das schon zu Urzeiten funktioniert hat, wenn die Steinzeitmenschen feindlichen Stämmen gegenüberstanden oder ein Bär in die Höhle schaute: Die Nebennieren schütten blitzschnell Stresshormone aus, die unser Herz schneller schlagen lassen und die Atemfrequenz erhöhen. Eines davon ist Cortisol.

Stress war früher eher eine zeitlich begrenzte Angelegenheit. Deshalb richtete Cortisol meist auch keinen großen Schaden an. Hatte man den Angriff überlebt, dann sanken die Spiegel schnell wieder ab und der Organismus begann mit dem Regenerationsprogramm. Doch das Problem unserer heutigen Zeit ist Dauerstress. Er begünstigt Herzinfarkt, Arterienverkalkung und schwächt das Immunsystem. Wenn es ums Abnehmen geht, dann ist brisant, dass Cortisol dick macht. Chronischer Stress sorgt für hohe Cholesterin- und Blutzuckerwerte und steigert die Speicherung von Fett. Das Stresshormon Cortisol macht zudem richtig Appetit. Das merken alle, die aus medizinischen Gründen hoch dosiertes Kortison einnehmen müssen. Gleichzeitig senken Stresshormone auch den Testosteronspiegel und bauen Muskeln ab.

Sowohl bei depressiven als auch bei übergewichtigen Menschen findet man sehr oft dauerhaft erhöhte Cortisolspiegel, die kaum noch in den Normalbereich absinken. Häufig hat sich unter Dauerstress eine Fehlregulation im hormonellen Regelkreis, der Hypothalamus-Hypophysen-Nebennierenrinden-Achse, entwickelt. Die Steuerzentren im Gehirn reagieren nicht mehr auf die bereits übermäßig erhöhten Stresshormonspiegel und treiben die Nebenniere ständig zur weiteren Cortisolproduktion an.

WIE BAUT MAN STRESS AB?

Wenn es um Stressabbau geht, hört man immer das Gleiche: Entspannungstraining machen, meditieren, Termine aus dem Kalender streichen. Das sind eigentlich gute Empfehlungen: Studien zeigen, dass sich damit tatsächlich die Stressbelastung und auch der Cortisolspiegel senken lässt – wenn man diese Methoden regelmäßig anwendet. Im Alltag ist das nicht immer so einfach. Natürlich ist es wichtig zu versuchen, mehr Ruhe in den Tag zu bringen und Termine nicht zu eng zu legen. Doch wenn die Kinder krank sind und Aufträge im Homeoffice erledigt werden müssen, wenn ein Termin zu platzen droht, wenn der Chef tobt oder mich mein Partner betrügt, dann ist es schwer, sich in eine stressfreie Zone zu meditieren. Ich möchte Sie nicht davon abhalten, all die klassischen Entspannungsverfahren zu erlernen und anzuwenden, aber manchmal braucht man schnelle Hilfe oder man muss erst mal runterkommen, um überhaupt die Ruhe für Entspannung zu finden. Deshalb möchte ich Ihnen hier ein paar Tipps geben, was sonst noch gegen Stress und dick machende Cortisolspiegel hilft.

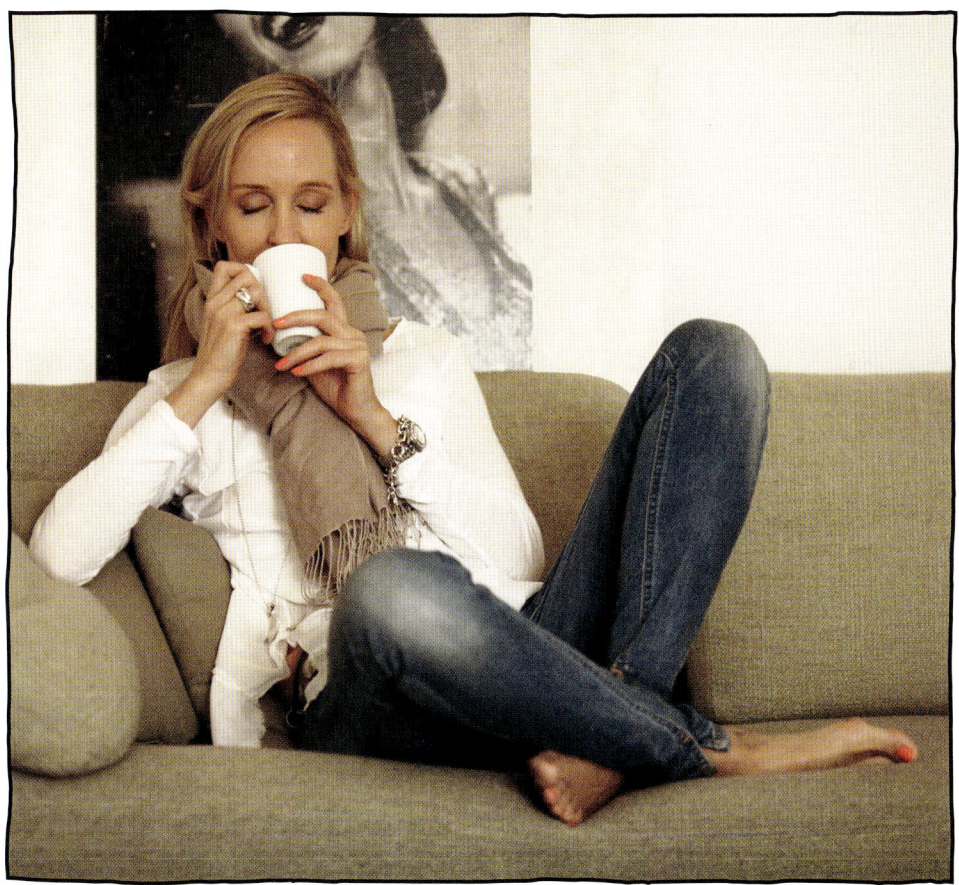

Entspannung hilft: Weniger Stress senkt den Stresshormonspiegel, was sich positiv auf das Körpergewicht auswirkt.

KLEINE HILFEN GEGEN STRESS

Was machen viele Menschen, wenn sie unter Zeitdruck stehen, von Kummer, Sorgen und Ängsten geplagt werden? Sie greifen zur Schokolade. Dunkle Schokolade scheint tatsächlich den Stresshormonspiegel zu senken, liefert aber auch ordentlich Kalorien fürs Hüftgold (siehe Seite 236).

Für die tägliche Anwendung sind deshalb andere, kalorienärmere Ansätze interessant, die ebenfalls den Cortisollevel senken. Omega-3-Fettsäuren sind dazu in der Lage. Und es gibt Hinweise, dass Omega-3-Fettsäuren auch die Bildung von Serotonin und Dopamin im Gehirn regulieren. Beides sind Hormone, die für gute Stimmung sorgen und uns Stress leichter ertragen lassen.

Zusätzlich sollten die Mikronährstoffspeicher gefüllt sein, denn Studien zeigen, dass auch ein Mangel an Nährstoffen wie Magnesium, Zink, Vitamin C, B-Vitaminen und Aminosäuren zu erhöhten Cortisolspiegeln und stärkerem Stressempfinden führt.

Wenn Sie grünen Tee trinken, profitiert Ihr Gewicht gleich durch mehrere Effekte, da er unter anderem vor Entzündungen und freien Radikalen schützt und die Resorption von Fett und Zucker aus dem Darm senkt. Grüner Tee hilft aber auch bei Alltagsstress, da ein wichtiger Inhaltsstoff dieses Tees, die Aminosäure L -Theanin, Blutdruck und Herzfrequenz senken kann. Beides sind typische Stresszeichen. Eine britische Studie wies nach, dass auch der Cortisolspiegel nach sechswöchigem Teekonsum (vier Tassen täglich) deutlich niedriger war und unter Stressbelastung weniger stark anstieg als in der Plazebogruppe. Wenn es um die Stressreduktion geht, sollte koffeinfreier Grüntee bevorzugt werden, denn Koffein scheint die beruhigende und stressreduzierende Theaninwirkung zumindest teilweise wieder aufzuheben.

Testen Sie im Rahmen einer Diät auch Pflanzenextrakte, die sich positiv auf Stressempfinden und Stimmung auswirken, insbesondere wenn Sie den Eindruck haben, dass Sie vor allem bei schlechter Stimmung, Anspannung und Ärger zum Essen greifen. Hilfreich sein könnten Rosenwurz (*Rhodiola rosea*), Johanniskraut, Lavendel, Ginkgo biloba, Melisse oder Baldrian. Mehr Infos dazu sowie die geeigneten Dosierungen finden Sie auf Seite 318 f.

Entspannend wirken nachweislich auch Lachen, soziale Kontakte, Tiere streicheln, Sport und ausreichend Schlaf. Schauen Sie einfach mal, was Sie davon am leichtesten in Ihren Alltag integrieren können.

STRESSHELFER AUS DEM DARM

Nutzen Sie auch die Fähigkeiten Ihrer Darmflora, Stress abzubauen. Studien zeigen, dass ein gesundes Mikrobiom die Stressresistenz deutlich erhöhen und die Spiegel des Dickmachers Cortisol senken kann. Auch die Aufnahme von pro- und präbiotischen Nahrungsergänzungsmitteln kann helfen, Cortisol zu reduzieren. Zu Studienzwecken nahmen Frauen vier Wochen lang zweimal täglich einen speziellen Bakterienmix zu sich, von dem die Forscher*innen annahmen, dass er sich positiv auf den Darm auswirken würde. Eine weitere Gruppe erhielt ein Plazebopräparat ohne Bakterien. Die dritte Gruppe bekam gar nichts. Nach vier Wochen fühlten sich die Teilnehmerinnen in der Probiotikagruppe nicht nur subjektiv wohler, waren weniger ängstlich und gestresst, sondern auch deren Stresshormonspiegel sank messbar ab. Schaute man dann mithilfe bildgebender Verfahren den grauen Zellen bei der Arbeit zu, ließ sich feststellen, dass die »guten« Bakterien sich auch nachweislich positiv auf die Gehirnaktivität auswirkten.

Auch in eigenen Studien konnte ich nachweisen, dass die Zufuhr verschiedener probiotischer Bakterien und präbiotischer Pflanzenfasern den Stresshormonspiegel senken kann, und zwar bereits nach 4 Wochen.

Diese Bakterien waren (einzeln oder in Kombination) in Studien in der Lage, Stresshormonspiegel zu senken. Um nachweisbare und dauerhafte Effekte zu erzielen, sollten die Nahrungsergänzungsmittel mindestens sechs, besser 12 bis 20 Wochen eingenommen werden.

- Bifidobacterium longum
- Bifidobacterium infantis
- Bifidobacterium animalis subsp. lactis

- Lactobacillus helveticus
- Lactobacillus bulgaricus
- Lactococcus lactis subsp. lactis
- Streptococcus thermophilus

GLÜCKSHORMONE LASSEN UNS VON LUFT UND LIEBE LEBEN

Wenn wir verliebt sind, denken wir an alles, nur nicht an den Schweinsbraten. Wenn im Sommer die Sonne vom Himmel lacht, kommen wir oft mit einem kleinen Snack aus. Diese Essbremse wird durch Glückshormone, allen voran Serotonin, ausgelöst. Serotonin sorgt für gute Laune und regelt den Tag-Nacht-Rhythmus, aber es beeinflusst auch unseren Appetit. Unser Körper produziert Glückshormone, wenn wir eine Anstrengung gemeistert haben, verliebt sind oder uns hellem Tageslicht aussetzen. Erreichen die Glückshormone Spitzenwerte, dann sinkt bei den meisten Menschen der Hunger.

Serotonin ist eigentlich kein Hormon, sondern ein Nervenbotenstoff, aber da sind die Übergänge fließend. Die Serotoninbildung findet sowohl im Darm als auch im Gehirn statt. Allerdings trägt das Darmserotonin nicht zur Stimmungsaufhellung bei, denn die großen Serotoninmoleküle gelangen nicht ins Gehirn, das wird durch die Blut-Hirn-Schranke verhindert. Zu den grauen Zellen gelangt deshalb nur der Serotoninbaustein Tryptophan. Die Menge an freiem Tryptophan im Blut steht in enger Verbindung mit den Glückshormonspiegeln im Gehirn. Tryptophan ist eine essenzielle Aminosäure, die vom menschlichen Körper nicht gebildet werden kann. Wir müssen sie deshalb entweder mit der Nahrung beziehungsweise als Nahrungsergänzungsmittel zuführen oder unsere Darmflora dazu animieren, mehr davon zu produzieren. Die Tryptophankonzentration lässt sich durch eine Mahlzeit, die sowohl Eiweiß als auch Kohlenhydrate enthält, steigern: Müsli mit Joghurt und Proteinflocken oder ein Vollkornbrot mit Quark sorgen somit für einen guten Start in einen glücklichen Tag.

Lebensmittel mit hohem Tryptophangehalt	
Lebensmittel (100 g)	Tryptophangehalt
Parmesan	490 mg
Emmentaler, Edamer	400 bis 450 mg
Sojabohnen	450 mg
Cashewkerne	450 mg
Brie, Camembert	350 mg
Weizenkeime	300 mg
Erdnüsse	300 mg
Sonnenblumenkerne	300 mg
Fleisch (im Durchschnitt)	300 mg
Sesamsamen	290 mg
Fisch (im Durchschnitt)	270 mg
Steinpilze	260 mg
Weizenkleie	250 mg
Linsen	250 mg
Eier	230 mg
Grüne Bohnen	230 mg
Haferflocken	200 mg
Getreide (im Durchschnitt)	180 mg
Kichererbsen	160 mg

Nicht nur bei depressiven, sondern auch bei übergewichtigen Menschen sind die Spiegel des Serotoninbausteins Tryptophan im Blut und die Serotoninspiegel im Gehirn oft verringert. Zur Behandlung von Ängsten und Depressionen werden Arzneimittel eingesetzt, die die Serotoninkonzentration im Gehirn erhöhen (Serotonin-Wiederaufnahmehemmer). Eine wichtige Nebenwirkung, die durch die höheren Serotoninspiegel hervorgerufen wird, ist weniger Hunger. Das zeigt, dass es durchaus sinnvoll sein kann, die Serotoninwerte im Rahmen einer Gewichtsreduktion auf einen hohen Level zu bringen.

So erhöhen Sie Ihr Glückshormon Serotonin:

- Tryptophan ist der wichtigste Ausgangsstoff für die Bildung des Glückshormons, sorgen Sie deshalb für hohe Tryptophanspiegel im Blut. Das funktioniert über die Ernährung, über Nahrungsergänzungsmittel und über die Darmflora. Die Tagesdosis von L-Tryptophan wird mit rund 5 Milligramm pro Kilogramm Körpergewicht angegeben. Eine 70 Kilo schwere Person würde demnach rund 350 Milligramm L-Tryptophan benötigen. In der Regel lässt sich diese Menge gut über die Nahrung decken. Bei Übergewicht können aber höhere Dosierungen notwendig sein. Nahrungsergänzungsmittel enthalten meistens um die 500 Milligramm. Diese sollten eine Stunde vor dem Zubettgehen eingenommen werden.

- Achtung: Tryptophan als Nahrungsergänzungsmittel darf nicht eingenommen werden, wenn gleichzeitig bestimmte Antidepressiva (MAO-Hemmer, Selektive Serotonin-Wiederaufnahmeinhibitoren (SSRI) angewendet werden. Auch bei manchen Mitteln gegen Bluthochdruck, Schmerzen oder Epilepsie darf Tryptophan nicht genommen werden. In Zweifelsfällen sollten Sie ärztlichen Rat einholen.

- Ein zweiter Faktor, der Serotonin nach oben bringt, ist Licht, und zwar helles Tageslicht mit ausreichend hoher Lichtstärke. An trüben Wintertagen herrscht bei normaler Beleuchtung in Innenräumen eine Lichtstärke von etwa 100 Lux. Selbst an einem dunklen Wintertag und bei grauem Himmel bekommen wir im Freien bereits eine Lichtdusche mit 3000 bis 5000 Lux. Helle Sommertage im Freien verwöhnen uns mit ungefähr 100 000 Lux. Natürliches Licht bestimmt also die Laune und die Serotoninproduktion und beeinflusst den Heißhunger. Im Winter und an trüben Tagen können Tageslichtlampen helfen. Spezielle Tischlampen kann man schon morgens auf den Frühstückstisch oder auf den Schreibtisch stellen. Bei einer Helligkeit von 10 000 Lux und einer 30- bis 40-minütigen Anwendung lassen sich meistens sofort gute Effekte auf Stimmung, Müdigkeit und Stressempfinden feststellen. Je früher am Morgen wir uns diesem hellen Licht aussetzen, desto besser ist die Wirkung. Wichtig: Nachmittags und abends sollte man diese Lampen nicht mehr verwenden, da sonst der Schlaf gestört werden kann.

- Auch Omega-3-Fettsäuren, Magnesium und eine gute Vitamin-D-Versorgung halten den Glückshormonspiegel auf einem hohen Level. Zusätzlich sollten Sie darauf achten, ausreichend B-Vitamine, vor allem die Vitamine B_6 und B_{12}, zuzuführen.

INSULIN BEWACHT IHRE FETTZELLEN

Egal ob wir einen Marathon laufen oder nur zu Mittag essen – unser Organismus kann ohne Energie nicht einmal die einfachsten Aufgaben bewältigen. Die Kraft dafür kann sich unser Körper entweder aus Kohlenhydraten, die er in Zucker umwandelt, oder aus Fettsäuren holen. Nach einer Mahlzeit mit vielen leicht verdaulichen Kohlenhydraten steigt der Zuckerspiegel im Blut stark an. Doch Zucker – Glukose – nutzt uns wenig, solange er sich in den Blutgefäßen und außerhalb der Zellen befindet. Erst in den Zellen kann der Zucker in Energie umgewandelt werden, deshalb schüttet die Bauchspeicheldrüse rasch das blutzuckersenkende Hormon Insulin aus, befördert die Glukose ins Zellinnere und »holt« ihn so aus dem Blut. So weit, so gut – oder so schlecht.

Zucker kann vom Körper recht leicht verwertet werden. Um Energie aus Fett zu gewinnen, muss er sich deutlich mehr anstrengen. Ganz klar, dass unser Organismus wenn möglich den einfachen Weg wählt: Solange noch genug leicht verwertbare Kohlenhydrate zur Verfügung stehen, muss er nicht den mühsameren Weg über den Fettabbau nehmen. Ist der Insulinspiegel hoch, dann ist das für die Fettzellen ein Zeichen, dass genug Zucker vorhanden ist und die Energie nicht mühsam aus den Fettdepots gezogen werden muss. Logischerweise bleibt der Abbau von Fettgewebe aus. Insulin ist quasi der Stoppschalter, der die Fettverbrennungsmaschine abschaltet.

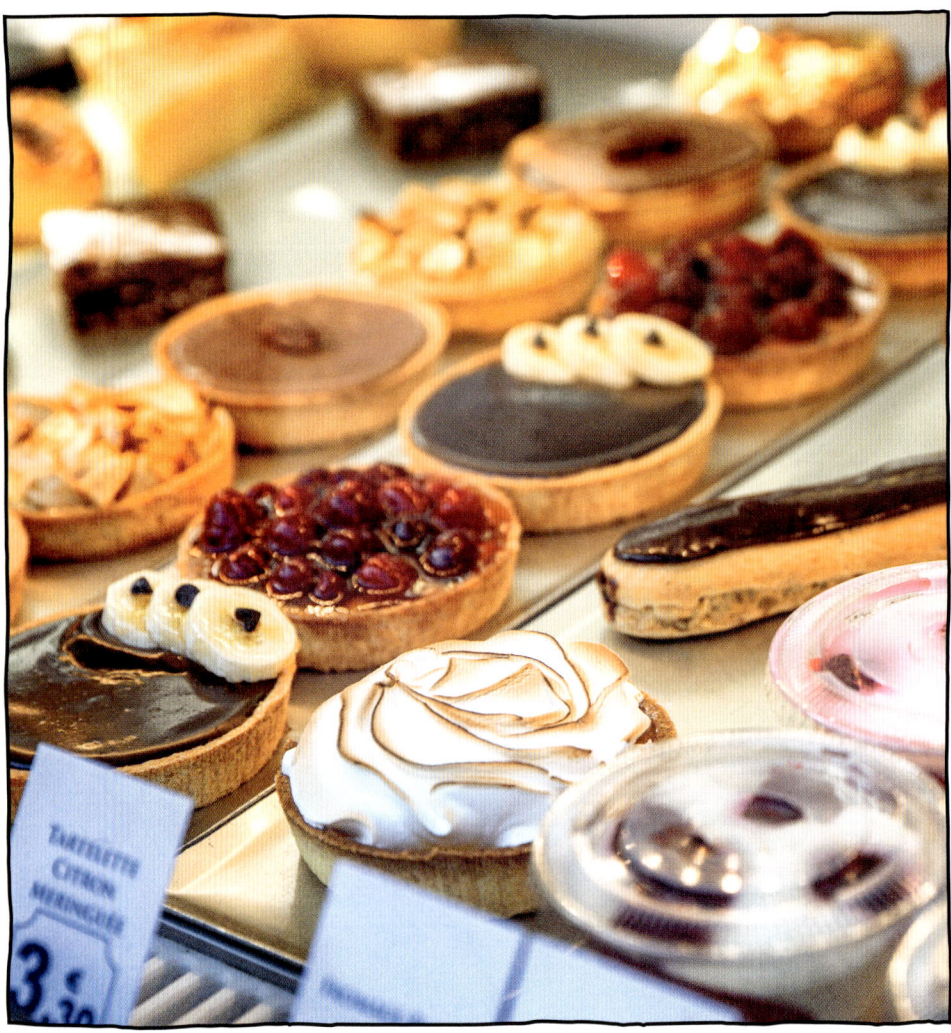

Der kleine Snack zwischendurch verhindert das Absinken des Blutzuckerwerts und somit die Fettverbrennung.

Mit ein paar Tricks können Sie Ihren Insulinspiegel senken:

- Halten Sie sich strikt an drei Mahlzeiten. Wenn Sie etwas Süßes essen möchten, dann essen Sie es am besten auch direkt nach dem Hauptgericht. Zwischen den Mahlzeiten sollten mindestens vier Stunden ohne Kalorienaufnahme liegen. Wasser, Tee oder Kaffee sind erlaubt.

- Bevorzugen Sie tagsüber komplexe Kohlenhydrate aus Gemüse, Vollkornprodukten, Nüssen und Hülsenfrüchten. Die lassen Ihren Blutzuckerspiegel erst gar nicht so stark ansteigen und sorgen für konstant niedrige Insulinspiegel.

- Nachts haben wir die längste Nüchternphase – ein Fest für die Fettzellen, die sich dann öffnen. Sie können den Effekt noch verstärken, indem Sie abends nur wenige oder keine Kohlenhydrate essen. Dann sinkt der Blutzuckerspiegel noch schneller ab. Eiweiß ist aber erlaubt.

- Überlegen Sie, ob Sie an ein paar Tagen pro Woche Intervallfasten machen und die Zeit, in der Sie nichts essen, auf mindestens 14 Stunden ausdehnen. Ihre drei Mahlzeiten verteilen Sie dann auf die restlichen zehn Stunden des Tages. Geeignet ist »Dinner-Cancelling«, also das Streichen des Abendessens. Das müssen Sie nicht jeden Abend machen. Ein-, zweimal wöchentlich nach 16 Uhr nichts mehr zu essen, ist schon ein Anfang. Dadurch kommt es nicht nur zu einem Absinken des Zucker- und Insulinspiegels. Gleichzeitig werden auch vermehrt Wachstumshormone ausgeschüttet, die den Muskelaufbau und den Fettabbau unterstützen.

Um Fettgewebe abzubauen, müssen deshalb die Fettzellen von der Insulinleine gelassen werden. Sie können leider nur aktiv werden, wenn der Blutzuckerspiegel niedrig ist und deshalb auch kein Insulin ausgeschüttet werden muss. Wenn man nicht unter einer Zuckerkrankheit leidet, dann bekommt der Körper das nach einer Mahlzeit so in ein bis zwei Stunden hin. Vorsicht: Jetzt droht die Snackfalle! Wenn Sie nun zu einer kleinen Zwischenmahlzeit greifen – und sei es nur ein Apfel oder eine Banane –, dann geht der Blutzuckerspiegel wieder nach oben. Der Fettstoffwechsel, der gerade in Gang kommen wollte, schaltet wieder ab. Um den Körper auf Fettverbrennung zu programmieren, muss der Insulinspiegel für eine längere Zeit absinken. Am Anfang ist es vielleicht noch nicht so einfach, den kleinen Appetit zu ignorieren – von Hunger kann da noch gar keine Rede sein. Auch die Macht der Gewohnheit spielt eine Rolle, wenn man ganz automatisch um zehn Uhr morgens zum Müsliriegel greift und am Nachmittag ein Süßteilchen vom Bäcker holt. Zielen Sie in Ihrem Diätprogramm deshalb auf den Insulinspiegel ab und senken Sie diesen mit ein paar Tricks.

DAS WICHTIGSTE KURZ ZUSAMMENGEFASST

So bringen Sie Ihre Hormone in Balance:

- Bewegen Sie sich. Sowohl Krafttraining als auch Ausdauertraining beeinflussen die Hormonspiegel günstig. Wenn es um die Ausschüttung männlicher Hormone und Wachstumshormone geht, dann sind Krafttraining und Muskelaufbau top. Ausdauersport führt bei Frauen zu einem ebenfalls oft erwünschten, leichten Absenken des Östrogenspiegels. Am besten, Sie machen beides.

- Achten Sie auf den Zeitpunkt der Mahlzeiten. Wachstumshormone unterstützen den Fettab- und Muskelaufbau, es ist deshalb gut, abends auf Kohlenhydrate zu verzichten und eher eiweißreich zu essen. Tagsüber sollten Sie zwischen den Mahlzeiten mindestens vier Stunden Pause machen und auf Snacks verzichten. Dadurch sinkt der Insulinspiegel und Fett kann besser abgebaut werden. Nahrungsergänzungsmittel mit den Aminosäuren Arginin, Ornithin und Lysin verstärken den Effekt auf die Wachstumshormonbildung noch zusätzlich. Am besten werden diese an »Dinner-Cancelling-Tagen« abends vor dem Schlafengehen eingenommen.

- Sorgen Sie für eine ausreichende Versorgung mit allen Mikronährstoffen – dazu gibt es in diesem Buch ein eigenes Kapitel –, denn ein Mangel an Mikronährstoffen blockiert die Gewichtsreduktion gleich auf mehrfache Weise. Vitamin D ist notwendig, um zum Beispiel Stresshormone zu senken und ausreichend Geschlechtshormone wie Testosteron zu bilden. Lassen Sie die Zinkspiegel kontrollieren: Für eine gesunde Hormonbalance und ausreichende Testosteronspiegel ist Zink unerlässlich, denn es senkt nicht nur die Aromatase, sondern reduziert auch die Stresshormonspiegel (Cortisol). Selen, Jod und Eisen sind für die Stoffwechselhormone der Schilddrüse wichtig.

- Lassen Sie Ihre Schilddrüsenhormone überprüfen, wenn Sie Anzeichen für eine Schilddrüsenunterfunktion feststellen. Auch andere Hormone lassen sich anhand von Blut- oder Speichelproben bestimmen.

- Regen Sie die Bildung sättigender Glückshormone durch helles Licht und eine gute Tryptophanversorgung an.

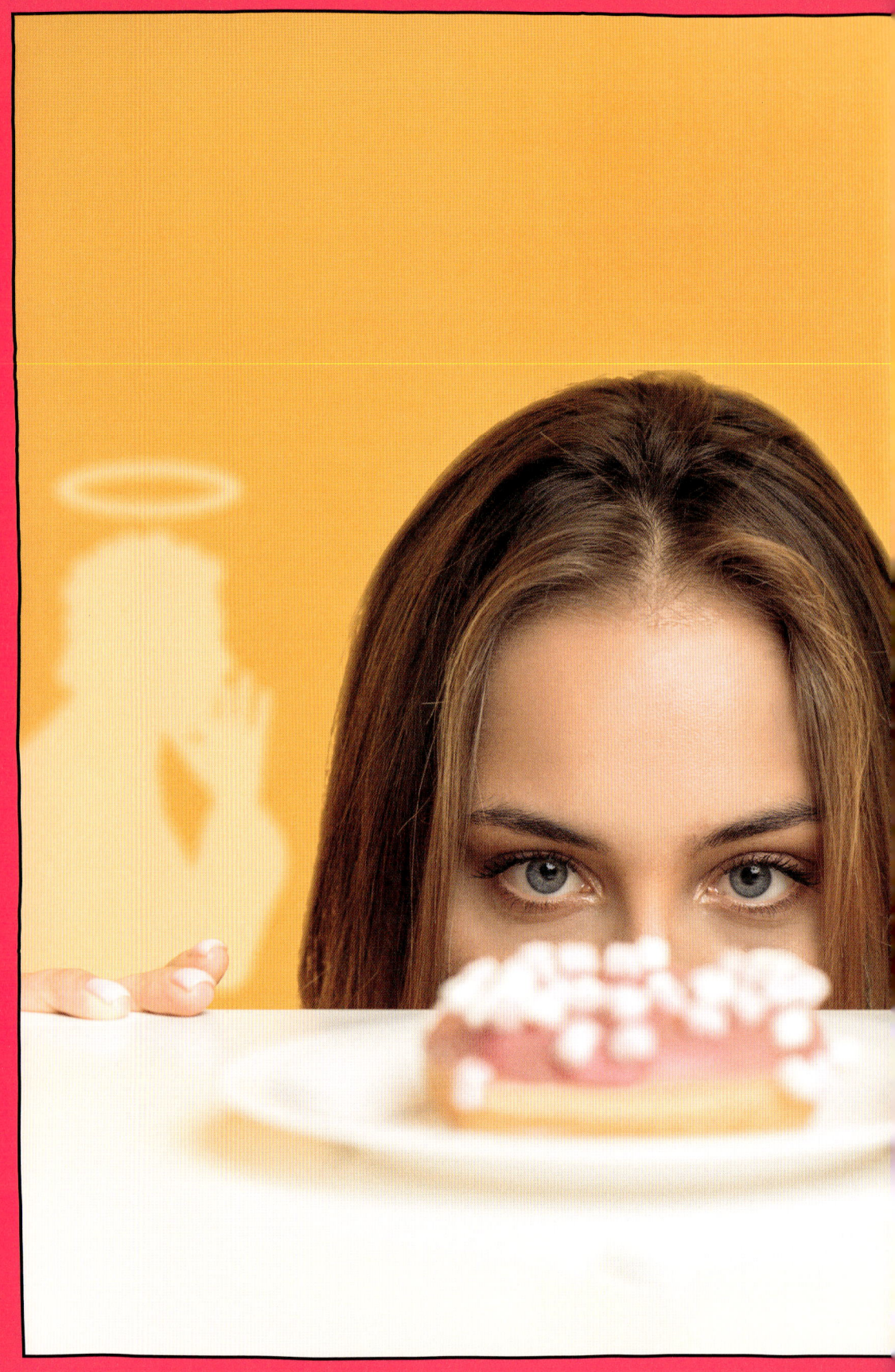

KAPITEL 10

WIE UNS DIE PSYCHE EINEN STRICH DURCH DIE DIÄTRECHNUNG MACHT

Wie so vieles ist auch Abnehmen nicht zuletzt eine Sache des Kopfs. Diät zu halten, muss man wollen und manchmal auch gegen die eigene Psyche durchsetzen, die uns Glück durch Süßes oder den gefühlten Hunger weit größer als den tatsächlichen Kalorienbedarf vorgaukelt.

DER PLAZEBO-SÄTTIGUNGSEFFEKT

Ob wir uns hungrig oder satt fühlen, hängt nur bedingt davon ab, was wir gegessen oder getrunken haben. Unsere Psyche mischt sich da ziemlich stark ein. Es ist erstaunlich, aber tatsächlich können die Angaben auf Lebensmitteletiketten beziehungsweise die Vermutung, was wir da zu uns genommen haben, einen ähnlich weitreichenden Einfluss auf Stoffwechselvorgänge und Hungergefühl haben wie die tatsächlich zugeführte Nahrung. Das zeigt eine Untersuchung, die die Wissenschaftlerin Alia Crum an der Yale-Universität, USA, durchgeführt hat. In der Studie wurde zunächst ein Vanillemilchshake mit unterschiedlichen Etiketten versehen. Die eine Hälfte wurde als kalorienarmes Getränk mit null Prozent Fett, null Zuckerzusatz und nur 140 Kalorien ausgezeichnet. Die Angaben auf dem anderen Shake ließen vermuten, dass es sehr zuckerhaltig und fettreich sei und satte 620 Kalorien liefere. Allerdings stimmten weder die einen noch die anderen Nährwertangaben. In Wahrheit hatten die Shakes jeweils 300 Kalorien.

Gemessen wurde bei allen Teilnehmenden der Spiegel des Hormons Ghrelin, sowohl bevor sie den Shake getrunken hatten als auch danach. Ghrelin ist ein Appetit- oder Hungerhormon. Es wird im Darm gebildet und hohe Spiegel signalisieren dem Gehirn, dass es Zeit ist, etwas zu essen. Viel Ghrelin schaltet auch den Stoffwechsel auf Sparmodus, denn für unsere Vorfahren war es ja nicht immer so klar, ob sie auch Nahrung fanden, wenn sich der Hunger meldete. Wenn wir aber etwas essen, dann sinkt der Spiegel des Appetithormons – je mehr Kalorien eine Mahlzeit hat, desto stärker. So dachte man zumindest bisher. Doch das Ergebnis der Studie überraschte. Die Ghrelinspiegel fielen etwa dreimal stärker ab, wenn die Proband*innen annahmen, sie würden das sättigende kalorien-

und fettreiche Getränk trinken, verglichen mit den Studienteilnehmer*innen, die meinten, sie hätten einen kalorienarmen Shake bekommen.

Wer also dachte, er hätte einen kalorienarmen Shake erhalten, fühlte sich weniger satt. Noch mal zur Erinnerung: Beide Milchgetränke waren identisch. Offensichtlich haben also nicht nur objektive Fakten wie Zucker-, Fett- und Kaloriengehalt eines Gerichts Auswirkungen auf unsere Sättigung, sondern auch das, was wir über unser Essen denken und was wir vermuten, was es enthalten könnte. Das bedeutet, dass es auch beim Essen eine Art Plazeboeffekt gibt. Allein der Gedanke daran, dass das Essen sehr kalorienreich sein könnte, löst einen stärkeren Sättigungsreiz aus, als wenn wir vermuten, es handele sich um ein »leichtes« Gericht. Auch deshalb: Finger weg von »Lightgetränken« und anderen angeblich kalorienreduzierten Lebensmitteln. Zum einen fördern die darin oft enthaltenen Süßstoffe Übergewicht (siehe Seite 142 ff.). Zum anderen scheinen sie unseren Sättigungsreflex auszutricksen, sodass allein das Wissen, dass es sich um ein kalorienarmes Gericht handelt, uns schneller wieder hungrig werden lässt.

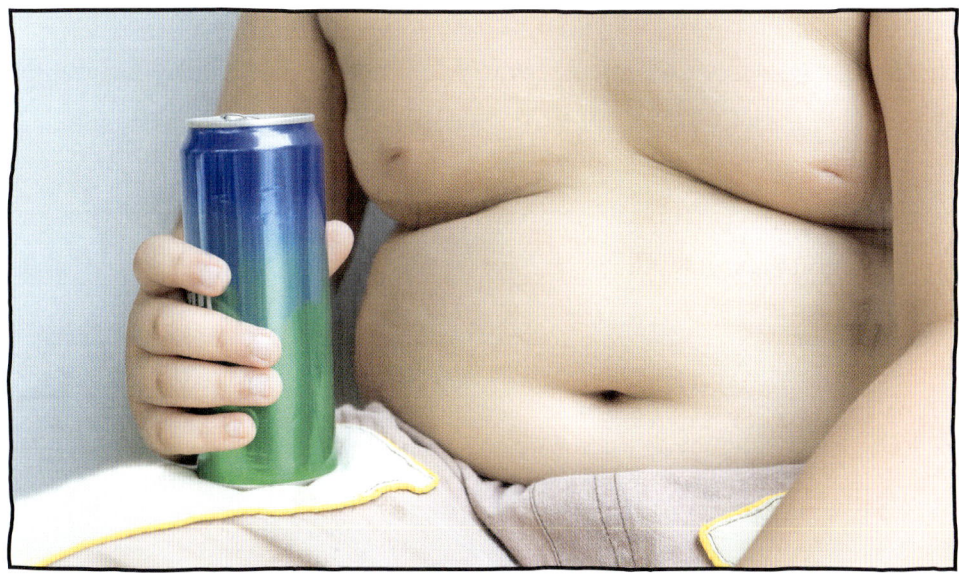

Abnehmen durch Lightgetränke funktioniert leider nicht.

DER BODENLOSE SUPPENTELLER

Ein weiterer Grund, mehr zu essen, als uns möglicherweise guttut, ist der Verlust der Kontrolle darüber, wie viel wir essen. Jeder Buffetgast kennt das: Niemand würde sich als Hauptmahlzeit drei oder vier Teller Essen und noch zwei Desserts bestellen, aber wer sich an einem Buffet bedienen darf, schafft das meist spielend, denn dabei entgleitet einem völlig das Gefühl für das, was man schon verzehrt hat. Ähnlich ist es auch beim TV-Naschen. Ruckzuck ist die Tüte Chips leer und 1000 Kalorien im Bauch.

Wie wenig wir uns auf unseren Appetit als Sättigungsinstanz verlassen können, zeigt das Experiment des »bodenlosen Suppentellers«. 54 Testesser*innen wurden auf einen leckeren Teller Suppe eingeladen. Was die Teilnehmenden nicht wussten: Die Hälfte der Proband*innen saß vor einem Teller, bei dem über einen versteckten Schlauch im Boden immer wieder neue Suppe nachfloss. Ohne Verdacht zu schöpfen, aßen die Teilnehmer*innen mit den »bodenlosen Tellern« 73 Prozent mehr Suppe als die mit normalen Tellern. Doch das Mehr an Kalorien hatte auf das Sättigungsgefühl nur wenig Einfluss: Alle Teilnehmenden gaben den gleichen Sättigungsgrad an, berichtet die Fachzeitschrift *Obesity Research*. Trotz Suppennachschlag ahnten die Teilnehmer*innen nicht, dass sie fast doppelt so viele Kalorien aufgenommen hatten, und fühlten sich auch nicht satter. Diese Studie zeigt, dass wir oft eher unsere Augen nutzen, um die Kalorien einer Mahlzeit einzuschätzen, als den Füllungsgrad des Magens – und dass diese Selbsteinschätzung leider sehr unzuverlässig ist.

DIE INNERE WAAGE JUSTIEREN

Dennoch müssen interessanterweise viele schlanke Menschen gar keine Kalorien zählen oder ständig auf die Waage steigen. Sie essen auch ohne Kalorienkontrolle nur selten zu viel oder zu wenig, denn sie können sich auf ihr natürliches Sättigungsgefühl verlassen. Bei den meisten Übergewichtigen ist dieses natürliche und verlässliche Sättigungsgefühl allerdings gestört.

Offensichtlich besitzen die meisten Menschen eine Art innere Waage, die Gewichtsschwankungen registriert. Diese innere Waage versucht, das Gewicht immer wieder in den »eingestellten« Bereich zu bringen, sei es durch Gewichtszunahme oder Gewichtsabnahme. Doch dieser vorgegebene Stellwert ist nicht immer vereinbar mit der Traumfigur und dem durch Werbung und Medien vermittelten Idealbild. Viele Menschen, denen es leichtfällt, schlank zu bleiben, berichten, dass sie deutlich weniger Hunger verspüren, wenn sie ein paar Kilos zugelegt haben und dann automatisch weniger essen. Dadurch fällt es diesen beneidenswerten Menschen meistens relativ leicht, ihr Gewicht zu halten.

Wer hingegen längere Zeit und regelmäßig über seinen individuellen Sättigungspunkt hinaus isst und mehr Kalorien zuführt, als er oder sie verbraucht, der verstellt die »innere Waage« dauerhaft und es fällt ihm oder ihr dann immer schwerer, wieder das ehemalige Wohlfühlgewicht zu erreichen. Deshalb ist es wichtig, die Regel aus der Kindheit, dass ein Teller immer leer gegessen werden muss, über Bord zu werfen. Wer das nicht kann und wem es – zu Recht – leidtut, wenn Essen vernichtet wird, der sollte im Restaurant gleich nach kleineren Portionen fragen. Die sind zwar meist nur unerheblich preiswerter, aber dafür umso wertvoller für Taille und Umwelt.

VORSICHT VOR TROSTFUTTER UND BELOHNUNGSESSEN

Im Lauf des Lebens werden wir – wie andere Lebewesen auch – auf Signale, die wir mit Essen in Verbindung bringen, konditioniert. Das zeigten schon vor mehr als 100 Jahren die Experimente des Nobelpreisträgers Iwan P. Pawlow: Bevor er seine Versuchshunde fütterte, ertönte ein Glockenton. Nach kurzer Zeit löste bereits allein die Glocke Speichelfluss bei den Tieren aus, ohne dass sie das Futter sehen oder riechen konnten. Es ist also nicht verwunderlich, dass das Foto eines leckeren Gerichts genauso wie ein bestimmtes Ritual oder eine bestimmte Uhrzeit Appetit auslösen können. Und wer in der Kindheit bei Traurigkeit keine Zuwendung, sondern ein Stück Schokolade oder einen Keks bekam, wird sich auch als Erwachsener bei Stress und Anspannung eher mit Essen trösten. Instinktiv wissen wir, dass bestimmte Nahrungsmittel unsere Gefühle beeinflussen, zugleich steuern unsere Gefühle aber auch unser Essverhalten – zumal wenn wir verinnerlicht haben, dass Schokolade tröstet, wenn wir einsam sind, oder Alkohol gute Laune macht.

Schätzungen gehen davon aus, dass jeder Dritte ein »emotionaler Esser« ist, der in stressigen Situationen oder bei negativen Gefühlen zu »Trostfutter« greift. Studien belegen, dass schlanken Menschen bei negativen Emotionen eher der Appetit vergeht. Sie neigen bei Stress, Anspannung und Trauer dazu, weniger zu essen. Bei Übergewichtigen verhält es sich anders: Sie reagieren auf Stimmungstiefs mit einer erhöhten Nahrungsaufnahme.

WORAUF UNSER BELOHNUNGSSYSTEM ANSPRINGT

Personen, die zu Übergewicht neigen, belohnen oder beruhigen sich offensichtlich häufiger mit leckeren Sachen und können das tatsächliche Hungergefühl oft nicht richtig einschätzen. Entsprechende Veränderungen, die dafür verantwortlich sind, lassen sich im Gehirn nachweisen. Das stellte sich heraus, als man im Rahmen der LIFE-Adult-Studie mehr als 2500 zufällig ausgewählte Einwohner*innen von Leipzig im Alter von 18 bis 80 Jahren einer Untersuchung des Gehirns mittels Magnetresonanztomografie (MRT) unterzog. Je mehr Pfunde die Studienteilnehmer*innen auf die Waage brachten, desto dünner war der sogenannte orbitofrontale Kortex. Dieser Gehirnteil steuert unsere Emotionen, ist eng verbunden mit dem Belohnungssystem und spielt auch bei der Impulskontrolle eine Rolle. Je dünner dieser orbitofrontale Kortex bei Übergewichtigen ist, desto schlechter lässt sich der Impuls, etwas zu essen, unterdrücken und desto schwerer fällt es den Betroffenen, ihr Essverhalten zu steuern und zu kontrollieren.

Doch was lässt nun dieses wichtige Belohnungszentrum schrumpfen? Veronica Witte, Tagesklinik für Kognitive Neurologie des Universitätsklinikums Leipzig, sieht einen Zusammenhang mit Entzündungsstoffen, die im Fettgewebe gebildet werden. Wie wichtig es ist, bei Übergewicht Entzündungen zu reduzieren, steht ausführlicher im Kapitel »Entzündungen und aggressive Moleküle bei Gewichtsproblemen«. Bauchfett abzubauen und gleichzeitig die Entzündungen mithilfe der Ernährung und Nahrungsergänzungsmitteln zu kontrollieren, scheint ein wichtiger Schritt aus diesem Teufelskreis zu sein.

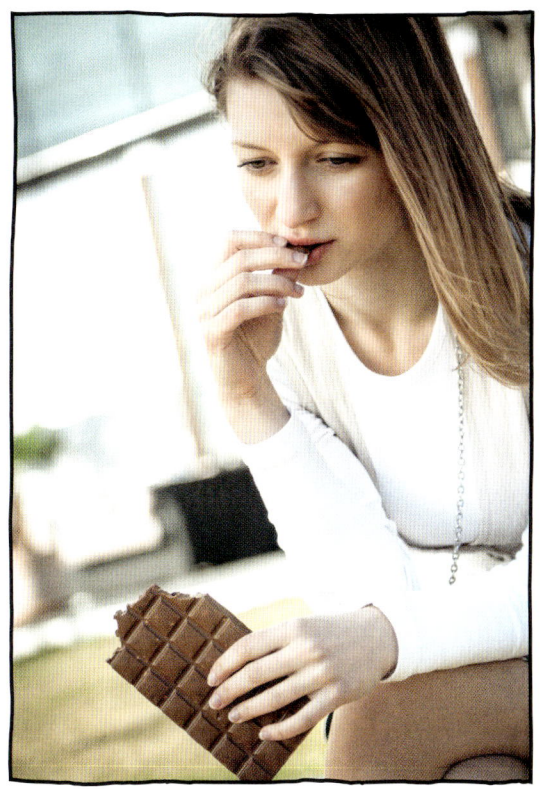

Essen als Trost – in solchen Augenblicken ist der Gedanke ans Abnehmen fern.

Da bei Adipositas die hirneigenen Regionen für Belohnung und Emotionen so dünn sind, lassen sie sich möglicherweise nicht so gut aktivieren. Deshalb sind bei Übergewicht oft größere Mengen Nahrung notwendig als bei Normalgewichtigen, um das gleiche wohlige Gefühl durch Essen auszulösen. Die Untersuchungen zeigen aber auch: Wir sind oft nicht süchtig nach dem Essen, sondern süchtig nach den Emotionen, die es auslöst. Diese Erkenntnis ist sehr wichtig für alle, die abnehmen möchten, denn Glücksgefühle lassen sich auch durch soziale Kontakte, schöne Erlebnisse oder auch Sport erzielen. Essen darf Spaß machen, sollte aber nicht der einzige Glücksbringer im Leben sein. Stimulieren Sie Ihr Belohnungssystem deshalb häufiger kalorienfrei: Ein Kinobesuch, ein neues Kleidungsstück oder eine Wellnessmassage schütten ebenfalls Glückshormone aus, sodass Sie sich dafür das eine oder andere Stück Torte oder Schnitzelbrötchen sparen können.

SÜßE GLÜCKSGEFÜHLE

Wie stark sich Emotionen durch das »richtige« Essen steuern lassen, zeigen verschiedene Experimente. Bekommen Babys bei Blutentnahmen oder Impfungen ein paar Tropfen süßes Zuckerwasser, dann weinen sie deutlich weniger und wahrscheinlich empfinden sie auch die Schmerzen nicht so stark, das stellten jordanische Wissenschaftler*innen um den Kinderarzt Manal Kassab von der jordanischen University of Science and Technology in Irbid fest.

Ein belgisches Forschungsteam um Lukas Van Oudenhove, Universität Leuven, untersuchte hingegen den Zusammenhang zwischen Essen und der Stimmung, die traurige Musik oder traurige Bilder verursachen können. Die Versuchspersonen bekamen über einen Schlauch entweder eine fetthaltige Lösung oder eine Kochsalzlösung direkt in den Magen geträufelt. Dadurch war es für die Proband*innen unmöglich, zu schmecken oder zu riechen, was sie zu sich nahmen. Gleichzeitig hörten sie entweder traurige oder neutrale Musik und bekamen entweder Fotos von Menschen mit einem traurigen oder einem neutralen Gesichtsausdruck gezeigt. Mittels Computertomografie wurde die Reaktion des Gehirns beobachtet. Bekamen die Teilnehmenden schnöde Kochsalzlösung eingeflößt, hörten traurige Musik und bekamen die Bilder unglücklicher Menschen gezeigt, rutschte ihre Stimmung in den Keller. Floss aber die fetthaltige Lösung in den Magen, dann hob das die Laune signifikant an und die Hirnareale zeigten ein anderes Verarbeitungsmuster. Selbst ein trauriges Umfeld konnte dann die Stimmung nicht mehr so stark trüben. Kommt uns das bekannt vor? Aber ja! Bei Liebeskummer, Ärger mit dem Chef oder schlechtem Wetter sind Chips, Schoko, Sahneeis und Vanillepudding die besten Antidepressiva. Magerquark, Möhren und Äpfel können uns dann gestohlen bleiben. Fett im Essen macht uns zumindest kurzfristig von innen heraus glücklich und puffert Ängste, Sorgen und Traurigkeit ab.

Die Kombination von Fett und Zucker, wie wir sie in Schokolade, Kuchen und Croissants finden, lässt die Spiegel der Glückshormone Dopamin und Serotonin messbar in die Höhe schnellen und unsere Stimmung bessert sich. Diese Verbindung von gutem Essen und guter Laune packt leider schlechte Pfunde auf die Hüften. Aber in Zeiten, in denen es uns schlecht geht, fällt es schwer, den Trostspendern aus dem Süßigkeitenregal zu widerstehen.

GLÜCKSHORMONE AUS DER NATUR

Auf Seite 240 finden Sie eine Tabelle mit Pflanzenextrakten, die Stress reduzieren, Ängste beseitigen und schlechte Stimmung lindern können. Nutzen Sie vor allem diese kalorienfreien Möglichkeiten, um Ihre Glückshormone zu pushen.

KURZER TROST – LANGE REUE

Warum vor allem kalorienreiche Nahrungsmittel so gute Seelentröster sind, darüber rätseln die Experten noch. Viele unserer Verhaltensweisen sind ja in der grauen Vorzeit, in der Höhlenbären und Steinäxte zum Tagesgeschäft gehörten, verankert. Schlechte Emotionen wiesen damals wahrscheinlich auf die wirklichen Probleme wie Hungersnöte oder drohende Gefahren hin. Da man nie genau wusste, wann es wieder was zu essen geben würde, war es wahrscheinlich eine sinnvolle Maßnahme, etwas Nahrhaftes im Bauch zu haben. Und deshalb hebt auch heute noch bei Stress, Ärger und Problemen fettes und kohlenhydrathaltiges Essen die Laune – zum Leidwesen aller Abnehmwilligen. Doch der Effekt scheint nur kurzfristig zu wirken. Offensichtlich steigern auf Dauer nämlich Junkfood ebenso wie sehr zuckerhaltige Lebensmittel das

Risiko, an Depressionen zu erkranken. So sollen gesättigte Fettsäuren und Transfette, die in Burger, Fertigpizza und Co. enthalten sind, Depressionen um bis zu 48 Prozent wahrscheinlicher machen. Das ergab eine spanische Studie. Auch Weißbrot, Limo und Pudding, also Nahrungsmittel mit leicht verdaulichen Kohlenhydraten, stehen jetzt im Verdacht, die Stimmung langfristig nach unten zu ziehen. US-amerikanische Forscher*innen haben in einer Untersuchung an über 70 000 Frauen herausgefunden, dass Süßigkeiten, Fast Food und Fertiggerichte nicht nur auf die Taille, sondern auch aufs Gemüt schlagen.

SCHOKOLADE FRAGT NICHT, SCHOKOLADE VERSTEHT

Schokolade scheint jedoch eine ganz besondere Süßigkeit zu sein, wenn es um Stress und Anspannung geht. Forschende des Psychologischen Instituts der Universität Bern, Schweiz, wiesen nach, dass der Genuss von dunkler, polyphenolreicher Schokolade zwei Stunden vor einer stressigen Prüfung den Stresshormonspiegel nur wenig ansteigen ließ. 65 Proband*innen zwischen 20 und 50 mussten sich einem Stresstest unterziehen, der aus einem fünfminütigen Vorstellungsgespräch und einer fünfminütigen Rechenaufgabe vor Publikum bestand. Die eine Hälfte der Teilnehmer*innen aß eine halbe Tafel (50 Gramm) dunkle Schokolade mit 72 Prozent Kakaoanteil und 125 Milligramm Epicatechin. Epicatechin gehört zu den Polyphenolen, sekundären Pflanzenstoffen, die in Obst und Gemüse, aber auch in Kakao und dunkler Schokolade zu finden sind (siehe Seite 189). Die andere Gruppe bekam eine nur scheinbar dunkle Schokolade, die aber in Wirklichkeit eine eingefärbte weiße Schokolade war und somit keinerlei wirksame Kakaoinhaltsstoffe enthielt. Die Level der Stresshormone Cortisol und Adrenalin wurden mehrmals vor und nach der Stressbelastung bestimmt. Die Ergebnisse deuten darauf hin, dass dunkle Schokolade uns nicht nur subjektiv ein gutes Gefühl in Stresssituationen gibt, sondern tatsächlich auch etwas im Körper bewirkt, das sich messen lässt. Schokolade puffert die hormonelle Stressreaktion ab und bewirkt, dass die Stresshormonspiegel trotz Prüfungssituation nur ganz moderat ansteigen. Schoko entstresst offensichtlich, ist aber in der Regel eine Kalorienbombe. Eine halbe Tafel, wie in dem Experiment genutzt, schlägt locker mit 270 Kalorien zu Buche.

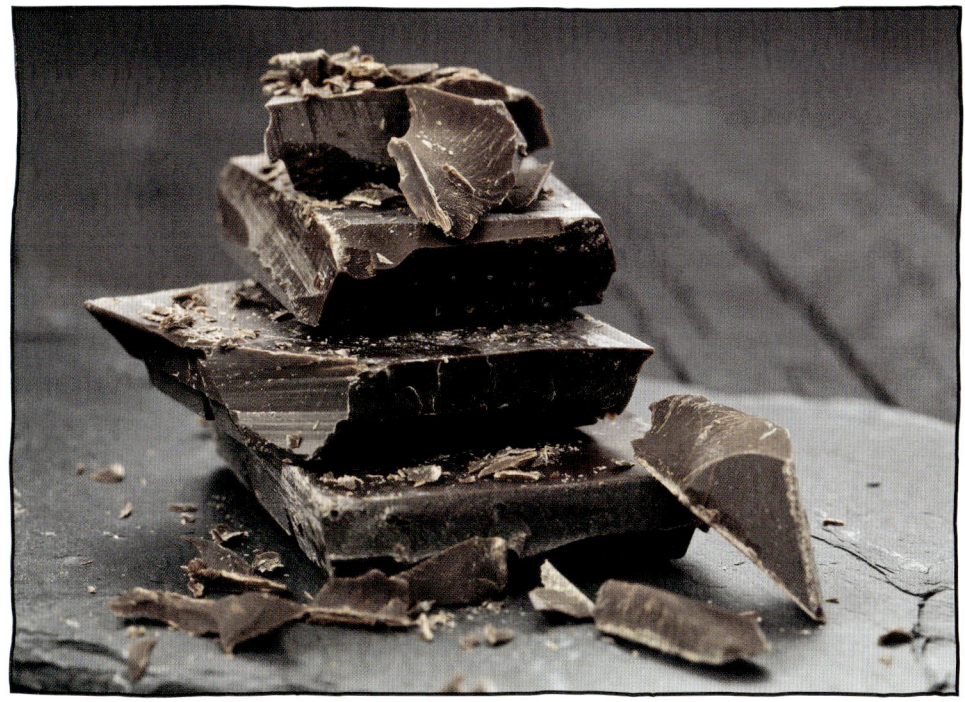

Dunkle Schokolade – zwar hat sie viele Kalorien, aber sie hat die Lizenz zum Glücklichmachen und kann in Sonderfällen sogar beim Abnehmen helfen.

SONDERFALL DUNKLE SCHOKOLADE

Wenn Sie abnehmen wollen, werden Sie in der Regel einen großen Bogen um die braune Leckerei machen. Das könnte ein Fehler sein. Es ist Zeit, umzudenken. Dunkle (!) Schokolade hat zumindest ein paar Effekte, die es erlauben, sie auch in kleinen Mengen hin und wieder in eine Diät zu integrieren. Studien zeigen, dass dunkle Schokolade mit sehr hohem Kakaoanteil – und dadurch einem hohen Polyphenolgehalt – sich eher positiv als negativ aufs Gewicht auswirkt. Schokopolyphenole wirken einigen Faktoren entgegen, die zu einer

Gewichtszunahme führen können. Sie senken den Insulin- und Cortisolspiegel, wirken entzündungshemmend, verringern Heißhunger und helfen, den Appetit besser zu kontrollieren.

Wer Schokolade genießen und gleichzeitig Kalorien sparen möchte, der sollte seine Nase benutzen: Manchmal reduziert bereits der Geruch von Schokolade den Appetit. In einer, allerdings sehr kleinen, niederländischen Untersuchung unterdrückte Schokoladeessen und An-Schokolade-Riechen den Appetit ähnlich stark. Allein das Riechen reichte gemäß dieser Studie schon aus, um den Spiegel des Appetithormons Ghrelin und natürlich auch des Appetits messbar zu senken. Kurzum: Essen von oder Schnuppern an Schokolade macht möglicherweise satt und zufrieden.

Aber ACHTUNG (nur, damit das nicht überlesen wird): Es geht hier um dunkle oder sehr dunkle Schokolade! Die Studien geben kein grünes Licht für Milchschokolade, weiße Schokolade, Pralinen oder Schokoeis. Geeignete Schokoladen sollten einen Kakaoanteil von mindestens 70 Prozent, besser höher, haben. Es gibt übrigens auch Schokolade mit 99 oder 100 Prozent Kakaoanteil, die schmeckt den meisten aber erst nach einer gewissen Gewöhnungsphase.

DIE STIMMUNG KALORIENFREI ANHEBEN

Wenn Sie sich für jemanden halten, dessen beziehungsweise deren Essverhalten durch Emotionen beeinflusst wird, dann ist Ihre Psyche ein wichtiger Hebel, an dem Sie ansetzen können. Essen Sie, wenn Ihnen langweilig ist? Dann sollten Sie für Abwechslung sorgen, auch wenn es nur ein kurzer Spaziergang ist, um erst einmal Distanz zwischen sich und den Kühlschrank zu bringen. Essen Sie aus Gewohnheit vor dem Fernseher, am Schreibtisch, im Auto? Hier wäre der erste Schritt, für ausreichend Magenfüllung durch Tee,

Kaffee und Wasser zu sorgen und ein paar sättigende und nicht zu kalorien-reiche Snacks zur Hand zu haben, die Gummibärchen und Chips ersetzen: Gemüsestücke mit Dip, ein paar Mandeln oder Nüsse, geschälte Möhren oder eine Birne. Klar, das alles hat nicht den Genussfaktor eines Mandelhörnchens oder einer Packung gesalzener Erdnüsse, aber diese »Überbrückungshilfen« sparen eine Menge Kalorien ein. Häufig geht es tatsächlich nicht allein um den Geschmack, sondern den Wunsch, »etwas zu knabbern« – und da ist Gemüse auch gut geeignet.

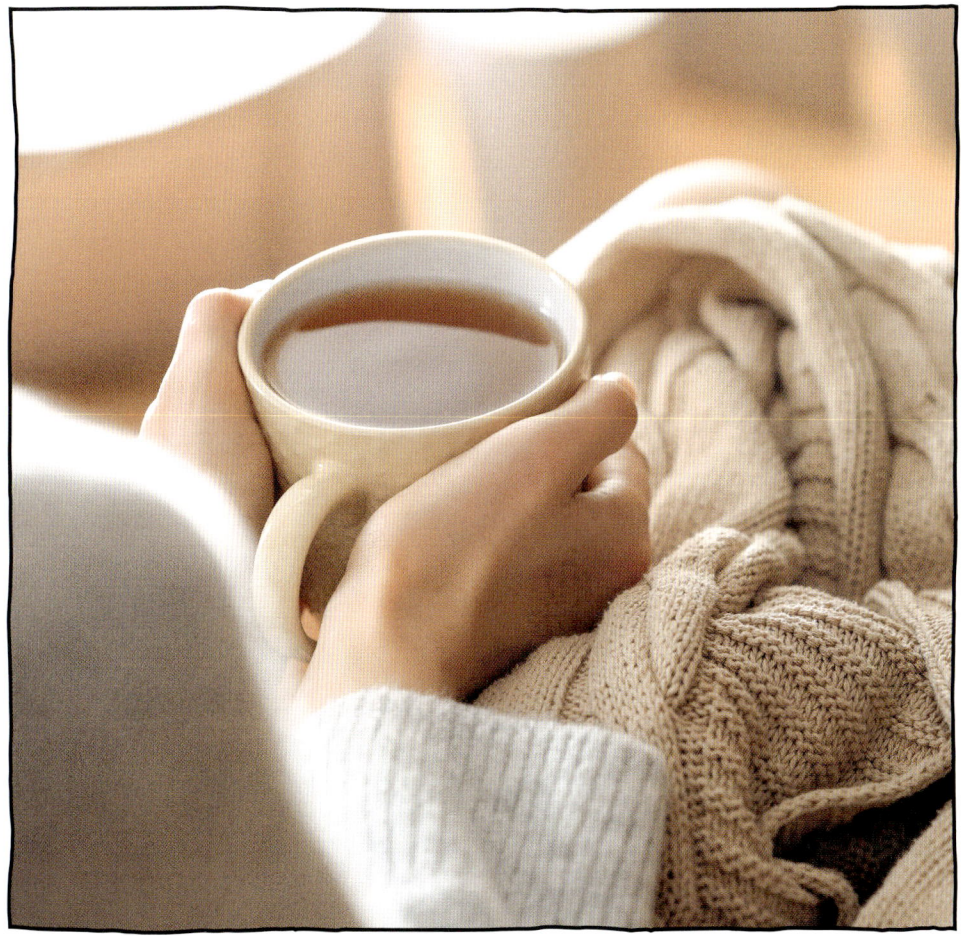

Tatsächlich: Tee hilft nachweislich, Stress besser auszuhalten, womit sich das Frustessen das ein oder andere Mal erledigt.

MOOD FOOD MACHT SATT UND GLÜCKLICH

Wenn Sie abnehmen möchten, sollten Sie auf Genuss und auf Mood Food setzen, also Nahrungsmittel, die die Stimmung verbessern, aber nicht zu viele leere Kalorien liefern. Fehlt der Genuss, ist jede Diät auf Dauer zum Scheitern verurteilt.

Wenn Sie die Stimmung auf natürliche Weise anheben möchten, sollten folgende Lebensmittel regelmäßig auf dem Speiseplan stehen:

Dunkle Schokolade: Zumindest in Maßen ist Schokolade mit 70 Prozent oder mehr Kakaoanteil auch bei einer Diät erlaubt. Dunkle Schokolade enthält verschiedene Stimmungsaufheller wie Theobromin, Koffein und Tryptophan. Tryptophan ist eine wichtige Vorstufe für das Glückshormon Serotonin. Wichtig: Auch dunkle Schokolade hat ordentlich Kalorien, ist aber bei einem Stimmungstief die bessere Wahl, weil wir meistens deutlich weniger davon essen als von Vollmilchschokolade oder Gummibärchen. Außerdem liefert dunkle und sehr dunkle Schokolade zusätzlich Polyphenole, die sich günstig auf Stress und Entzündungen auswirken. Tryptophan kann auch im Darm gebildet werden; die Einnahme von Bifidobakterium infantis scheint diesen Vorgang zu unterstützen. Schokolade macht aber auch deshalb glücklich, weil sie die sogenannte Amygdala im Gehirn, wo Ängste und Stress verarbeitet werden, aktiviert. Um diese Gehirnregion zu aktivieren, muss die Schokolade uns aber schmecken. Wer keine dunkle Schokolade mag, kann sich deshalb diese Kalorien meistens sparen. Und bitte immer daran denken: Wer abnehmen will, kann sich ein, zwei Stückchen gönnen, eine Tafel ersetzt hingegen eine ganze Mahlzeit.

Tee: Tee wird seit jeher eine stressreduzierende Wirkung zugeschrieben. Britische Wissenschaftler*innen konnten jetzt den Beweis erbringen. 75 gesunde Testpersonen erhielten sechs Wochen lang entweder täglich vier Tassen Schwarztee oder vier Tassen eines wirkstofffreien Testgetränks (Plazebo). Anschließend wurden sie akuten Stresssituationen ausgesetzt, die Blutdruck und Herzfrequenz nach oben trieben. Vor und nach dem Stresstest wurden verschiedene Parameter, unter anderem das Stresshormon Cortisol, bestimmt. Tatsächlich stieg der Cortisolspiegel bei den Teetrinker*innen nur leicht an und auch nach dem Ende des Belastungstests stellte sich bei ihnen schneller und stärker das Gefühl der Entspannung ein als in der Plazebogruppe. Tee ist also nicht nur ein tolles, kalorienfreies Getränk, das uns mit wichtigen Polyphenolen versorgt, sondern regelmäßiger Genuss scheint auch Anspannung von uns fernzuhalten und verhindert dadurch vielleicht den einen oder anderen stressbedingten Heißhungeranfall.

Die richtigen Fette: Unser Gehirn besteht zum größten Teil aus Fetten. Essen wir die richtigen Fette, dann wirkt sich das günstig auf unsere Stimmung aus. Gute »Mood-Fette« nehmen wir mit fettem Fisch oder – als pflanzliche Alternativen – mit Walnüssen, Leinöl oder Rapsöl zu uns. Die enthaltenen Omega-3-Fettsäuren stehen mit dem Stoffwechsel wichtiger Glückshormone wie Dopamin in Verbindung. Auch die in Olivenöl, Avocados, Nüssen und Mandeln enthaltenen Nährstoffe wie gesunde Fette, Magnesium oder B-Vitamine wirken sich günstig auf unsere Psyche aus und halten lange satt.

Bananen: Bananen beeinflussen den Spiegel der Glückshormone. Optimal sind Bananen, wenn sie noch ein bisschen grün sind, denn dann fördern sie auch die gesunde Entwicklung des Mikrobioms (siehe Kapitel »Die Darmflora – wichtiger Verbündeter auf dem Weg zur Traumfigur«). Bananen sind reich an Tryptophan, enthalten aber auch Kohlenhydrate. Diese Kombination unterstützt die Bildung von Serotonin. Im Unterschied zu Schokolade liefert die Banane aber viel weniger Kalorien und zugleich eine Reihe an gesunden Vitaminen und Mineralstoffen: Das enthaltene Vitamin B_6 zum Beispiel beruhigt die Nerven. Auch Magnesium hat eine entspannende und beruhigende Wirkung, denn es setzt die Aktivität der Nervenzellen herab, die bei Stress aktiv werden. Bananen sollten aber wegen des hohen Kohlenhydratanteils nicht als Zwischenmahlzeit gegessen werden, um den Blutzuckerspiegel nicht zu stark ansteigen zu lassen. Wer Bananen mag, sollte sie zur Hauptmahlzeit genießen.

Ingwer und Chili: Die Schärfe wird von unserem Gehirn als Schmerz wahrgenommen. Um diesen erträglicher zu machen, schüttet das Nervensystem

Endorphine, also Glückshormone aus, die die Stimmung heben. Gleichzeitig scheint Chili den Stoffwechsel etwas anzukurbeln und Ingwer wirkt entzündungshemmend. Chili ist auch in der Lage, Fettgewebe abzubauen. Proband*innen, die jeden Tag 4 Milligramm Capsaicin, den Wirkstoff in Tabasco, Jalapeños und Cayennepfeffer, eingenommen hatten, bauten innerhalb von drei Monaten rund 6,7 Prozent mehr Fettgewebe ab als die Plazebogruppe. Neben den Auswirkungen auf die Stimmung hat scharfes Essen also noch nützliche Zusatzeffekte aufs Gewicht.

Präbiotische Ballaststoffe: Diese Pflanzenstoffe füttern unsere Darmbakterien besonders gut und das Mikrobiom beginnt, wenn es gut ernährt ist, Stoffwechselprodukte herzustellen, die uns zufriedener und schneller satt machen. Eine Liste guter Präbiotikalieferanten finden Sie auf Seite 162.

Oft lassen uns Traurigkeit, depressive Stimmung, Stress und Enttäuschung zu kalorienreichem Essen greifen. Möglicherweise sind dann pflanzliche Stimmungsaufheller gute Alternativen. Beginnen Sie NICHT mit einer Diät, wenn es Ihnen nicht gut geht. Päppeln Sie erst Ihre Psyche auf und starten Sie dann ins neue Ernährungsprogramm. Wenn Sie Unterstützung brauchen, finden Sie diese eventuell in der Pflanzenwelt. Verschiedene Pflanzenextrakte können nachweislich den Cortisolspiegel senken, helfen gegen leichte Depressionen und Ängste und lassen uns besser schlafen. Stimmungsaufhellende Pflanzenstoffe können so auch gegen den Diätfrust nützlich sein.

Da viele Pflanzenstoffe einen gewissen Vorlauf benötigen, sollten Sie bereits zwei bis drei Wochen vor Diätbeginn mit der Einnahme anfangen. Stimmungsaufhellend, antidepressiv und stressentlastend wirken unter anderem Lavendel, Rosenwurz (*Rhodiola rosea*), Ginseng, Baldrian und Ginkgo biloba. Auch probiotische Bakterien wie Lactobacillus rhamnosus, Lactobacillus helveticus, Bifidobacterium longum und Bifidobacterium infantis scheinen sich günstig auf die Stimmung (und auf die Darmflora) auszuwirken. Johanniskraut ist ein sehr guter Helfer, wenn es um schlechte Laune und depressive Verstimmung geht. Seine Wirksamkeit als »klassisches« pflanzliches Antidepressivum ist durch Studien gut belegt. Wichtig ist aber, dass Johanniskraut ausreichend hoch dosiert wird. Pro Tag sollten mindestens 600 bis 900 Milligramm eingenommen werden. Viele frei verkäufliche Nahrungsergänzungsmittel sind zu niedrig dosiert und entfalten dann oft keine Wirkung. Allerdings ist in einigen Fällen bei Johanniskraut auch Vorsicht geboten, denn es kann Wechselwirkungen geben zwischen Johanniskraut und Medikamenten, die in der Leber abgebaut oder umgebaut werden. Viele Arzneimittel wie zum Beispiel die Pille können durch die gleichzeitige Einnahme von Johanniskraut ihre Wirksamkeit verlieren. Wenn Sie keine Medikamente einnehmen, kann Johanniskraut sinnvoll sein. Ansonsten sollten Sie ärztlichen Rat einholen oder zumindest in der Apotheke fragen, ob es Probleme mit Ihrer sonstigen Medikation geben könnte. Eine Tabelle mit pflanzlichen Mitteln, die auf die Psyche wirken, finden Sie auf Seite 240. Dort finden Sie auch Angaben zur Dosierungen, die in Studien wirksam waren. Wenn Sie ein entsprechendes Präparat einnehmen möchten, achten Sie nach Möglichkeit auf eine ausreichende, aber nicht zu hohe Dosierung. Viele frei verkäufliche Präparate sind deutlich zu niedrig dosiert, wodurch spürbare Effekte auf die Psyche nicht gewährleistet sind. Die einzelnen Wirkstoffe können meistens auch miteinander kombiniert werden.

Wirkstoff	Tagesdosis	Effekte, durch Studien belegt
Asiatischer Ginseng (Panax ginseng)	100–200 mg	Verbessert Wohlbefinden und Schlaf, lindert Ängste, Effekte auf depressive Verstimmung
Sibirischer Ginseng (Eleutherococcus senticocus)	120 mg	Verbesserung von Stressempfinden, Müdigkeit, Ruhelosigkeit und Erschöpfung
Brahmi (Bacopa monnieri)	300–600 mg	Cortisolspiegelsenkend, verbessert die Stimmung, Effekte auf die geistige Leistungsfähigkeit
Johanniskraut	600–900 mg	Verbesserung bei innerer Unruhe und leichten bis mittelschweren Depressionen. (Achtung: Wechselwirkung mit Medikamenten beachten!)
Kamille	2 g pro Teebeutel, täglich 2 Tassen	Verbessert den Schlaf
Ginkgo biloba	120–240 mg	Reduziert depressive Symptome und Ängste, verbessert geistige Leistungsfähigkeit
Lavendel	80–160 mg	Verbessert Ängste und depressive Symptome, verbessert Schlaf
Rosenwurz (Rhodiola rosea)	300–600 mg	Verbessert Stimmung und Wohlbefinden, weniger depressive Symptome, senkt Ängste und Stressempfinden
Baldrianwurzel	1–2 g vor dem Zubettgehen	Verbesserung des Schlafs
Grünteepulver	3 × 400 mg	Reduziert Ängste, verbessert das Wohlbefinden

Modifiziert nach Yeung 2018

DAS WICHTIGSTE KURZ ZUSAMMENGEFASST

Halten wir kurz fest, wie Sie Ihre Psyche auf ein erfolgreiches Abnehmen einstellen können:

- Die Psyche beeinflusst unser Essverhalten. Wenn wir gestresst sind, traurig oder frustriert, dann können bestimmte Nahrungsmittel vorübergehend tatsächlich unsere Stimmung aufhellen. Wenn Sie diese kalorienreiche emotionale Unterstützung aber regelmäßig benötigen, schlagen sich Stress und Traurigkeit über kurz oder lang als Bauchfett und Hüftspeck nieder.

- Suchen Sie nach anderen kalorienfreien Möglichkeiten, um ins seelische Gleichgewicht zu kommen. Lernen Sie Entspannungsverfahren, treffen Sie sich mit Freunden, gönnen Sie sich hin und wieder ein schönes Erlebnis.

- Nutzen Sie pflanzliche Stimmungsaufheller, um Ihre Psyche zu unterstützen und das Durchhalten einer Diät zu vereinfachen. Optimal ist es, wenn Sie bereits vor Diätbeginn mit der Einnahme beginnen, denn die meisten Pflanzenextrakte brauchen etwas Zeit, bis die Wirkung einsetzt. Aufgrund von Wechselwirkungen zwischen Medikamenten und Pflanzenwirkstoffen sollten Sie kundigen Rat einholenAchten Sie auf eine ausreichend hohe Dosierung der Präparat.

- Vor allem im Herbst und Winter, wenn die Tage kürzer und dunkler werden, leidet die Psyche und das Verlangen nach »Trostfutter« nimmt zu. Abhilfe schafft der tägliche Spaziergang im Freien und eine Tageslichtlampe, die Sie am besten schon morgens zum Frühstück einschalten.

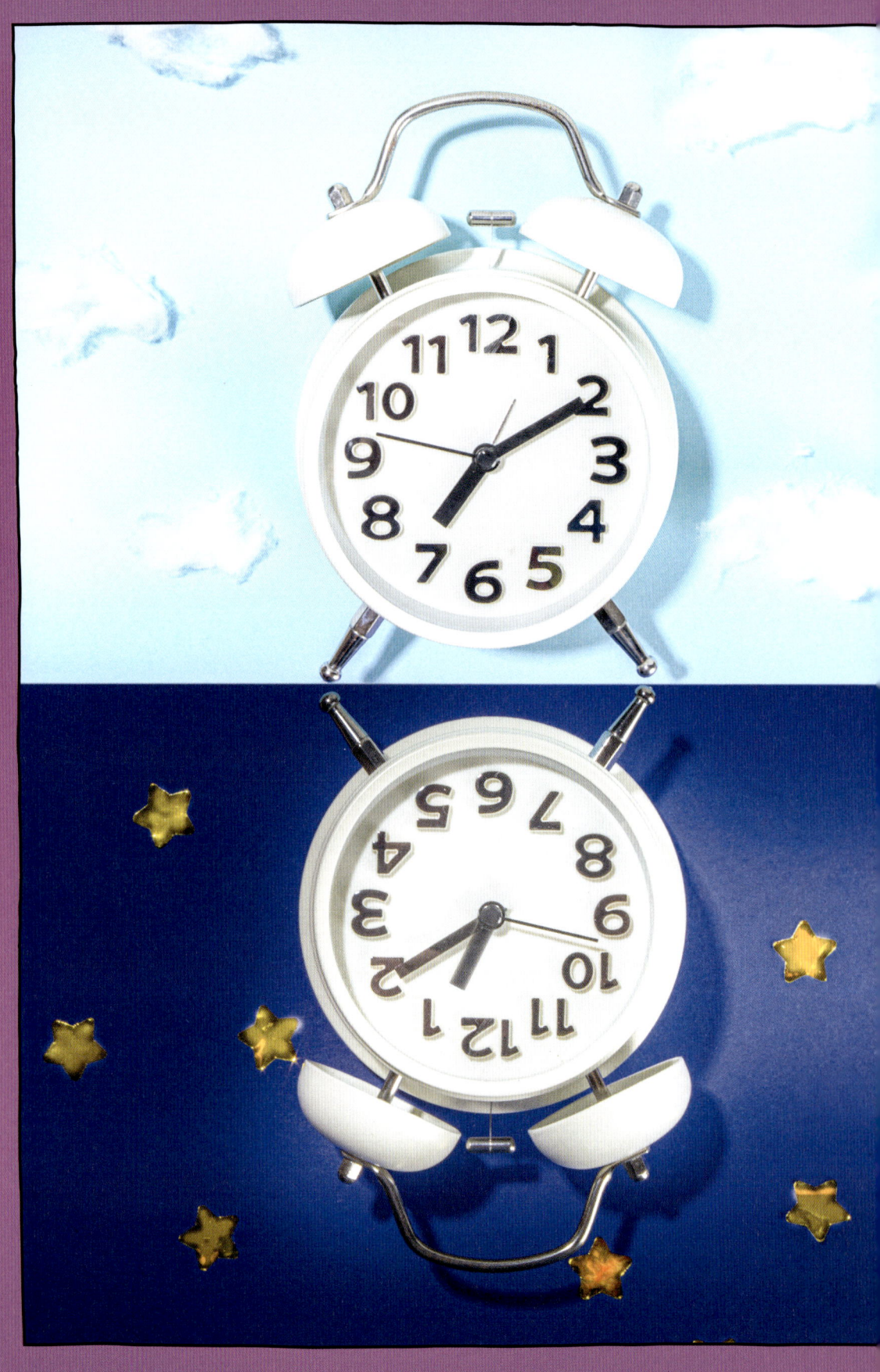

KAPITEL 11

DIE INNERE UHR AUF GEWICHTSABNAHME PROGRAMMIEREN

Jahresablauf, Menstruationszyklus, Tageszeiten, Nacht-schlafphasen – welche Zeiträume in diesen Abläufen sind die besten, wenn es ums Abnehmen geht?

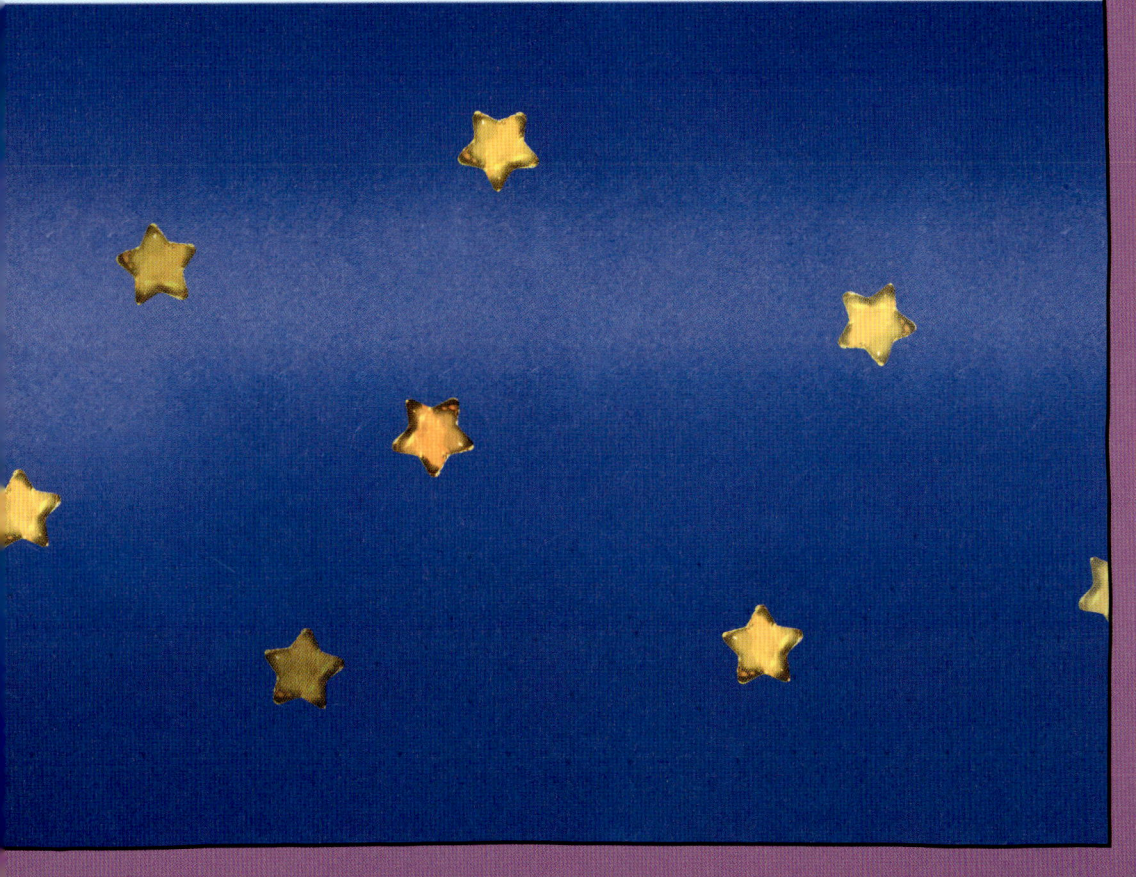

IM RHYTHMUS MITSCHWINGEN

Unser Körper liebt Rhythmen und sich in regelmäßigen Abständen wiederholende Vorgänge. In immer wiederkehrenden Zyklen schwanken deshalb Hormonspiegel, Körpertemperatur, körperliche und geistige Leistungsfähigkeit, Fruchtbarkeit und alles, was sonst noch für unser Leben wichtig ist. Gesteuert werden diese Vorgänge durch unsere »innere Uhr«. Sie befindet sich im Gehirn und tickt in den suprachiasmatischen Kernen im Hypothalamus. Unser innerer Taktgeber liegt demnach direkt über der Kreuzung unserer Sehnerven. Das ist durchaus sinnvoll, denn die innere Uhr wird durch den Tag-Nacht-Rhythmus gesteuert. Licht und Dunkelheit, die wir über die Augen wahrnehmen, beeinflussen die Ausschüttung von Hormonen und Nervenbotenstoffen, die Zeiten der Regeneration und des Wachstums in unserem Körper. Auch die Ausschüttung wichtiger Stoffwechselhormone wie Cortisol, Melatonin und Serotonin hängt von der Tageszeit ab. Helligkeit und Dunkelheit stellen die Uhr exakt ein, aber auch wenn wir von äußeren Zeitgebern wie dem Tageslicht abgeschnitten sind, bleiben die rhythmischen Wechsel zwischen Schlafen und Wachsein und die hormonellen Zyklen erhalten.

Im sogenannten circadianen Rhythmus steuert diese innere Uhr Tag für Tag unbemerkt unseren Lebensrhythmus. Erst wenn sie zum Beispiel durch Langstreckenflüge nicht mehr exakt funktioniert und wir tagelang unter einem Jetlag leiden, wird uns ihre Bedeutung bewusst. Gerät diese Biouhr dauerhaft aus dem Takt, dann droht Ungemach für unsere Gesundheit. Herzinfarkte oder Brustkrebs treten häufiger auf, wenn der circadiane Rhythmus durch Schichtarbeit oder durch häufigen Wechsel der Zeitzonen durcheinandergebracht wird. Doch auch Fettgewebe hat seinen eigenen Rhythmus. Die Schlafqualität, unsere innere Uhr, der weibliche Zyklus, die Jahreszeiten sowie der Zeitpunkt, an dem wir etwas essen, wirken sich deshalb auf Fettspeicherung und Appetit aus. Für alle, die abnehmen möchten, ist es deshalb enorm wichtig, auch die innere Uhr wieder richtig einzustellen.

CIRCADIANER RHYTHMUS UND KALORIENAUFNAHME

Stoffwechsel und Verdauung, Hunger und Sättigung orientieren sich an Rhythmen und Zyklen und es fällt uns leichter, abzunehmen und Gewicht zu halten, wenn wir in diesem Takt mitschwingen. Wiegt Essen am Abend schwerer als am Morgen? Ist es zum Abnehmen besser, das Abendessen ausfallen zu lassen oder auf das Frühstück zu verzichten? Mit diesen Fragen beschäftigt sich aktuell die Chronobiologie der Ernährung. Wobei bereits seit den 1970er-Jahren durch die Arbeiten des Pioniers der Chronobiologie, Franz Halberg, bekannt ist, dass unser Organismus tatsächlich anders reagiert, wenn wir die gleiche Mahlzeit morgens oder abends essen. Das betrifft den Anstieg der Körpertemperatur durch eine stärkere Kalorienverbrennung ebenso wie die Ausschüttung verschiedener Hormone. Einer aktuellen Studie der Universität Lübeck zufolge produziert unser Stoffwechsel nach einem Frühstück mehr als doppelt so viel Körperwärme wie nach einem kalorienidentischen Abendessen und verbrennt so morgens mehr Energie als abends. Wurde die gleiche Mahlzeit zum Frühstück gegessen, stiegen auch Blutzucker- und Insulinkonzentrationen weniger stark an als zum Abendessen und waren nach dem Frühstück im Vergleich zum Abendessen schneller wieder im Normalbereich. Und die Lübecker Forschergruppe stellte noch etwas fest, das uns bei der Gewichtsreduktion helfen könnte: Ein zu kalorienarmes Frühstück erhöhte das Hungergefühl, insbesondere den Appetit auf Süßigkeiten, während des ganzen Tages.

Was können wir daraus schließen? Prinzipiell scheinen Übergewichtige mit einer Diät erfolgreicher Gewicht zu verlieren, wenn die meisten Kalorien morgens beziehungsweise vormittags aufgenommen werden. Wer sich fürs Intervallfasten entscheidet, sollte deshalb eher das Abendessen streichen und

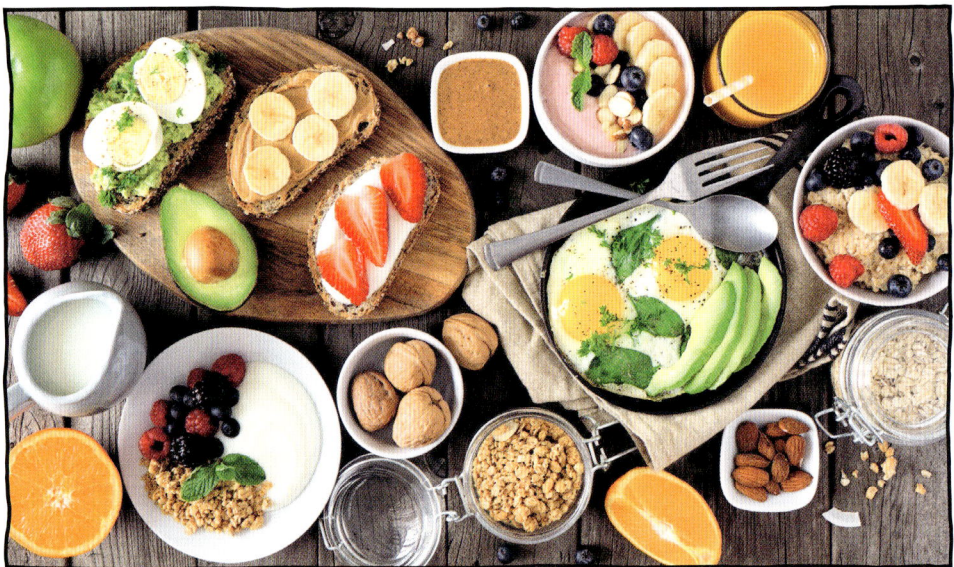

Wer frühstückt, nimmt oft leichter ab.

zum Beispiel ab 15 oder 16 Uhr nichts mehr essen. Das Frühstück ausfallen zu lassen und bis in die späten Abendstunden zu schlemmen, scheint hingegen weniger effizient zu sein. Auch aus gesamtgesundheitlicher Sicht ist eine solche Verteilung der Mahlzeiten sinnvoll. Wer frühstückt, ist in der Regel metabolisch gesünder, das heißt, er leidet seltener unter Zuckerkrankheit oder Fettstoffwechselstörungen. Doch natürlich kommt es immer auch auf die Gesamtkalorienzufuhr an und es darf nicht vergessen werden, dass die Verteilung der Mahlzeiten über den Tag nur einen kleinen – aber möglicherweise durchaus wichtigen – Baustein in einem Gesamtkonzept zur Gewichtsreduktion ausmacht.

JAHRESZEITLICHE GEWICHTSSCHWANKUNGEN

Stellen Sie sich vor, Sie würden im Oktober, gerade dann, wenn die Badesaison endet, Ihre Traumfigur erreichen. Wie ärgerlich! Leider entspricht genau das den Tatsachen: Dass die meisten Menschen im Herbst tatsächlich am wenigsten wiegen, fand ein internationales Team aus Forscher*innen heraus. Dazu mussten sich rund 3000 normal- und übergewichtige Personen aus Deutschland, Japan und den USA täglich wiegen. Das höchste Gewicht des Jahres erreichten die Studienteilnehmer*innen – wie nicht anders zu erwarten – in der Advents- und Weihnachtszeit und die meisten waren ihre Feiertagspfunde erst im März wieder los. Richtung Ostern kam es dann wieder zu einem erneuten kleinen Anstieg. Auch in anderen Kulturkreisen schwankt das Gewicht um die Feiertage herum. Die jahreszeitlichen Schwankungen lassen sich demnach in verschiedenen Kulturkreisen nachweisen. Offensichtlich gibt es im Herbst in den beteiligten Ländern keine großen Familienfeste.

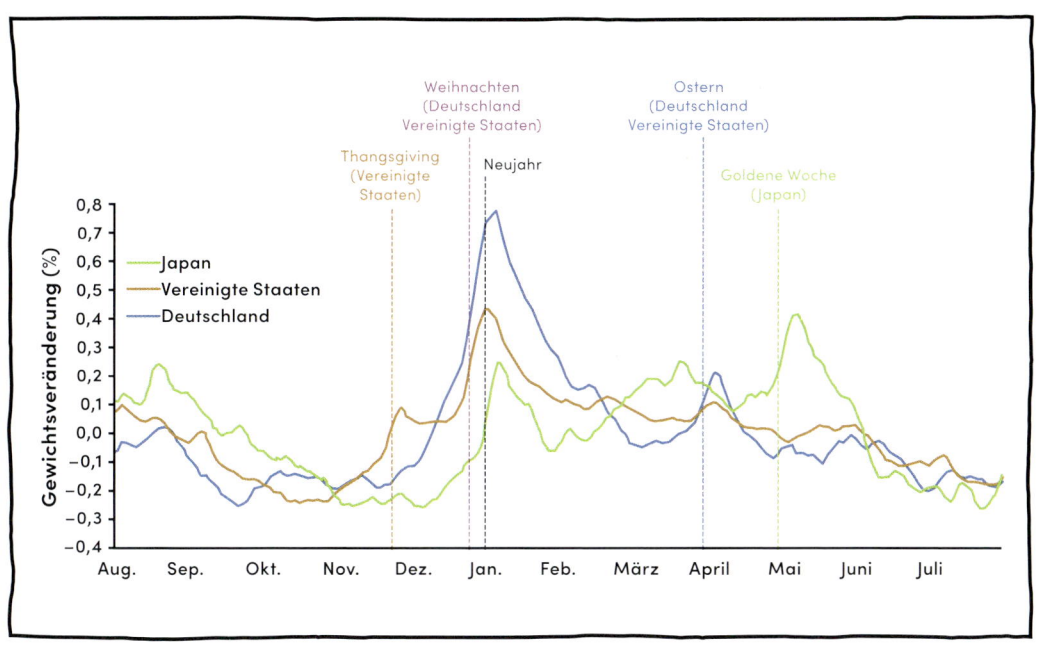

Durchschnittliche Gewichtsschwankungen und deren Bezug zu Feiertagen in unterschiedlichen Kulturkreisen. Quelle: Helander 2016

Neben Feierlichkeiten spielen aber wohl auch Temperatur und Licht eine Rolle, denn während der warmen Jahreszeit essen wir – unabhängig von Festen – in der Regel anders und oft auch kalorienärmer als im Winter.

Glücklicherweise gibt es fast nichts, das nicht von irgendeinem neugierigen Forscher untersucht wurde. Aktuell haben amerikanische Wissenschaftler*innen herausgefunden, wie sich der weihnachtliche Gewichtspeak verhindern lässt. In den USA beginnt die Festphase ja bereits ein paar Wochen vor dem Advent mit Thanksgiving, und so wurde eine Studie aufgelegt, die sich über 52 Tage erstreckte, zehn Tage vor Thanksgiving begann und am 3. Januar endete. Übergewichtige Proband*innen wurden in zwei Gruppen eingeteilt: Die eine Gruppe aß wie gehabt, die anderen machten 5:2-Fasten. Das bedeutet, pro Woche gab es zwei Fastentage, an denen nur 730 Kalorien in Form eines Shakes plus Nahrungsergänzungsmittel zugeführt wurden. An den übrigen Tagen durfte ganz normal gegessen werden. Die zwei flexiblen Fastentage pro Woche zeigten Erfolg: Mit dem Ernährungsprogramm nahmen die Teilnehmenden trotz der Festtage deutlich ab und auch die Stoffwechselgesundheit profitierte. Blutfettwerte und Insulinspiegel sanken. Offensichtlich scheinen zwei Fastentage pro Woche gerade in den kalorienreichen Phasen des Jahres dazu beizutragen, das Gewicht zu stabilisieren oder sogar noch zu senken. Da die beiden Tage flexibel eingeplant werden dürfen, können sie so gelegt werden, dass sie nicht mit Weihnachtsfeiern, Familientreffen oder Silvesterpartys kollidieren.

Eine gute Strategie könnte deshalb sein, das niedrige Sommer- und Herbstgewicht durch gelegentliche Fastentage zu halten und auch über die Feiertage ins neue Jahr zu retten.

ZYKLUS UND APPETIT

Jede Frau kennt die Verbindung zwischen Appetit und Menstruationszyklus aus eigener Erfahrung und medizinische Studien bestätigen diese Zusammenhänge. Während des weiblichen Zyklus verändern sich die Level der weiblichen Geschlechtshormone Progesteron (Gelbkörperhormon) und Östrogen in typischer Weise. Östrogenen schreibt man eher eine sättigende Wirkung zu, Progesteron macht Appetit. Die Höhe der Östrogenspiegel bei Frauen in den fruchtbaren Jahren stehen in enger Verbindung mit dem Spiegel des Sättigungshormons Leptin. Hohe Östrogenlevel führen zu hohen Leptinwerten, die dann dem Appetitzentrum im Gehirn übermitteln, dass wir ziemlich satt sind. Um den Eisprung herum, also in der Zyklusmitte, sind die Östrogenspiegel und somit auch die Leptinspiegel hoch, Progesteron ist auf dem Tiefpunkt. In dieser Zeit lässt uns Schokolade kalt. Kurz vor der Periode ändert sich das: Der Progesteronlevel erreicht seinen Höhepunkt und der Appetit steigert sich Richtung Heißhunger. Jetzt mit einer Diät zu beginnen, wäre eher ungünstig, denn es fällt schlicht und einfach schwerer, weniger zu essen. Optimal für den Beginn eines Gewichtsreduktionsprogramms wäre demnach um die Zyklusmitte. Bei einem sehr regelmäßigen 28-Tages-Zyklus liegt der Zeitpunkt mit der niedrigsten Heißhungergefahr um den 14. Tag herum, bei längeren Zyklen etwa 14 Tage vor Beginn der nächsten Periodenblutung. Allerdings kommt es nicht darauf an, genau an diesem Tag zu beginnen, sondern am besten ein paar Tage vorher, denn die Östrogenspiegel steigen dann schon an und bändigen den Appetit.

SCHÖNHEITSSCHLAF IST SCHLANKHEITSSCHLAF

Auch unser Tag-Nacht-Rhythmus kann Einfluss auf unser Gewicht nehmen und diese Erkenntnis können wir fürs Abnehmen nutzen. Hier ist vor allem die Schlafphase sehr wichtig. Der Begriff »Schönheitsschlaf« leuchtet auf den ersten Blick ein, denn wenn wir uns im Reich der Träume befinden, laufen wichtige Regenerationsvorgänge ab, die auch die Haut miteinbeziehen. Ausgeschlafen wirken wir deutlich schöner, attraktiver und gesünder auf unsere Mitmenschen, so das Ergebnis einer schwedisch-niederländischen Studie. »Schlankheitsschlaf« ist schon erklärungsbedürftiger, doch Untersuchungen aus der Schlafforschung, vor allem an Schichtarbeitern, zeigen ganz deutlich, dass ständiger Schlafmangel krank macht. Zunächst fielen nur die Schlafstörungen von Menschen auf, die in Wechselschicht oder in Nachtschicht arbeiten, aber schon bald stellte man fest, dass Nachtarbeit auch Auswirkungen auf den Stoffwechsel hat und das Risiko für Zuckerkrankheit, Herz-Kreislauf-Erkrankungen und vor allem Übergewicht steigt.

Offensichtlich gibt es eine enge Verbindung zwischen Schlafdauer und Gefahr für Extrapfunde. Die Auswertung der Schlafdaten von 18 000 Personen ergab, dass eine tägliche Schlafdauer von weniger als vier Stunden das Risiko für Übergewicht um mehr als 70 Prozent erhöht – verglichen mit einer ausreichenden Schlafdauer, die etwa sieben Stunden täglich betragen sollte. Vier

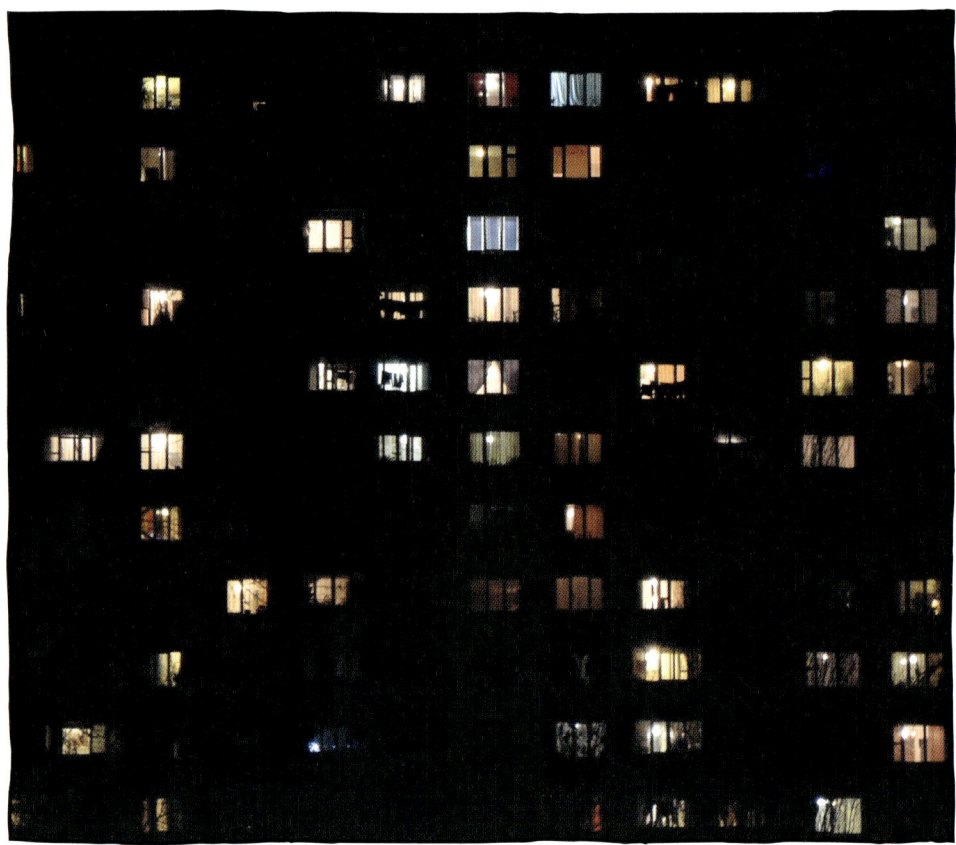

Wer nachts aktiv ist und wenig schläft, läuft Gefahr, die hormonelle Steuerung in Richtung Gewichtszunahme zu verschieben.

Stunden sind natürlich extrem wenig, doch selbst bei sechs Stunden Nachtschlaf war das Risiko immerhin noch um 23 Prozent höher.

Warum Schlafmangel jedoch dick beziehungsweise ausreichend Schlaf schlank machen soll, leuchtet nicht auf Anhieb ein, denn wenn wir zwei Stunden länger schlafen, verbrauchen wir in dieser Zeit weitaus weniger Kalorien, als wenn wir aktiv sind. Der Einfluss des Schlafmangels auf unser Gewicht hat jedoch mit einer Störung der hormonellen Regulation und vor allem dem ungleichen Hormonpaar Leptin und Ghrelin zu tun. Leptin wirkt wie ein Appetitzügler und unterdrückt das Hungergefühl, Ghrelin macht hingegen mehr Appetit. Wenn wir eine Nacht durchfeiern (oder durcharbeiten), produziert unser Körper am nächsten Tag weniger Leptin, gleichzeitig steigt bei Müdigkeit die Bildung von Ghrelin an. Zusammen verstärkt diese Hormonsituation das Hungergefühl und regt den Appetit an.

Doch wie viele Kalorien mehr nehmen wir auf, wenn wir müde sind? Dazu hat ein Team aus US-amerikanischen Forscher*innen ein Experiment gestartet, das im März 2012 auf einem Kardiologenkongress in San Diego vorgestellt wurde. Zunächst durften alle Teilnehmer*innen der Untersuchung drei Tage so lange schlafen, wie sie wollten. In den folgenden acht Nächten konnte sich die eine Hälfte weiterhin ausschlafen, die anderen Teilnehmer*innen mussten nach 5,2 Stunden die Nachtruhe beenden. Das Ergebnis: Nach der kurzen Nacht aßen die Teilnehmer*innen rund 550 Kalorien mehr als nach den Nächten mit ausreichendem Schlaf und als die Kontrollgruppe, die den Schlaf nicht verkürzen musste. 550 Kalorien, das entspricht einem Hamburger mit einer kleinen Portion Pommes frites oder einer Portion Leberkäse mit Brötchen oder zwei Stück Kuchen. Da die müden Menschen zwar länger wach waren, sich aber offensichtlich auch weniger bewegten, verbrauchten sie nicht mehr Kalorien. Die 550 Extrakalorien konnten also in Ruhe ihren Weg zu den Hüften finden.

NUR IM DUNKELN MACHT SCHLAF SCHLANK

Wir Menschen sind darauf programmiert, dass es am Tag hell und nachts dunkel ist. Daran orientierte sich der Tagesablauf unserer Vorfahren und noch immer benötigt guter Schlaf Dunkelheit, um erholsam zu sein und um eine Gewichtsabnahme zu unterstützen. Je heller es im Schlafzimmer ist, desto größer ist das Adipositasrisiko – das legt eine kürzlich veröffentlichte Studie des National Institutes of Health in North Carolina nahe. Licht hält unseren Körper davon ab, das wichtige Schlafhormon Melatonin zu bilden. Sowohl das Licht einer Straßenlaterne, das durch die Gardinen scheint, als auch eine Lichtquelle im Flur oder im Raum selbst scheinen ungünstige Effekte zu haben. Wobei Licht, das von draußen ins Zimmer gelangt, weniger Auswirkungen hatte als eine Lichtquelle im Schlafzimmer.

Vor allem für Frauen ist nächtliche Helligkeit offensichtlich ein Figurkiller. Verglichen mit der Nachtruhe in einem völlig abgedunkelten Raum erhöhte jede Art künstlichen Lichts das Risiko für Adipositas um durchschnittlich 19 Prozent. Stärker waren die Auswirkungen, wenn sich die Lichtquelle direkt im Schlafzimmer befand, wie zum Beispiel ein Nachtlicht, ein Radiowecker, ein laufender Fernseher oder eingeschalteter PC-Bildschirm. Das Risiko für Übergewicht (BMI 25 und höher) nahm um 22 Prozent zu, die Gefahr, adipös zu werden (BMI 30 und höher), stieg sogar um 33 Prozent. Und unabhängig vom Ausgangsgewicht stieg die Wahrscheinlichkeit, in den nächsten Jahren mindestens 5 Kilo zuzulegen, um 17 Prozent. Besonders riskant war es für das Gewicht der Frauen, wenn sie regelmäßig vor dem Fernseher einschliefen. Bemerkenswert ist, dass diese Ergebnisse nicht durch eine kleine Ministudie gewonnen wurden, sondern die Daten von mehr als 43 000 Frauen erfasst und diese dann fast sechs Jahre lang nachbeobachtet wurden.

VORSICHT, BLAULICHTSTRESS!

Besonders schlafstörend scheint das blaue Licht von Handys, Tablets und PC-Bildschirmen zu sein. Ganze 4,4 Stunden schauen wir im Durchschnitt auf Bildschirme aller Art. Je jünger, desto länger, aber auch die Über-60-Jährigen sind schon mehr als zwei Stunden täglich online. Das setzt unserem Kopf zu, besser gesagt der Zirbeldrüse im Gehirn, die für die Bildung des Schlafhormons Melatonin zuständig ist. LED-Bildschirme senden einen hohen Anteil an blauem Licht aus und dieses Blaulicht macht uns wach, denn es reduziert die Ausschüttung des Schlafhormons Melatonin. Bildschirmlicht am Abend oder Spielen auf dem Handy ist inzwischen eine häufige Ursache von Schlafstörungen. Wer also spätabends noch seine Mails checkt, muss sich nicht wundern, wenn er anschließend hellwach ist.

SO WIRD IHR SCHLAF BESSER

- Sorgen Sie für absolute Dunkelheit im Schlafzimmer. Verbannen Sie Nachtlichter und leuchtende Radiowecker aus dem Schlafzimmer. Deaktivieren Sie an allen elektrischen Geräten den Stand-by-Modus, schalten Sie leuchtende Mehrfachsteckdosen aus. Nur bei völliger Dunkelheit wird ausreichend Schlafhormon (Melatonin) ausgeschüttet und ermöglicht Ihnen einen schlank machenden Schlaf.

- Reduzieren Sie den Blaulichtanteil. Durch ein paar Änderungen in den Einstellungen der mobilen Endgeräte und Einschalten eines Blaulichtfilters lässt sich die Strahlenbelastung deutlich senken. Schauen Sie bei den Einstellungen, ob Ihre Geräte auf NightShift, Dark Mode oder Nachtmodus geschaltet werden können. Diese Einstellung sollten Sie auch tagsüber wählen. Der Bildschirm wird dann etwas oranger, da der Blaulichtanteil herausgefiltert wird. Als Alternative stehen auch Brillen mit Blaulichtfiltern zur Verfügung. Da die Blaulichtstrahlung aber auf Dauer auch die Haut schädigen kann, sollte die Änderung der Bildschirmeinstellung Vorrang haben.

- Machen Sie sich vor dem Fernseher nicht zu gemütlich, um zu verhindern, dass Sie regelmäßig vor dem Bildschirm einschlummern.

- Tauschen Sie lichtdurchlässige Gardinen gegen dicke Vorhänge oder Rollos aus.

- Falls Sie in Nachtschicht arbeiten und die Sonne bereits aufgegangen ist, wenn Ihre Schicht vorbei ist, setzen Sie eine Sonnenbrille auf, bevor Sie ins Freie gehen. Helles Tageslicht stoppt die Produktion des Schlafhormons Melatonin augenblicklich und Ihr Schlaf ist dann anschließend wenig erholsam.

- Ein Abfall der Umgebungstemperatur und das Absinken der Körpertemperatur stellen einen der wichtigsten Schlafreize dar und sorgen für eine besonders erholsame Nachtruhe. Sie können die Temperatur in Ihrem Schlafzimmer kühler einstellen; 18 Grad sind ideal für tiefen Schlaf. Ist die Umgebung etwas kühler, aktivieren Sie dadurch auch braunes Fett, das wiederum die Gewichtsreduktion unterstützt. Oder Sie nehmen vor dem Schlafengehen ein warmes Bad oder eine heiße Dusche. Wenn die (künstlich) erhöhte Körpertemperatur dann abfällt, erzeugt das ebenfalls die nötige Bettschwere.

- Wenn Sie abends nicht müde genug sind, um schnell einzuschlafen, sollten Sie Ihren Koffeinkonsum überprüfen und spätestens ab 15 Uhr auf koffeinfrei umstellen. Achtung: Nicht nur Kaffee, sondern auch grüner und schwarzer Tee und dunkle Schokolade enthalten Wachmacher.

- Bewährte pflanzliche Einschlafhilfen sind Hopfen, Baldrian, Passionsblume, Lavendel und Melisse, die es als Tee oder auch als Kapseln in der Apotheke gibt. Auch bestimmte Düfte können eine natürliche Schlafhilfe sein.

- Testen Sie eine Nahrungsergänzung mit niedrig dosiertem Melatonin.

Und nach dem Aufstehen?

- Stellen Sie eine Flasche Wasser ans Bett und rehydrieren Sie sich direkt nach dem Aufstehen mit mindestens 200 Millilitern. Das bringt den Kreislauf und den Stoffwechsel in Schwung und reduziert den Appetit beim Frühstück. Also erst hydrieren, dann koffeinieren.

- Halten Sie sich tagsüber so oft wie möglich im Freien auf. Helles Licht während des Tages – auch im Winter ist es draußen heller als drinnen – fördert das Einschlafen in der Nacht. Tagsüber wird unter Einfluss von Sonnenlicht der

Botenstoff Serotonin gebildet. Bei Dunkelheit wird Serotonin in das Schlaf-hormon Melatonin umgewandelt. Wird tagsüber aber zu wenig Serotonin produziert (Winter, Aufenthalt in Gebäuden, Kunstlicht), fehlt abends die Basis für die Melatoninproduktion.

- Nicht nur, um gut zu schlafen, sondern auch, um abzunehmen, benötigen wir tagsüber helles Licht. Fluten Sie sich also mit Licht. Im Frühjahr und Sommer fällt Abnehmen auch deshalb leichter, weil die hohe Lichtintensität die Produktion appetitzügelnder Hormone wie Leptin und Serotonin anregt. Dieser Lichtreiz fehlt uns im Winter. Abhilfe schafft eine Vollspektrum-Tageslichtlampe, die Sie morgens neben den Frühstücksteller stellen oder im Büro neben den Bildschirm platzieren können.

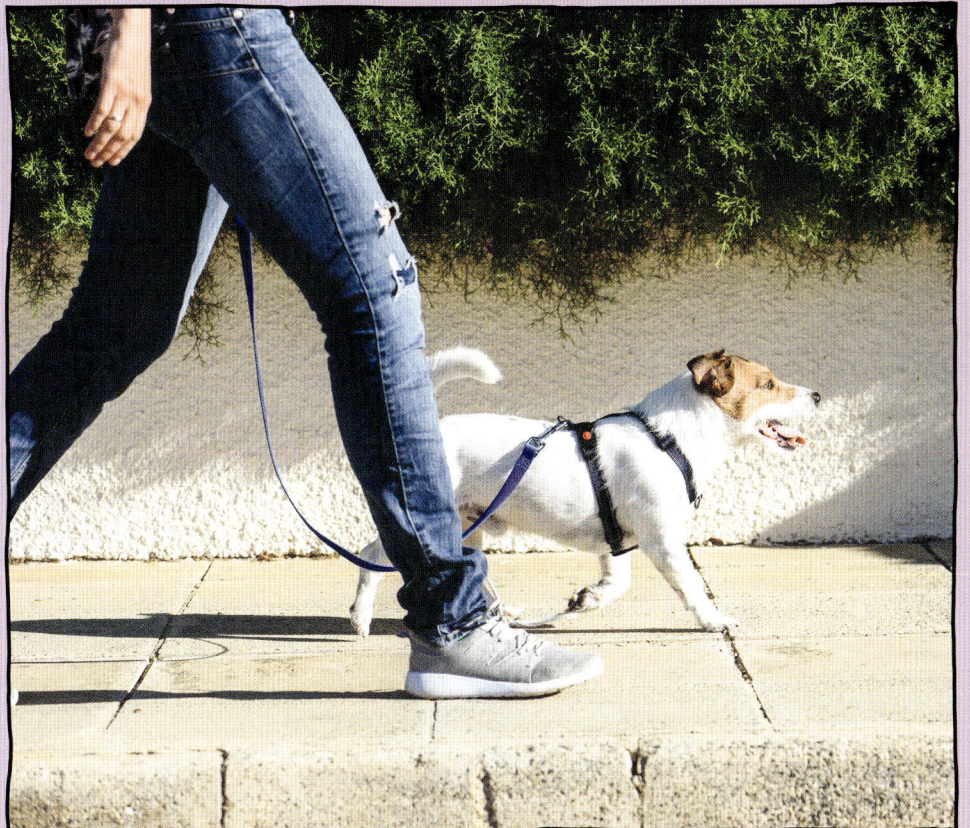

Wer im Laufe des Tages genug Licht getankt hat, schläft in der Nacht besser.

DIE INNERE UHR DES MIKROBIOMS

Israelische Forscher stellten fest, dass auch die Darmflora mit uns im gleichen zeitlichen Takt schlägt. Gerät die biologische Uhr von Mensch und Mikrobiom durcheinander, werden zusätzliche Weichen für Übergewicht und Krankheiten gestellt. Zunächst schaute das Team um Christoph Thaiss vom Weizmann Institut in Rehovot, was sich im Darm von Nagern im Laufe des Tages so tut, und es stellte fest: Auch die Darmkeime machen nicht rund um die Uhr das Gleiche. In der aktiven Phase, die bei den Mäusen nachts stattfindet, steht vor allem die Stoffwechselaktivität im Vordergrund. In der Ruhephase schaltet das Mikrobiom auf Entgiftungsvorgänge um.

Nicht nur der Hell-Dunkel-Wechsel, sondern vor allem der Zeitpunkt des Essens stellt die innere Uhr ein. Problematisch ist es deshalb, wenn die Nahrungsaufnahme nicht im Einklang mit den Prozessen im Darm steht. Der Nachtschichtarbeiter nimmt seine Hauptmahlzeit möglicherweise um Mitternacht zu sich, wenn die Darmbakterien eigentlich gerade dabei sind, Abfallstoffe zu beseitigen. Vor allem fetthaltiges Essen um diese Zeit macht die Keime im Gedärm völlig konfus. Das ließ sich bei den Mäusen sehr gut beobachten: Sie nahmen durch nicht richtig getaktete Mahlzeiten deutlich an Gewicht zu und bekamen Probleme mit dem Zuckerstoffwechsel. Wurden diese verwirrten Darmkeime nun auf Nager übertragen, deren Tag-Nacht-Rhythmus nicht gestört war, wurden auch sie dick und zuckerkrank. Welche Konsequenzen lassen sich jetzt daraus ziehen? Natürlich kann man nicht immer seinen beruflichen Vorgaben entfliehen, wer aber regelmäßig im Schichtdienst arbeitet, sollte sich besonders gut um seine Darmbakterien kümmern. Das bedeutet, während der Nacht möglichst leicht und fettarm zu essen, dafür die Mahlzeiten aber mit Bakterienfutter (siehe Seite 162) anzureichern. In der freien Zeit sollte man ausreichend lange Schlafphasen einplanen.

DAS WICHTIGSTE KURZ ZUSAMMENGEFASST

Wissenswertes um zyklische Vorgänge und die Auswirkungen beim Abnehmen:

- Fast alle Abläufe in unserem Körper sind bestimmten Zyklen unterworfen, auch die, die unser Gewicht beeinflussen. Leben wir gegen unseren Rhythmus, steigt nicht nur das Risiko, krank zu werden, sondern es droht auch eine deutliche Gewichtszunahme.

- Wenn Sie Ihre innere Uhr nutzen möchten, um abzunehmen, dann sollten Sie mit einer Diät im Frühjahr oder Sommer beginnen. Frauen sollten den Startpunkt etwa in die Zyklusmitte, besser kurz davor legen.

- Achten Sie darauf, ausreichend zu schlafen, also nicht weniger als sieben Stunden pro Nacht.

- Sorgen Sie für absolute Dunkelheit im Schlafzimmer und für helles Licht am Tag, um Ihre innere Uhr in den richtigen Takt zu bringen.

- Nehmen Sie den größten Teil Ihrer Tageskalorien in der ersten Tageshälfte zu sich und stören Sie die Arbeit Ihrer Darmbakterien nicht dadurch, dass Sie nachts noch den Kühlschrank leeren.

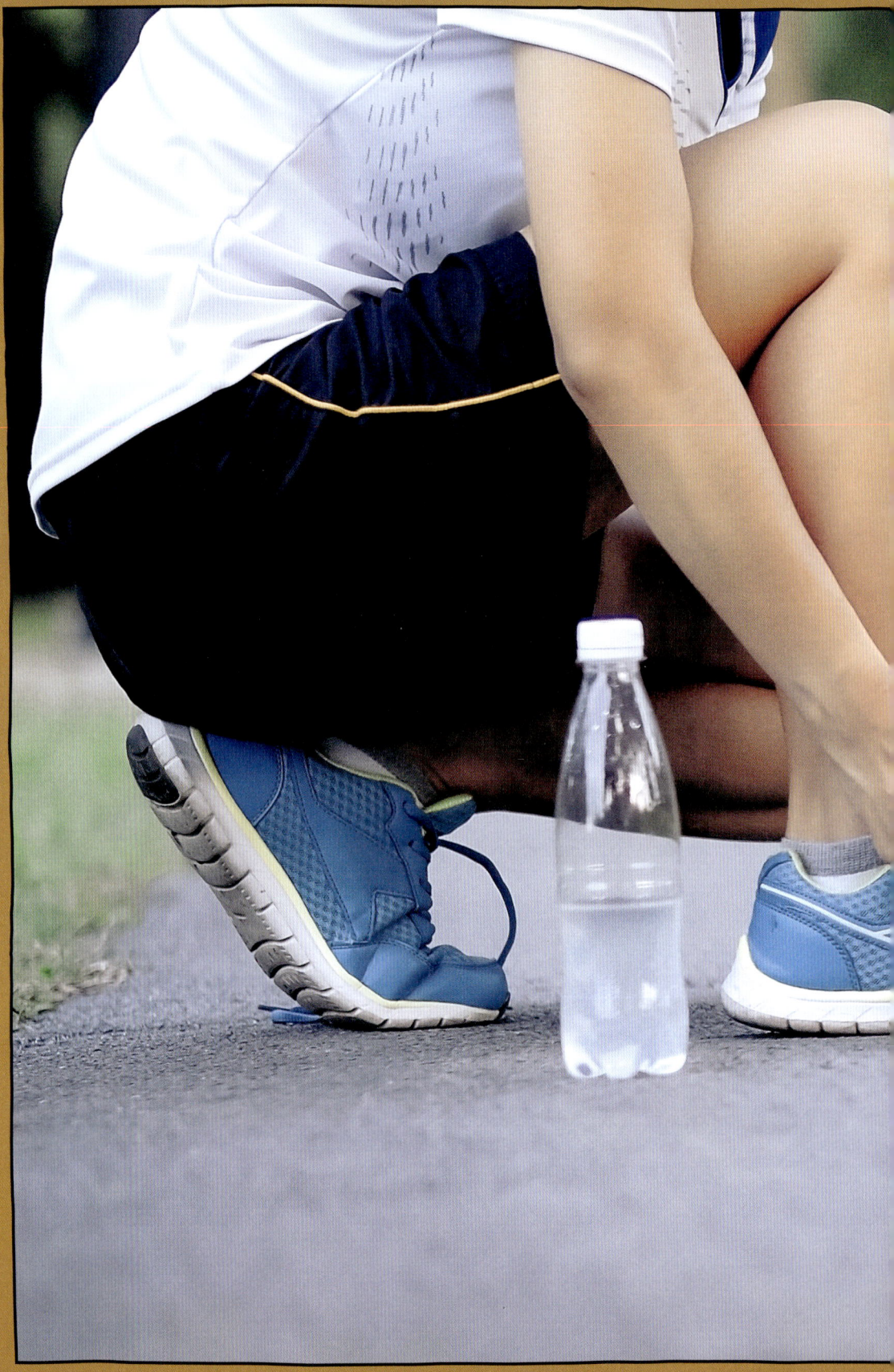

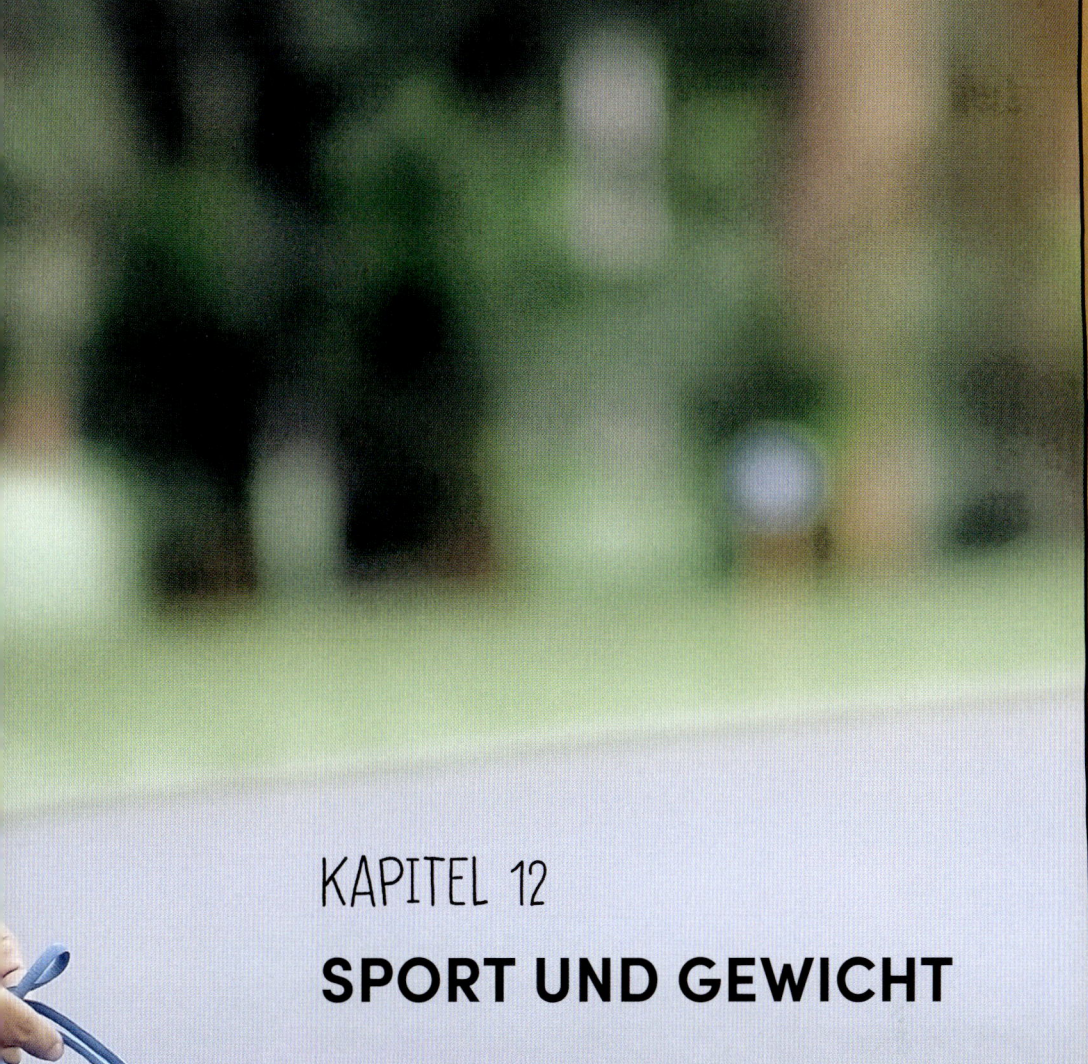

KAPITEL 12

SPORT UND GEWICHT

Bewegung ist ein wichtiger Aspekt, wenn es ums
Abnehmen geht, und Sport als Schlankeitsförderer
spielt eine wichtige Rolle – sie wird aber oft
auch überschätzt. Regelmäßige und ausgiebige
Aktivitäten sind ein großer Helfer, aber sie sind nur
ein Stein im Gebäude des Diäterfolgs – wenn auch
ein Grundstein.

SPORT MACHT NICHT AUTOMATISCH SCHLANK

»No sports« lautete Winston Churchills Motto und trotz ordentlichem Bauchumfang und Vermeidung körperlicher Betätigung wurde er 90 Jahre alt. Wäre er schlanker gewesen, wenn er ab und zu mal spazieren gegangen wäre oder hin und wieder Gewichte gestemmt hätte? Wahrscheinlich nicht.

So wertvoll Bewegung für Gesundheit und Wohlbefinden auch ist, die vorhandenen Forschungsergebnisse zu Sport und Übergewicht zeigen, dass Trainingsprogramme ohne ein begleitendes Ernährungsprogramm oft nicht ausreichen, um zu den wünschenswerten Veränderungen auf der Waage zu führen. Bitte verstehen Sie mich nicht falsch: Als Sportmedizinerin bin ich glühende Verfechterin regelmäßiger Bewegung. Aber ich möchte, dass Sie Sport zunächst als wertvolle Unterstützung, nicht als alleinige Möglichkeit zur Gewichtsreduktion betrachten, damit Sie nicht frustriert aufgeben. Denn wer allein mit Joggen, Schwimmen, Radfahren oder Gewichtestemmen abnehmen möchte, muss zunächst viel Geduld und sehr viel Durchhaltevermögen mitbringen.

Eine einfache Rechnung verdeutlicht das: Eine Stunde flottes Walken verbrennt etwa 400 Kalorien. Doch in einem Kilo Körperfett sind rund 7000 Kalorien gespeichert. Und die lassen sich nicht so einfach wegtrainieren, denn um ein Kilo abzulaufen, müsste man rund 17 Stunden zu Fuß unterwegs sein. Wer denkt, mit Joggen gehe es sehr viel schneller, wird enttäuscht sein: Auch joggend brauchen wir etwa zehn Stunden, um ein Kilo Fett abzubauen – und eine Stunde joggen muss man erst mal können, wenn man nicht im Training ist.

DER KALORIENVERBRAUCH WIRD ÜBERSCHÄTZT

Eine US-amerikanische Studie mit mehr als 170 übergewichtigen Proband*innen zeigt, dass der Kalorienverbrauch, der sich mit Bewegung erzielen lässt, oft überschätzt und der Kaloriengehalt der nachfolgenden Mahlzeit unterschätzt wird. Diese psychischen Faktoren verbunden mit physiologischen Veränderungen wie einer Zunahme des Appetits führten in der Untersuchung dazu, dass die Teilnehmer*innen am Ende der Studie nur einen geringen oder gar keinen Gewichtsverlust verzeichnen konnten beziehungsweise sogar etwas zunahmen (wobei man allerdings erwähnen muss, dass eine leichte Gewichtszunahme auch durch mehr Muskeln bedingt sein kann). Die Teilnehmer*innen wurden in drei Gruppen eingeteilt. Gruppe 1 verbrauchte pro Woche 8 Kalorien pro Kilogramm Körpergewicht mit Bewegung. Bei einem Gewicht von 70 Kilo mussten also rund 560 Kalorien verbrannt werden. Das entspricht etwa dreimal einer halben Stunde Walking pro Woche. Für Gruppe 2 wurden die Ziele höher gesteckt. Sie sollten 20 Kalorien pro Kilogramm Körpergewicht abtrainieren. Für eine 70 Kilogramm schwere Person bedeutet das eine Vorgabe von 1400 Kalorien pro Woche, was eine tägliche halbstündige Walkingtour notwendig machen würde. Gruppe 3, die Kontrollgruppe, behielt ihren bewegungsarmen Lebensstil bei. Sowohl in der Gruppe 1 als auch in Gruppe 2 konnten die Forscher das Phänomen des »Kompensationsessens« nachweisen, wodurch die beim Sport verbrauchten Kalorien wieder durch größere Portionen ersetzt oder sogar überkompensiert wurden und sich selbst nach sechs Monaten bei etwa der Hälfte der Teilnehmenden kein nennenswerter Gewichtsverlust einstellte. Die Neigung, nach einer kurzen oder längeren Bewegungseinheit mehr zu futtern, war vor allem bei Teilnehmer*innen ausgeprägt, die neben Übergewicht noch andere Merkmale des metabolischen Syndroms, vor allem eine Neigung zu Diabetes (Zuckerkrankheit), aufwiesen. Diejenigen, die am stärksten zu Heißhunger und Kompensationsessen neigten, nahmen pro Tag rund 90 Kalorien mehr auf als der Rest der Gruppe und sie zeigten auch ein stärkeres Verlangen nach Süßigkeiten.

Dass intensiver Sport zu Heißhunger führen kann, kennen die meisten aus eigener Erfahrung, und das wurde auch in früheren Studien bereits gezeigt – so weit also nichts Neues. Verantwortlich für den großen Appetit ist eine Region im Zwischenhirn, der Hypothalamus. Er steuert Hunger und Sättigung, reagiert sehr sensibel auf einen Abfall des Blutzuckerspiegels und löst dann Heißhungeralarm aus. Bis dato war aber nicht bekannt, dass selbst kleine Bewegungseinheiten dazu führen, dass wir anschließend die Kontrolle über die Nahrungsaufnahme verlieren und dass vor allem diejenigen, die Bewegung am nötigsten hätten – nämlich alle, die neben Übergewicht noch zu Zuckerkrankheit, Bluthochdruck oder Fettstoffwechselstörungen neigen –, offensichtlich zunächst am wenigsten davon

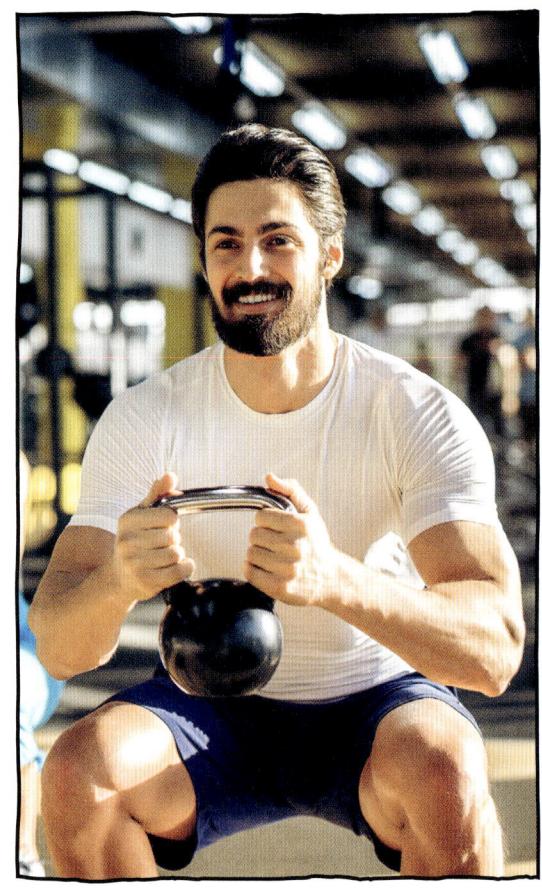

Wenn Sie Muskeln aufbauen, verbrennen Sie auch in Ruhe mehr Kalorien.

profitieren, zumindest dann, wenn parallel zum Bewegungsprogramm keine Ernährungsempfehlungen gemacht werden. »Wie cool«, wird jetzt vielleicht der eine oder andere denken, »Sport ist sowieso nicht mein Ding, jetzt habe ich endlich eine wissenschaftliche Begründung, um auf der Couch sitzen zu bleiben.« Sorry, so kann man es leider nicht sehen, denn Bewegung hat durchaus eine Berechtigung in jedem Gewichtsreduktionsprogramm. Wichtig ist nur, dass man ein paar Punkte beachtet, um einen entsprechenden Nutzen zu erzielen.

SPORT MACHT AUS DEM KLEINWAGEN EIN RENNAUTO

Wer sich entschließt, regelmäßig Sport zu treiben, darf keine Erfolge über Nacht erwarten, sonst wird er enttäuscht werden und das Bewegungsprogramm vorzeitig abbrechen. Bewegung verändert den Körper jedoch langfristig und ist deshalb eine gute und gewinnbringende Investition in die Zukunft. Auch wenn sich nur sehr langsam Veränderungen auf der Waage zeigen, so werden Sie nach ein paar Monaten im Spiegel sehen, dass sich etwas tut. Regelmäßige Bewegung wandelt Ihre muskuläre Mittelklasselimousine in einen Sportwagen um, und der verbrennt dann – wie wir es auch aus dem echten Leben kennen – deutlich mehr Energie. Anders als bei der Blechkarosse sorgen Muskeln für einen höheren Verbrauch nicht nur, wenn wir Gas geben, sondern auch, wenn wir uns Ruhe gönnen. Verantwortlich für diesen Stoffwechselturbo sind die sogenannten Mitochondrien, kleine Zellbestandteile, die sozusagen die Kraftwerke unseres Körpers darstellen. In den Mitochondrien wird die Nahrung zu Energie umgewandelt, und je mehr dieser Zellorganellen wir besitzen, desto stärker lodern die Flammen in unserem Stoffwechsel und desto besser können wir Kalorien verbrennen und Fettgewebe abbauen. Sport steigert nach und nach die Zahl dieser Kraftwerke in jeder trainierten Muskelzelle. Sportmuffel müssen mit rund 1000 Energieproduzenten pro Muskelzelle auskommen – für einen bewegungsarmen Lebensstil reichen die aus. Wer regelmäßig Sport treibt, dem stehen doppelt so viele Mitochondrien zum Verbrennen der Kalorien zur Verfügung. So ein Heer aus Energiespendern braucht aber Zeit, um sich zu entwickeln.

Das zeigt – und das ist jetzt kein Widerspruch –, dass Bewegung wichtig für den dauerhaften Erfolg beim Abnehmen ist, Schwimmen, Radfahren oder Joggen allein dennoch meistens nicht für eine deutliche Gewichtsreduktion ausreichen. Aber um das niedrige Gewicht langfristig zu halten, ist regelmäßige Bewegung enorm hilfreich. Denn Ziel einer moderaten Diät ist es, jeden Tag rund 500 Kalorien weniger aufzunehmen, als verbrannt werden. Tagtäglich 500 Kalorien nur beim Essen einzusparen, ist auf Dauer nicht ganz einfach und bedeutet durchaus eine Einschränkung im Alltag. Deshalb darf das Thema Bewegung nicht vernachlässigt werden. Wer sich aufraffen kann, mindestens zweieinhalb Stunden Ausdauersport und Muskelaufbautraining pro Woche zu machen, ist beim Gewichthalten langfristig klar im Vorteil, denn wenn die Pfunde erst mal gepurzelt sind, dann brauchen Sie für die Versorgung Ihres nun deutlich leichteren Körpers weniger Kalorien. Gerade in dieser Phase ist Bewegung ideal und notwendig, um den Stoffwechsel anzukurbeln. Die Auswertung der Daten von Amerikanern, die nach einer Diät langfristig ihr Gewicht halten konnten, zeigt: Mehr als 90 Prozent der Befragten waren körperlich aktiv, bewegten sich viel und trieben regelmäßig Sport.

KALORIENVERBRENNUNG STEIGT MIT DEM TRAININGSZUSTAND

Die beim Sport verbrannten Kalorien stehen in einer engen Verbindung mit dem Trainingszustand. Für relativ Untrainierte wird zu Beginn nicht mehr Bewegung möglich sein, als fünfmal pro Woche 30 Minuten flott zu walken oder zu wandern. Der zusätzliche Kalorienverbrauch ist dabei deutlich niedriger, als wenn ein Trainierter die gleiche Strecke joggt.

US-amerikanische Forscher der Universität Syracuse analysierten den Kalorienverbrauch von zwölf Männern und zwölf Frauen, die 1,6 Kilometer (eine Meile) unter identischen Bedingungen auf dem Laufband zurücklegten. Das Ergebnis: Männer verbrauchten im Durchschnitt 124 Kalorien beim Laufen und nur 88, wenn sie die gleiche Strecke flott gingen. Bei den Frauen lagen die Werte bei 105 Kalorien, wenn sie joggten, und bei lediglich 74 verbrauchten Kalorien, wenn sie gingen. Der Kalorienverbrauch ist also umso höher, je schneller wir eine Strecke zurücklegen. Beim Laufen werden pro Kilometer rund 50 Prozent mehr Kalorien verbraucht als beim flotten Gehen. Der Unterschied zwischen den Geschlechtern hängt mit dem meistens höheren Körpergewicht der Männer zusammen, die dadurch mehr Kalorien bei der gleichen Belastung verbrauchen als Frauen.

Wenn man den Kalorienverbrauch auf die benötigte Zeit umrechnet, dann kommt ein trainierter Läufer ungefähr doppelt so weit wie ein Walker und verbraucht demnach etwa viermal so viele Kalorien. Je schneller ich mich also bewege, desto mehr Gewicht kann ich verlieren. Allerdings setzt flottes Walken, Joggen in einem mittleren Tempo oder mehrere Bahnen Kraulen schon einen guten Trainingszustand voraus, den man sich erst mal erarbeiten muss.

Fazit: Wer regelmäßig Sport treibt, wird fitter, gesünder und leistungsfähiger. Zu Beginn zeigt sich das aber nicht unbedingt auf der Waage, doch mehr Muskeln bedeuten auf Dauer mehr verbrannte Kalorien auch in Ruhe und eine bessere Kondition führt zu einem höheren Energieverbrauch pro Sporteinheit. Deshalb sollte jede Form der Gewichtsreduktion durch ein Bewegungsprogramm unterstützt werden.

WIE FINDE ICH DEN RICHTIGEN SPORT?

Sport muss Spaß machen oder zumindest als »neutral« empfunden werden, sonst kann man sich irgendwann nicht mehr aufraffen und das Thema Sport ist dann ein für alle Mal Geschichte. Bevor Sie sich also darüber informieren, womit Sie die meisten Kalorien verbrauchen und den schnellsten Muskelzuwachs erzielen können, sollten Sie in sich hineinhören. Was macht Ihnen am meisten Spaß? Lieben Sie die Natur oder bevorzugen Sie ein wetterunabhängiges Indoortraining? Sind Sie ein Mannschaftssportler oder ist es Ihnen lieber, wenn Sie dann Ihr Training absolvieren, wenn es Ihnen passt, ohne an Termine gebunden zu sein? Wobei man auch bedenken sollte, dass gerade am Anfang die Verabredung mit anderen zum Sport ein gutes Mittel ist, um den inneren Schweinehund auszutricksen.

Sport bedeutet nicht nur Fußball, Gewichte stemmen, Weitsprung oder durch den Wald joggen. Auch Tanzen kann ganz schön anstrengend sein. Vielleicht lieben Sie den Umgang mit Tieren und möchten Reiten lernen; vor allem für die Beinmuskulatur ist das zu Beginn ein ziemlich gutes Training. Oder Sie möchten Entspannung und Sport verbinden bei Yoga oder Pilates. Suchen Sie sich Ihre Lieblingssportart aus oder, das wäre ideal, suchen Sie sich mehrere Trainingsformen aus, die Ihnen Spaß machen, und wechseln Sie ab.

LANGSAM ANFANGEN, DOSIERT STEIGERN

Sollten Sie starkes Übergewicht haben, dann beginnen Sie erst mal mit Sportarten, die die Gelenke nicht so stark belasten. Im Fitnessbereich unterscheidet man zwischen »Low Impact« und »High Impact«, also »geringer Belastung« und »starker Belastung«. Wobei nicht nur die Herz-Kreislauf-Belastung gemeint ist, sondern vor allem auch die Belastung der Gelenke. Beim Low-Impact-Training steht immer mindestens ein Fuß auf dem Boden und fängt dadurch Stoßbelastungen ab. Wandern, Inlineskating, Nordic Walking, Yoga, Pilates oder leichtes Herz-Kreislauf-Training fallen in diese Kategorie. Geeignet sind natürlich auch Schwimmen oder Radfahren.

High Impact geht hingegen mit deutlich höheren Stoß- und Druckbelastungen und einer stärkeren Aktivierung des Herz-Kreislauf-Systems einher. Aerobic, Seilspringen und Joggen sind klassische High-Impact-Sportarten.

Zu Beginn sollten Sie sich auf die Low-Impact-Trainingsformen stürzen. Vergessen Sie nicht: Jeder Schritt zählt. Mal zu Fuß zum Einkaufen zu gehen, die Treppe statt den Aufzug zu nehmen oder wann immer möglich das Auto stehen zu lassen, bringt Sie Ihrem Ziel ebenfalls näher. Super Motivatoren sind Messgeräte, mit denen Sie überprüfen können, wie viele Schritte Sie am Tag zurückgelegt haben. Egal ob Handy-App oder Sportuhr – toll ist es, wenn an den meisten Tagen pro Woche mehr als 8000 Schritte zusammenkommen.

FETTUMWANDLUNG DURCH SPORT

Ausdauersport ist übrigens auch gut für die Bildung von braunem Fett (siehe Kapitel »Wissenswertes über unser Fettgewebe«). Wenn wir durch den Wald joggen, mit dem Rad unterwegs sind oder im Schwimmbad unsere Bahnen ziehen, dann produzieren unsere Muskelzellen ein Hormon mit dem Namen Meteorin. Das gleiche Hormon wird auch im Fettgewebe bei niedrigen Temperaturen gebildet und setzt einen wahren Meteoritenhagel an entzündungshemmenden Botenstoffen in Gang, erhöht den Kalorienverbrauch und kann weißes in beiges Fett umwandeln.

DAS WICHTIGSTE KURZ ZUSAMMENGEFASST

Weshalb Sie Sport in Ihr Abnehmprogramm integrieren sollten:

- Sport unterstützt die Gewichtsreduktion und ist vor allem wichtig, um ein erreichtes Wunschgewicht langfristig zu halten.

- Gerade zu Beginn sollte der Kalorienverbrauch nicht überschätzt werden. Eine Gefahr ist das Kompensationsessen, wodurch die verbrauchte Energie nach dem Sport durch stärkeren Hunger wieder aufgenommen wird. Oft werden sogar mehr Kalorien verzehrt, als zuvor abtrainiert wurden.

- Um dauerhaft die Freude an Bewegung zu erhalten, sollten Sportarten nicht nach dem potenziellen Kalorienverbrauch ausgewählt werden, sondern danach, ob Sie Ihnen wirklich Spaß machen.

- Im Idealfall sorgen Sie für Abwechslung und entdecken mehrere Bewegungsformen, die Ihnen Freude machen.

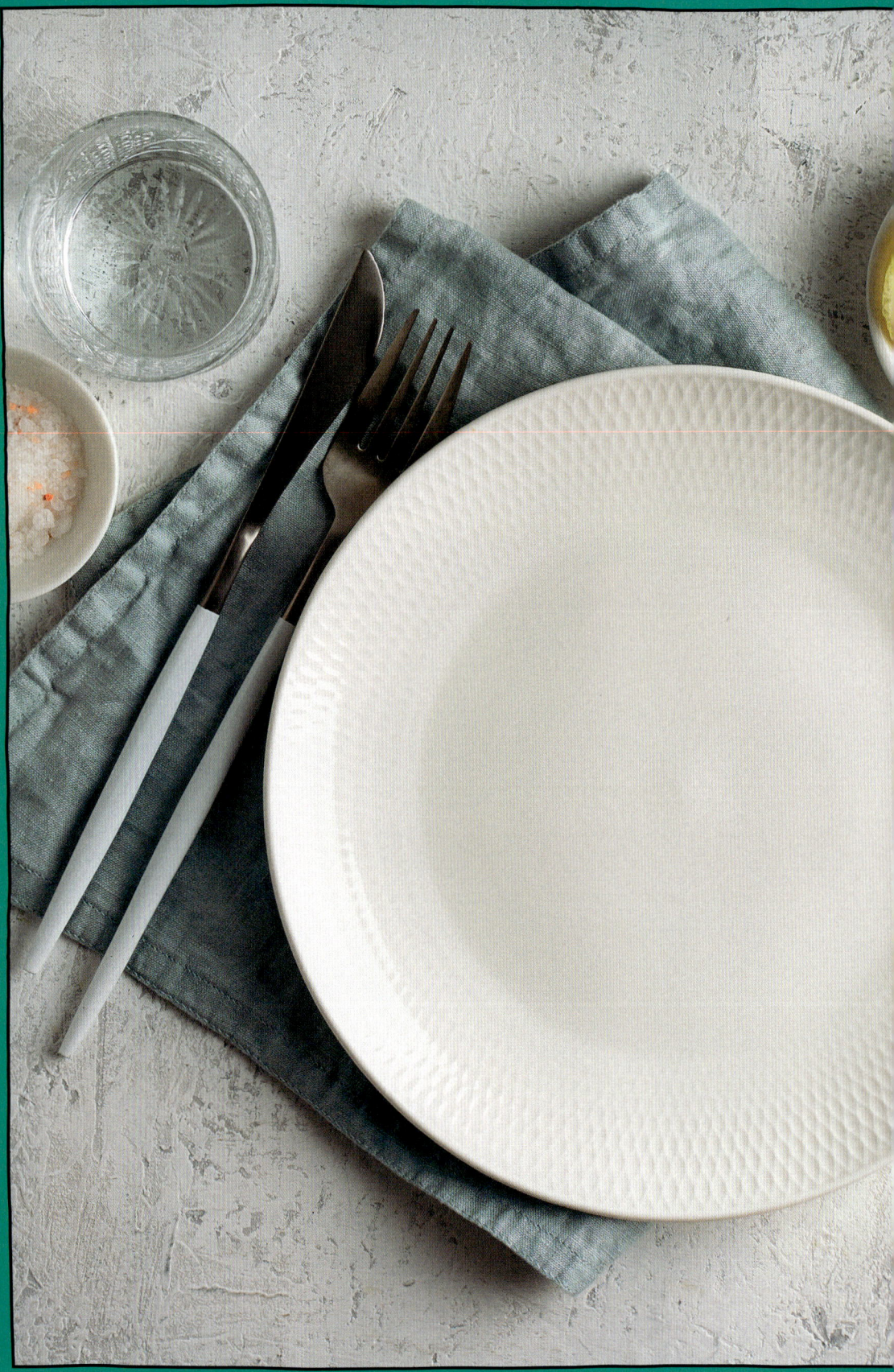

KAPITEL 13

FASTEN UND DER SCHWERE WEG ZUR WUNSCHFIGUR

Verzicht tut gut, doch strenges Fasten ist nicht der Königsweg zur Wunschfigur, denn der Stoffwechsel verlangsamt sich und in Zukunft werden weniger Kalorien verbrannt. Empfehlenswert sind deshalb nur ein moderater Kalorienverzicht und gelegentliche Intervallfastentage. Damit lassen sich häufig nachhaltige Gewichtsminderungen erreichen. Worauf es dabei ankommt, lesen Sie im folgenden Kapitel.

EIN SCHEMA MIT LANGER ÜBERLIEFERUNG

Das Prinzip des Fastens ist so alt wie die Menschheit. In grauer Vorzeit war der ausbleibende Jagderfolg schuld, wenn die Urzeitfamilie nichts zu essen hatte, oder auch Witterungsbedingungen, die weniger Nüsse, Früchte oder Pilze in den Wäldern wachsen ließen. Im Mittelalter zwangen Missernten die Menschen dazu, oft monatelang den Gürtel enger zu schnallen. Und schließlich finden wir die Idee des Fastens als wiederkehrendes Ritual bei fast allen Religionen.

GANZ EINFACH: FASTEN

Ein gesunder Mensch ohne Vorerkrankungen kann ohne ärztliche Betreuung eine einwöchige Fastenkur durchführen. Wichtig ist dabei, dass ausreichend getrunken wird, denn Fasten kann den Harnsäurespiegel in die Höhe treiben und zu einem Gichtanfall führen. Auch Kranke können fasten und in vielen Fällen lassen sich damit sogar positive Effekte auf die Gesundheit erzielen. Bei Vorerkrankungen und auch bei längeren Fastenphasen mit einer starken Einschränkung der Kalorienzufuhr ist es aber ratsam, sich in eine Fastenklinik zu begeben, die eine kontinuierliche Überwachung ermöglicht, oder sich von einer erfahrenen Medizinkraft betreuen zu lassen.

Für unseren Organismus ist es also nichts Neues, hin und wieder oder auch regelmäßig auf Nahrung zu verzichten. Er kommt damit gut zurecht. Mehr Probleme macht meistens der Kopf: Wenn der Magen knurrt und der Blutzuckerspiegel sinkt, dann schütten Darm und Hirn Hungerhormone aus. Auch diese haben ihre Funktion, denn sie verhindern, dass wir den Mangel an Nahrung ignorieren können und irgendwann einfach verhungern. Das Gefühl des Hungers besitzt deshalb evolutionsbedingt viel Macht über uns. Es löst einen Reflex aus, der uns dazu bringt, auf die Jagd zu gehen. Früher auf die Jagd nach dem Wild, jetzt auf die Jagd nach Chips und Schokolade. Heute muss in unseren Breiten niemand verhungern, denn Essen ist ständig und überall verfügbar. Dennoch fällt es Fastenden auch (oder besonders) heutzutage zunächst schwer, dem Drängen des Hungerzentrums nicht nachzugeben.

ABFÜHREN? NEIN DANKE

Viele Fastenkuren beginnen mit dem Abführen, oft durch das Trinken von Glaubersalz (»Glaubern«) oder andere Maßnehmen. Lassen Sie die Finger von diesen Maßnahmen! Weshalb Sie beim Beginn einer Fastenkur auf eine Darmreinigung durch abführende Mittel verzichten sollten, lesen Sie im Kapitel »Die Darmflora – wichtiger Verbündeter auf dem Weg zur Traumfigur«.

WARUM FASTEN NICHT AUTOMATISCH SCHLANK MACHT

Fasten kann durchaus sinnvoll sein. Zahlreiche Studien zeigen, dass sich, zumindest aus gesundheitlicher Sicht, bereits durch ein paar Fastentage im Monat positive Effekte auf den Blutzucker- und Blutfettspiegel erzielen lassen. Das Problem langer Fastenphasen ist unser Stoffwechsel. Fasten signalisiert unserem Körper eine mehr oder weniger gefährliche Mangelsituation und unser Organismus reagiert darauf, indem er in den Kaloriensparmodus schaltet. Auf der Waage zeigt sich nach einer mehrtägigen oder gar mehrwöchigen Fastenkur zunächst Erfreuliches, doch die Gewichtsreduktion hält meistens nicht lange an, wenn man danach wieder in die alten Ernährungsmuster verfällt, statt die Ernährungs- und Lebensweise tiefgreifend umzustellen. Dann droht der berühmt-berüchtigte Jo-Jo-Effekt, bei dem das Gewicht nach einem kurzen Abfall wieder schnell und deutlich ansteigt. Wie man aus

Untersuchungen der Teilnehmer der Gewichtsreduktionsshow »The Biggest Loser« weiß, kann der tägliche Kalorienbedarf nach einer strengen Fastenkur langfristig um 400 bis 700 Kalorien sinken.

IST INTERVALLFASTEN DIE LÖSUNG?

Aktuell sehr beliebt ist Intervallfasten, denn es lässt sich – anders als die klassischen Heilfastenkuren oder die sogenannte Null-Diät – relativ gut in den Tagesablauf integrieren und ermöglicht ausreichend Flexibilität, sodass auch Berufstätige damit zurechtkom-

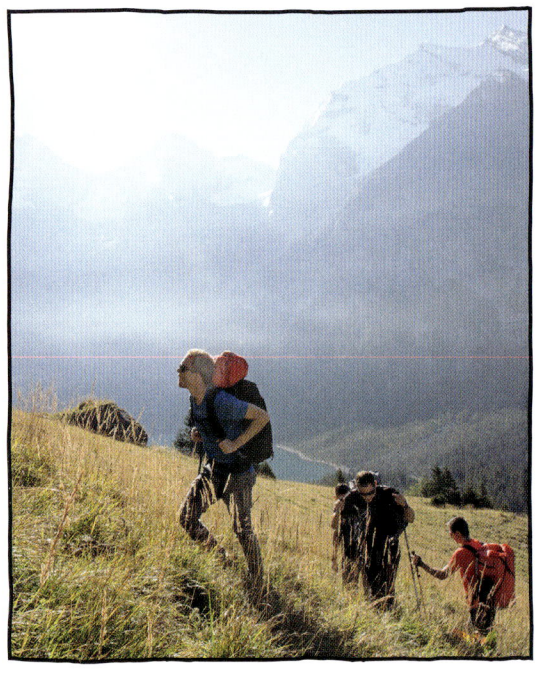

Bewegung aktiviert den Stoffwechsel und damit die Kalorienverbrennung. Das ist wichtig, um ein erreichtes Gewicht langfristig zu halten.

men können oder der Familienalltag nicht überstrapaziert wird. Diese Fastenform ist unserem Körper aus Evolutionssicht bestens bekannt. Die schwankende, unregelmäßige Verfügbarkeit von Kalorien ist ein Phänomen, das sich eigentlich durch die Menschheitsgeschichte gezogen hat und eher die Regel als die Ausnahme darstellte.

Beim Intervallfasten wechseln sich Phasen ohne Nahrung mit Phasen, in denen gegessen werden darf, ab. Die Fastendauer beträgt dabei mehrere Stunden wie zum Beispiel beim 16:8-Fasten, bei dem jeden Tag für 16 Stunden keine Nahrung zugeführt wird, in den verbleibenden acht Stunden aber normal gegessen werden kann. Um die Fastenvorteile auf den Stoffwechsel mitzunehmen, sollte die Zeit ohne Nahrungsaufnahme beim Intervallfasten mindestens 14 Stunden betragen. Wer also um 8 Uhr frühstückt und um 16 Uhr oder 17 Uhr noch einen kleinen Snack zu sich nimmt, hält die anschließende 15- oder 16-stündige Nüchternphase nach ein paar Tagen Eingewöhnung meistens recht gut durch. Eine andere Form ist das 5:2-Fasten. Hier gibt es an fünf Tagen pro Woche keine Einschränkungen der Ernährung, wobei ein Umstieg auf eine gesündere Ernährung sicher dennoch empfehlenswert ist. An zwei frei wählbaren Tagen pro Woche wird dann die Kalorienzufuhr deutlich gesenkt. Auch alle anderen Kombinationen zwischen Fastentagen und Tagen mit normaler und, im Idealfall, gesunder Ernährung sind denkbar, wie 1:1-Fasten, also einen Tag fasten, einen Tag normal essen, bis hin zum 29:1-Fasten, bei dem man an einem Tag pro Monat keine Nahrung zu sich nimmt.

Intervallfasten ist nicht unbedingt geeignet, schnell viel Gewicht zu verlieren, sondern eher als gut praktikable Umstellung der Ernährung, die längerfristig beibehalten werden sollte. Große Intervalle zwischen den Fastenphasen wie ein Fastentag pro Monat dienen eher dazu, langfristige Effekte auf die Gesundheit zu erzielen, als Gewicht zu verlieren.

PHASENVERSCHIEBUNG

Unsere moderne Ernährungsweise ist im Prinzip das Gegenteil von Intervallfasten. Die Phasen, in denen wir Nahrung zu uns nehmen, sind in der Regel deutlich länger als die Zeit, in der wir fasten. In Industriegesellschaften beträgt die »Essphase« meistens rund 14 Stunden, die Nüchternphase hingegen oft nur zehn Stunden. Eine US-amerikanische Studie fand mithilfe einer recht zuverlässigen Smartphone-App heraus, dass junge US-Bürger sogar etwa 15 Stunden pro Tag essen und die nächtliche Fastenphase lediglich neun Stunden beträgt. Wurden die Teilnehmer aufgefordert, nur noch in einem Zeitraum von zehn bis elf Stunden zu essen, verloren sie 3,5 Prozent Gewicht. Einschränkungen, was sie essen oder nicht essen sollten, gab es nicht. Und interessanterweise hielt der Effekt nach Beendigung des Experiments noch ein Jahr an.

FASTEN WIRKT SICH POSITIV AUS AUF:

- Blutzuckerspiegel
- Blutfettwerte
- Blutdruck
- Selbstreinigungsprozesse des Körpers
- Entzündungen
- Freie Radikale/oxidativen Stress
- Alterungsprozesse
- Gehirnfunktion

INTERVALLFASTEN DER MORMONEN

Auch wenn Intervallfasten ziemlich »in« ist, gibt es doch Gemeinschaften, in denen diese Form des Fastens ein alter Hut ist und seit Jahrhunderten einen festen Bestandteil des Alltags darstellt. An der Glaubensgemeinschaft der Mormonen etwa lassen sich die gesundheitsfördernden Effekte gut überprüfen. Der US-Bundesstaat Utah gilt als »Mormonenstaat«, denn rund 60 Prozent der Bevölkerung bekennen sich dort zu dieser Religion. Gleichzeitig ist Utah aber auch der amerikanische Bundesstaat mit der geringsten Herzinfarktrate in den gesamten USA. Auch vor anderen Zivilisationskrankheiten wie Zuckerkrankheit oder Bluthochdruck scheinen die Mitglieder dieser Glaubensgemeinschaft weitgehend gefeit zu sein. Bislang vermutete man, es läge am insgesamt sehr genügsamen Lebensstil, denn Mormonen rauchen nicht und halten sich auch bei allen anderen Genussmitteln zurück. Doch es gibt noch eine andere Besonderheit: Mormonen fasten einen Tag pro Monat. Wissenschaftler*innen des Intermountain Medical Center in Salt Lake City sehen darin den wichtigsten Grund für die Gesundheit der Gläubigen. Denn auch wenn man andere Einflussfaktoren wie Nikotinkonsum oder Alkohol ausschließt, lässt sich der gesundheitsfördernde Einfluss des Fastens noch nachweisen. Die Studie zeigt: Schon durch einen ab und zu eingeschobenen Fastentag nehmen die Blutzucker- und Cholesterinwerte ab, der Blutdruck sinkt und das Fettgewebe schmilzt. Auch die Wände der Halsschlagader und anderer Arterien bleiben länger elastisch.

DAS SAGT DIE WISSENSCHAFT ZUM INTERVALLFASTEN

Fasten hat unbestritten zahlreiche positive Effekte auf unsere Gesundheit. Problematisch ist aber der »fauler« werdende Stoffwechsel. Dieses Problem stellt sich fast automatisch ein und ist meistens umso stärker, je länger und je strenger gefastet wurde. Regelmäßige, aber nur kurze Fastenphasen könnten theoretisch sinkende Stoffwechselraten weitgehend verhindern. Intervallfasten ist nicht, wie so oft behauptet, die Wunderwaffe, um schnell viele Pfunde loszuwerden, kann aber ein zusätzlicher Schritt sein auf dem Weg zu einer Wohlfühlfigur.

Hier die wichtigsten Studienergebnisse zum Intervallfasten:

- Das Team um Michael Wilkinson aus San Diego (USA) untersuchte in einer kleinen Studie mit 19 Teilnehmenden, ob sich Intervallfasten günstig auf das sogenannte metabolische Syndrom auswirkt. Übergewicht ist eines von insgesamt vier Kriterien, die oft unter diesem Begriff zusammengefasst werden. Bluthochdruck, erhöhte Blutfett- und Blutzuckerwerte sind weitere Parameter. Die Teilnehmenden der Studie waren fast alle deutlich übergewichtig, der durchschnittliche BMI-Wert lag bei 33. In den ersten beiden Wochen aßen die Teilnehmenden normal und erfassten mithilfe einer App ihre Mahlzeiten, um zu dokumentieren, wie oft sie aßen und wie viele Kalorien sie zuführten. Anschließend folgten zwölf Wochen, in denen die Studienteilnehmer*innen in Zeitfenstern von zehn Stunden essen durften und dann eine 14-stündige Fastenphase einhalten mussten. Ernährungsratschläge wurden aber nicht erteilt. In den zwölf Wochen Intervallfasten nahmen die Proband*innen rund 200 Kalorien pro Tag weniger zu sich und verloren 3 Kilo Gewicht. Auch Blutfettwerte, Blutdruck, Blutzuckerwerte und Entzündungsparameter verbesserten sich. Die meisten Studien zum Intervallfasten kommen zu ähnlichen Ergebnissen: Ja, man kann damit Gewicht verlieren, aber viel ist es nicht. Je nach Studienaufbau und Dauer verloren die Proband*innen zwischen 2,5 und 9,9 Prozent ihres Körpergewichts.

- Die kalorienfreien Intervalle beim intermittierenden Fasten liegen normalerweise bei 14 bis 16 Stunden. Diese Zeitdauer ist zu empfehlen, da es erst dann zu tiefgreifenderen Veränderungen kommt. Aber auch kürzere Phasen scheinen möglich zu sein. Vor allem Personen, die von morgens bis spätabends essen und snacken, scheinen zu profitieren, wie eine Studie des kalifornischen Salk-Instituts zeigt. Wurden Männer und Frauen, deren tägliches »Essfenster« länger als 14 Stunden war, gebeten, nur noch zehn bis zwölf Stunden am Tag zu essen, nahmen sie automatisch etwa 20 Prozent weniger Kalorien zu sich. Sie verloren innerhalb von vier Monaten durchschnittlich 3,3 Kilo. Das ist nicht viel, aber sie konnten diese Gewichtsabnahme mindestens ein Jahr halten. Und die Studienteilnehmer gaben an, sich energiegeladener zu fühlen und besser zu schlafen.

- Offensichtlich beeinflusst auch der Zeitpunkt der Mahlzeiten die Gewichtsabnahme. In zwei Studien verloren die Teilnehmer*innen mehr Gewicht, die morgens mehr Kalorien zu sich nahmen als am Abend, obwohl die Gesamtkalorienzufuhr in etwa gleich war.

- Ähnliches gilt auch für das Intervallfasten. Ein Forschungsteam vom Deutschen Institut für Ernährungsforschung (DIfE) Potsdam-Rehbrücke ließ 30 Frauen zwei Wochen lang entweder morgens oder abends fasten. In beiden Gruppen ließen sich so pro Tag 100 bis 200 Kalorien einsparen. Das abendliche Fasten senkte aber den Blutzucker- und Insulinspiegel stärker als der Frühstücksverzicht. In beiden Gruppen lag der Gewichtsverlust nach 14 Tagen zwischen 0,7 und 1,1 Kilo.

- Nächtliches Essen ist, unabhängig von der Kalorienaufnahme, ein Risikofaktor für Übergewicht. Das weiß man aus Untersuchungen an Schichtarbeitenden, trifft aber sicher auch auf den nächtlichen Gang vom Bett zum Kühlschrank zu. Sind Sie ein »Nachtesser«? Wenn Sie schlanker werden möchten, müssen Sie diese Gewohnheit auf jeden Fall ablegen.

- Genau wie bei strengen Fastenkuren scheint sich auch Intervallfasten auf die Stoffwechselrate auszuwirken und nicht automatisch den Bauchansatz wegzuschmelzen. Zumindest belegen das experimentelle Untersuchungen an Mäusen. Gerade das Bauchfett entwickelt dann Mechanismen, um sich vor seinem Abbau zu schützen beziehungsweise dessen Wiederaufbau nach Fastenende schon vorzubereiten. Besonders wenn strenge Diätmaßnahmen beendet werden, droht ein Jo-Jo-Effekt. Das gilt auch für das Intervallfasten, zumindest für die extremeren 1:1-Formen. Australische Wissenschaftler*innen der Universität Sydney setzten eine Gruppe von Nagern einer recht strengen Form des Intervallfastens aus. Die Tiere bekamen nur jeden zweiten Tag Futter. Um die Effekte auf den Stoffwechsel zu untersuchen, wurde unter anderem die Aktivität von Enzymen, die für die Lipolyse, also den Abbau von Fettgewebe, verantwortlich sind, überprüft. Vor allem im Bauchfett der Mäuse nahm im Rahmen der Diät die Aktivität dieser Enzyme deutlich ab, wodurch es in der Folgezeit sehr viel schwerer fällt, Fettgewebe abzubauen. Ganz im Gegenteil: Die Daten belegen, dass durch das strenge Fasten sogar die Bereitschaft des Körpers stieg, mehr Fettdepots am Bauch anzulegen.

MIT KLEINEN SCHRITTEN VORAN

Welche Schlüsse lassen sich aus diesen Studien ziehen? Zum einen zeigen sie, dass allzu strenge Diätregime keinen dauerhaften Erfolg bringen, sondern sogar kontraproduktiv sein können. Gut zu wissen, denn es scheint offensichtlich besser zu sein, sich nicht übermäßig zu quälen, und ich denke, das hören wir alle gern. Die alleinige Verlängerung der Fastenphasen auf 14 Stunden und die Verkürzung des »Essfensters« auf zehn Stunden ist hingegen relativ leicht durchzuhalten und führt zu einer Einsparung von 200 Kalorien pro Tag und 3 Kilo Gewichtsverlust nach drei Monaten. Das erscheint jetzt nicht sensationell, aber um dauerhaft abzunehmen, sollte man es sich nicht allzu schwer machen. Mit einem »Essfenster« von zehn Stunden sind die Einschränkungen durchaus erträglich und alltagstauglich. Tage mit Ausnahmen, zum Beispiel bei einer Einladung zum Essen, sind natürlich auch möglich. In den meisten Studien gab es zudem keine Ernährungsempfehlungen.

Fazit: Nutzen Sie den Impuls des Intervallfastens, um Ihre Ernährung in eine gesunde Richtung zu lenken. Setzen Sie etwas mehr Gemüse, mehr Vollkornprodukte, mehr pflanzliches Eiweiß und etwas weniger Kohlenhydrate auf den Speiseplan. Dadurch lassen sich die Effekte sicher noch steigern, ohne dass Sie hungern müssen oder das Gefühl von Entbehrung aufkommt. Kommen dann noch andere Kalorienersparnisse oder »Fettverbrenner« hinzu (siehe Zusammenfassung auf Seite 110 f.), dann summiert sich die eingesparte oder verbrauchte Energie ganz schnell auf rund 500 Kalorien oder mehr pro Tag und liegt damit in einem guten Bereich, um kontinuierlich Gewicht abzubauen. Ich denke, ein wichtiger Weg zum Gewichtsziel ist es, viele kleine, leicht durchzuführende und wenig belastende Maßnahmen zu kombinieren, anstatt sich mit strengen Diäten zu kasteien.

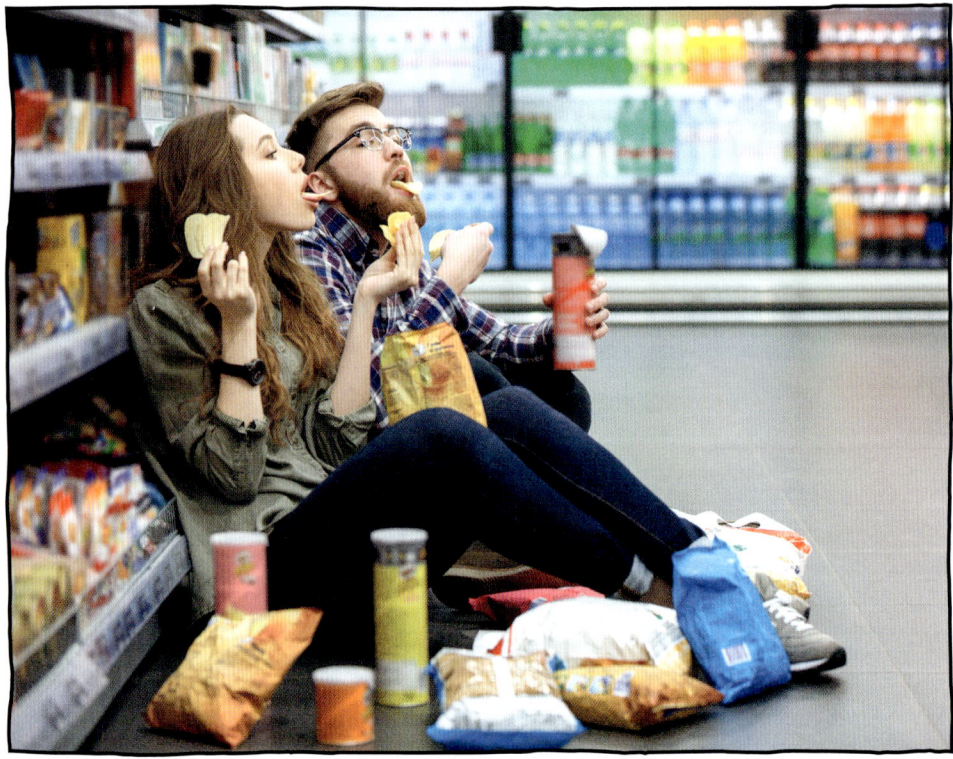

Achtung: Mit kleinen Snacks zwischendurch können Sie leicht einen Diäterfolg verhindern.

LASSEN SIE DIE ZWISCHENMAHLZEITEN WEG!

In der Vergangenheit galt es als wichtige Regel des Diätmanagements, zwischen den Hauptmahlzeiten noch zwei Zwischenmahlzeiten einzuplanen, um Heißhungerattacken vorzubeugen. Inzwischen gilt dieses Essverhalten als adipogen, also Übergewicht fördernd. Wer regelmäßig Snacks und kleine Zwischenmahlzeiten zu sich nimmt, gibt seinem Körper nicht die Chance, Blutzucker- und Insulinspiegel auf niedrige Werte sinken zu lassen. Doch erhöhte Blutzucker- und Insulinspiegel verhindern wirkungsvoll den Abbau von Fettgewebe und sorgen dafür, dass die Fettzellen immer gut gefüllt sind. Deshalb sollten Sie sich auch beim Intervallfasten auf drei Mahlzeiten beschränken. Zusammen mit einer Verlängerung der Nüchternphasen auf 14 Stunden kann der Verzicht auf Snacks zu einer Verbesserung des Stoffwechsels beitragen und auch die Gewichtsreduktion ein wenig unterstützen.

Aber: Wunder dürfen Sie davon nicht erwarten. In diesem Buch möchte ich Ihnen vor allem nahebringen, wie Sie Ihren individuellen Weg zu einer Wohlfühlfigur finden. Fasten ist dabei nicht zwingend notwendig, kann aber ein Schritt auf diesem Weg sein. Fasten allein, ohne zusätzliche, unterstützende Maßnahmen, trägt in der Regel nicht zu einer dauerhaften Gewichtsreduktion bei. Doch es hat auch zahlreiche positive Effekte auf Gesundheit und Alterungsprozesse und vor allem auch auf Diätbremsen wie hohen Blutzuckerspiegel, hohe Insulinspiegel, Entzündungsprozesse oder die Bildung freier Radikale. Ich würde Ihnen deshalb am ehesten zu Intervallfastentagen raten. Diese haben den Vorteil, dass sie sich leicht in den Alltag integrieren lassen und Sie viele Vorteile des Fastens mitnehmen können, ohne Ihrem Stoffwechsel allzu sehr zu schaden.

AUTOPHAGIE – WENN SICH DER KÖRPER RECYCELT

Fasten stellt quasi einen heilsamen Schock für unseren Körper dar, durch den der Organismus motiviert wird, Regenerations- und Verjüngungsprozesse anzukurbeln und Entzündungsprozesse und oxidativen Stress zu reduzieren. Besonders bemerkenswert ist die Aktivierung des »Autophagieprozesses«. Seine Erforschung brachte dem japanischen Wissenschaftler Yoshinori Ohsumi 2016 den Nobelpreis für Medizin ein. Autophagie bedeutet übersetzt »sich selbst aufessen« – das hört sich gruselig an, ist aber ein wichtiger Selbstreinigungsprozess unseres Körpers. Zelleigene Strukturen werden dabei verdaut und die gewonnenen Materialien anderweitig verwendet. Unser Organismus ist also ein Musterbeispiel für Nachhaltigkeit und Wiederverwertung.

Wenn wir regelmäßig essen und Hunger erst gar nicht aufkommen lassen, fallen Abbauprodukte an, die nicht verwertet werden, denn den Zellen fehlt Zeit und Gelegenheit für den »Frühjahrsputz«, die Autophagie. Im Alter verlieren Stoffwechselprozesse an Effizienz und es konnte nachgewiesen werden, dass eine eingeschränkte Autophagie das Risiko für Alterungsprozesse aller Art und speziell für Demenz, Diabetes, Tumoren und Atherosklerose erhöht. Hemmend auf diesen Reinigungsprozess wirken unter anderem ein hoher Blutzucker- beziehungsweise Insulinspiegel. Wenn die Abstände zwischen den Mahlzeiten zu kurz sind und die Zellen nicht ab und zu mal zur Wiederverwertung gezwungen werden, dann kommt die Autophagie ins Stocken.

Diese wichtigen Selbstreinigungsprozesse lassen sich aber anregen, das geht sogar ohne eine lange Fastenkur. Kurze Phasen reichen aus und bestimmte Nahrungsmittel unterstützen den Prozess zusätzlich. Hin und wieder einen Fastentag einzulegen oder ab und zu das Abendessen oder das Frühstück mal wegzulassen, ist deshalb ein guter Plan. Unser Organismus arbeitet da ähnlich wie eine Müllverbrennungsanlage. Das Signal, das Recyclingprogramm zu starten, erhält die Zelle schon nach 14 bis 16 Stunden ohne Nahrung. Intervallfasten ist also durchaus geeignet, diesen Prozess in Gang zu setzen, denn für die Autophagie zählen nicht die Kalorien, die wir zu uns nehmen, sondern die Zeitspanne, in der wir nichts essen.

DEN AUTOPHAGIEPROZESS UNTERSTÜTZEN

Eine vorübergehende Fastenphase ist der Startschuss für den Körper, den gesunden Autophagieprozess in Gang zu setzen. In dieser Zeit sollten Sie auf feste Nahrung verzichten und nur zucker-, süßstoff- und kalorienfreie Getränke zu sich nehmen. Neben Wasser sind Kaffee und grüner Tee gute Autophagiehelfer, denn interessanterweise wird dieser Prozess nicht nur durch Essensverzicht ausgelöst, sondern es gibt auch Wirkstoffe, die quasi »Fastenimitatoren« sind, also ähnliche Prozesse in Gang setzen können. Ist der Spiegel dieser Wirkstoffe hoch genug, bekommen die Zellen – ähnlich wie beim Fasten – das Signal, fehlerhafte oder nicht mehr benötigte Zellbestandteile abzubauen. Dabei werden bestimmte Gene aktiviert, die die Produktion von »Langlebigkeitsenzymen«, den sogenannten Sirtuinen, erhöhen und damit quasi den Startschuss für die Autophagieprozesse geben. Nahrungsmittel und Pflanzenstoffe, die diese Sirtuine aktivieren können, unterstützen deshalb auch den Prozess des Fastens und der Regeneration und können gut ins Intervallfastenprogramm integriert werden.

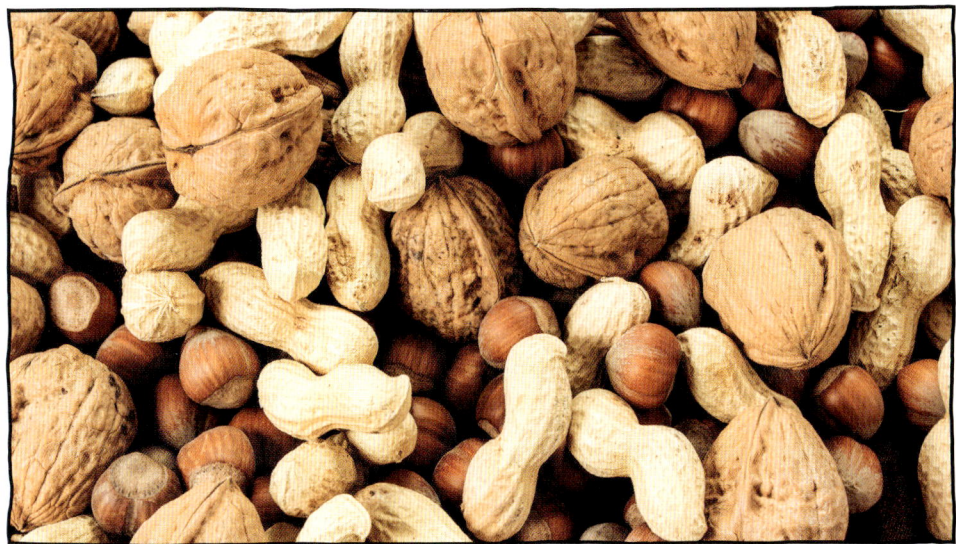

Manche Pflanzenstoffe regen die die körpereigene »Müllabfuhr« an und lassen sich gut mit dem Intervallfasten kombinieren.

Bei Übergewicht, Fettlebererkrankungen und Diabetes ist die Aktivität der Sirtuingene deutlich verringert, wodurch Entzündungen zunehmen und der Fettabbau blockiert wird. Je niedriger die Sirtuinaktivität bei Studienteilnehmer*innen war, desto höher waren der Körperfettanteil, das Gewicht und der Taillenumfang. Schwinden die Kilos, werden Gene und Enzyme wieder aktiv.

STOFFE, DIE DEN SELBSTREINIGUNGSPROZESS ANREGEN

Ihr Intervallfastenprogramm können Sie unterstützen, indem Sie über den Tag und auch während der Fastenphase diese Sirtuin aktivierenden Substanzen einsetzen.

Nichts spricht zum Beispiel dagegen, dass Sie sich abends noch einen Espresso oder eine Tasse **Kaffee** (schwarz und zuckerfrei, mit oder ohne Koffein) als kleinen Genussmoment gönnen, auch wenn Sie Ihre letzte Mahlzeit um 16 oder 17 Uhr zu sich genommen haben. Ja, auch Kaffee kann und sollte nach aktuellen Erkenntnissen sinnvollerweise in eine Fastenkur integriert werden. Epidemiologische und klinische Studien weisen schon länger darauf hin, dass regelmäßiges Kaffeetrinken viele Stoffwechselerkrankungen günstig beeinflusst. Ein französisches Team von Forschenden hat festgestellt, dass Kaffee offensichtlich den Autophagieprozess aktiviert. Ein bis vier Stunden nach dem Kaffeegenuss, egal ob mit oder ohne Koffein, begann die körpereigene Müllabfuhr zu arbeiten. Die Experten vermuten, dass Polyphenole, also bestimmte Pflanzenstoffe im Kaffee, diesen Startschuss geben.

Resveratrol ist eine weitere spannende Substanz, die in der Lage ist, dem Körper vorzugaukeln, dass er gerade fastet. Resveratrol zählt zu den sogenannten sekundären Pflanzenstoffen, die in dunklen Weintrauben (vor allem in der Schale), Traubensaft, Rotwein, Himbeeren, Maulbeeren, Pflaumen und Erdnüssen vorkommen. Es scheint durch die Aktivierung der Sirtuine die

Ausreifung von Fettzellen zu verhindern und das Absterben (Apoptose) von Fettgewebe zu fördern. In Studien hatten Nahrungsergänzungsmittel mit Resveratrol nachweisbare Effekte auf Bauchfett und Blutwerte sowie auf den Blutdruck. Rotwein liefert davon übrigens besonders viel. Während eines Gewichtsreduktionsprogramms ist Alkohol jedoch eher kontraproduktiv, deshalb Rotwein besser meiden und lieber auf andere Resveratrollieferanten zurückgreifen. Selbst kleine Mengen Alkohol verhindern den Abbau von Fettzellen und sind deshalb zumindest in der ersten Phase ein großer Feind jeder Diät.

Spermidin ist ein wichtiger Förderer der Autophagieprozesse und hat zahlreiche günstige Effekte auf die Zellgesundheit, die Lebenserwartung und die geistige Leistungsfähigkeit. Spermidin wurde, wie der Name vermuten lässt, zunächst in menschlichen Spermien nachgewiesen, ist aber auch in zahlreichen Nahrungsmitteln enthalten. Die Effekte, die Spermidin auf den Organismus und die Zellen hat, sind vergleichbar mit dem Selbstreinigungsprozess der Zellen, der sich auch bei längerem Fasten einstellt. Ein internationales Forscherteam, geleitet von den Mediziner*innen der Universität Innsbruck, konnte sogar nachweisen, dass eine spermidinreiche Ernährung (12 Milligramm täglich) nicht nur positive Effekte auf die Gesundheit hat, sondern auch zu einer messbaren Lebensverlängerung führt. Im Lauf des Lebens sinkt jedoch die körpereigene Spermidinproduktion, dann wird es umso wichtiger, sich auf anderem Wege mit dem Anti-Aging-Wirkstoff zu versorgen. Besonders spermidinreiche Lebensmittel sind Weizenkeime, die 24 Milligramm Spermidin pro 100 Gramm liefern. Die gleiche Menge gereiften Cheddarkäses oder getrockneter Sojabohnen enthalten rund 20 Milligramm. Beachtliche Spermidinmengen liefern auch Kürbiskerne (10 Milligramm), Pilze (9 Milligramm), Nüsse (2–7 Milligramm), Erbsen, Reiskleie (jeweils 5 Milligramm), Rinderhackfleisch (4 Milligramm), Brokkoli, Blumenkohl, Mango, Mais, Kichererbsen (jeweils etwa 3 Milligramm), Äpfel und Vollkornbrot (jeweils 2 Milligramm).

Einige darmeigene Bakterienstämme und auch Bakterien aus probiotischen Nahrungsergänzungsmitteln sind ebenfalls in der Lage, nennenswerte Mengen Spermidin und andere Polyamine zu produzieren. So ließ sich die Spermidin-produktion im Darm durch das Probiotikum Bifidobacterium animalis subsp. lactis messbar erhöhen. Und das war nicht nur verbunden mit einer Verbesserung der Darmgesundheit, sondern verlängerte bei Tier und Mensch auch die Lebensdauer und verbesserte die Lebensqualität messbar. Ebenso können Milchsäurebakterien (Laktobazillen), Bacteroides thetaiotaomicron und Fuso-bakterien große Mengen dieser gesunden Substanzen produzieren. Besonders gut ist die Ausbeute, wenn wir die Darmbakterien mit Präbiotika wie Pektin, Inulin oder Guarkernmehl versorgen.

SO LASSEN SICH LANGLEBIGKEITSENZYME (SIRTUINE) AKTIVIEREN

Nahrungsmittel: Walnüsse, dunkle Schokolade (mindestens 80 Prozent oder mehr Kakaoanteil), Kurkuma, grüner Tee, Erdnüsse mit der dünnen, rotbraunen Schale, Zwiebel (die äußeren Schichten), Heidelbeeren, natives Olivenöl, Rotwein, Chili, Kaffee, Espresso, Kapern, Brokkoli, Soja und Petersilie

Nahrungsergänzungsmittel: Grünteeextrakt, Spermidin, Quercetin, Kaempferol, Apigenin, Luteolin, Resveratrol, Kurkuma, Genistein

Lebensstil: Fasten, Kalorienreduktion, Kälte

DAS WICHTIGSTE KURZ ZUSAMMENGEFASST

Was Sie über Fasten und Gewichtsreduzierung wissen sollten:

- Auch wenn Fasten viele günstige Effekte auf die Gesundheit hat: Es ist keine empfehlenswerte Möglichkeit zur Gewichtsreduktion, kann aber als Einstieg für einen gesünderen Lebensstil dienen.

- Problematisch ist der verlangsamte Stoffwechsel und der dauerhafte Rückgang des Kalorienverbrauchs nach einer längeren Fastenkur.

- Intervallfasten ist weniger strikt als Heilfasten. Dabei wird das Zeitfenster, in dem täglich gegessen werden darf, auf acht bis zehn Stunden begrenzt und dadurch die nächtliche Nüchternphase verlängert.

- Intervallfasten ist zur Gewichtsreduktion bedingt geeignet, wenn es mit anderen Maßnahmen kombiniert wird, wie einer gesünderen Ernährung, etwas mehr Bewegung und vor allem Maßnahmen, die den Stoffwechsel ankurbeln.

- Vom Intervallfasten profitieren vor allem diejenigen, die neben Übergewicht auch noch unter Diabetes oder Bluthochdruck leiden.

- Das Intervallfasten sollte unterstützt werden durch sogenannte Fastenimitatoren, die Sirtuine aktivieren und den Selbstreinigungsprozess des Körpers unterstützen. Bauen Sie diese Sirtuinaktivatoren in den Speiseplan ein und nehmen Sie abends vor dem Schlafengehen eventuell noch Nahrungsergänzungsmittel mit Sirtuinaktivatoren.

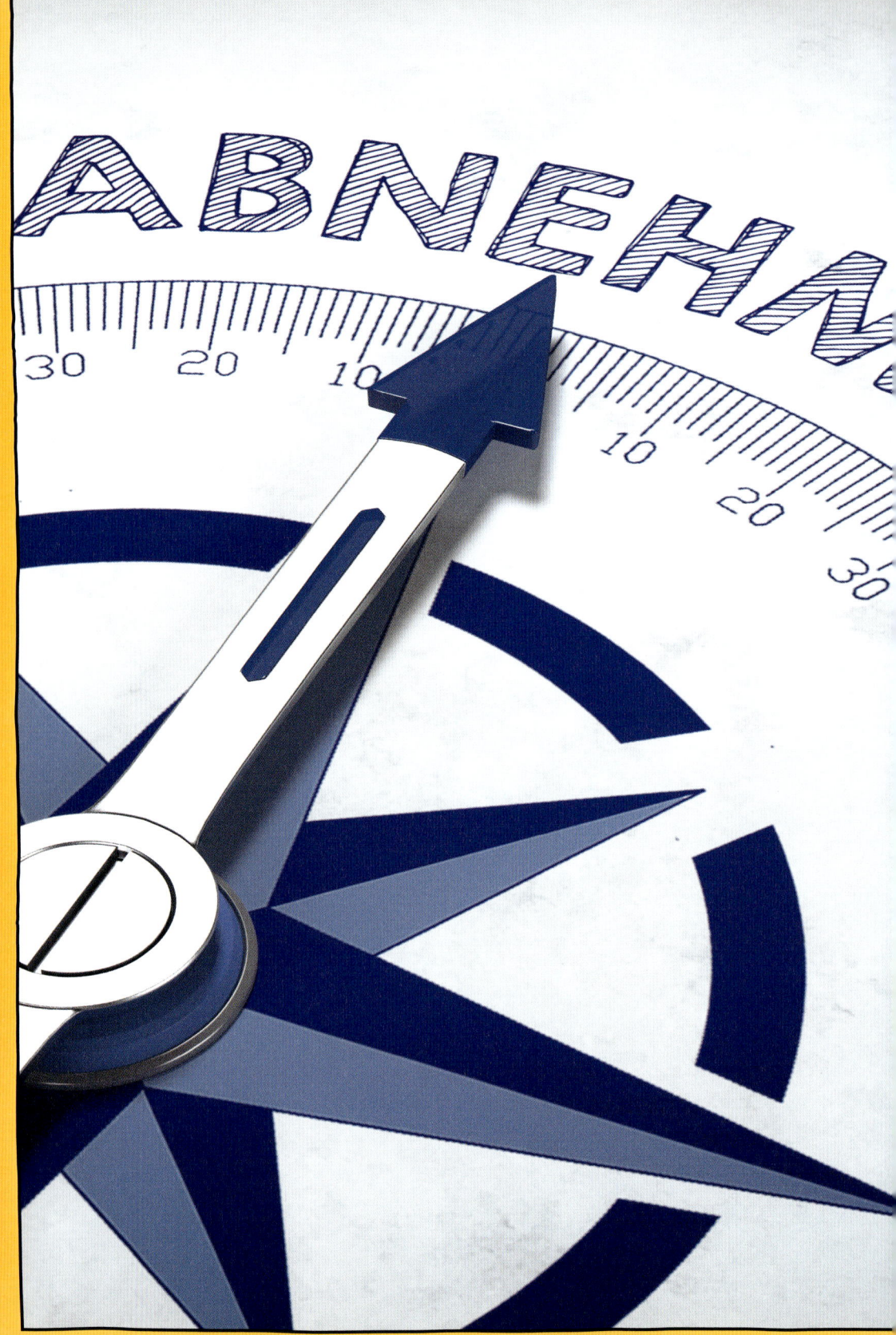

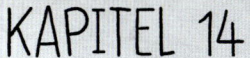

KAPITEL 14

IHR PERSÖNLICHER ABNEHMKOMPASS

Beginnen Sie nun Ihr persönliches Diätprogramm. Dieses besteht aus mehreren Schritten. Um Ihr ganz eigenes Gewichtsprofil zu finden, analysieren Sie zunächst, was Sie am Abnehmen hindert. Im nächsten Schritt treffen Sie Vorbereitungen, die für den Diäterfolg wichtig sind. Danach startet die Gewichtsreduktion, bei der Sie im Idealfall verschiedene kleine Diäthelfer kombinieren.

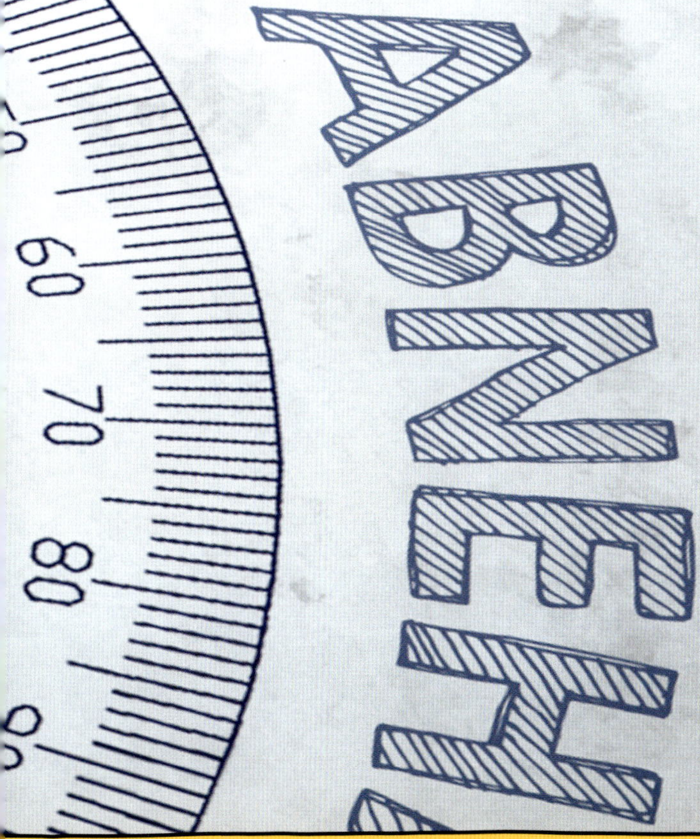

DER INDIVIDUELLE WEG ZUM WUNSCHGEWICHT

Es gibt so viele Diäten und Maßnahmen, die angeblich das Abnehmen unterstützen können. Manche Empfehlungen sind wissenschaftlich untersucht, andere beruhen auf langjähriger Erfahrung und viele sind leider völlig aus der Luft gegriffen.

Ich habe für Sie das Thema Abnehmen deshalb neu gedacht und viele wissenschaftlich belegte Empfehlungen und Maßnahmen in das Abnehmkompass-Konzept gepackt. Der Abnehmkompass ist ein mehrstufiges Programm, das Sie Schritt für Schritt in die richtige Richtung lenken wird. Auf den nächsten Seiten gebe ich Ihnen viele Empfehlungen, wie Sie eine Gewichtsabnahme unterstützen können. Wundern Sie sich nicht, dass Sie nicht sofort mit der Ernährungsumstellung oder einer Diät starten sollten. Zunächst müssen Hindernisse beseitigt werden, an denen Ihre Diätbemühungen über kurz oder lang scheitern würden. Der Weg zur Wunschfigur muss nicht hart und steinig sein, sondern lässt sich mit den richtigen Vorbereitungen recht einfach begehen. Das Ziel ist es, langfristig abzunehmen und das erzielte Wohlfühlgewicht auf Dauer zu halten, ohne dass Sie sich übermäßig quälen, hungern oder ständig Kalorien zählen müssen.

SCHRITT FÜR SCHRITT ZUM DAUERHAFTEN ERFOLG

Deshalb gliedert sich das Ernährungskonzept des Abnehmkompasses in drei Phasen und insgesamt neun Schritte.

Check-up-Phase (Schritt 1): In der ersten Phase überprüfen Sie, welche Faktoren möglicherweise bei Ihnen verhindern, dass Sie abnehmen. Dazu sollten Sie ein- oder zweimal die ärztliche Praxis aufsuchen und einige Blutwerte, eventuell auch eine Speichelprobe und eine Stuhlprobe analysieren lassen.

Vorbereitungsphase (Schritte 2–7:) Die zweite Phase dient dazu, Probleme zu erkennen und wenn möglich zu beseitigen. In dieser Phase geht es noch nicht ums Kalorienzählen. Wenn Ihnen bestimmte Nährstoffe fehlen, dann füllen Sie zunächst für einige Wochen Ihre Reserven auf. Sind die Entzündungswerte hoch, dann begeben Sie sich auf die Suche nach den Ursachen und behandeln diese mit Nahrungsergänzungsmitteln oder medizinischen Möglichkeiten. Lesen Sie den Beipackzettel Ihrer Medikamente und schauen Sie, ob die Arzneimittel möglicherweise Teil Ihres Gewichtsproblems sind. Wenn Sie viel essen, weil Sie Stress haben oder Ihnen schlechte Laune Appetit macht, dann gilt es zunächst, dieses Problem anzugehen, bevor Sie überhaupt ans Abnehmen denken. Es gibt hier noch viel mehr Diätblockaden, die ich Ihnen im Rahmen des Buchs ausführlich vorgestellt habe. In der Vorbereitungsphase sollten Sie darüber nachdenken, wie Sie Ihre Ernährung gesünder gestalten und am einfachsten Kalorien einsparen können. Versuchen Sie in dieser Phase auch, ein bisschen mehr Gemüse zu essen, suchen Sie sich leckere Rezepte zusammen, die Ihnen schmecken könnten, und beseitigen Sie Versuchungen wie Softdrinks, alkoholische Getränke, süße und salzige Knabbereien aus Ihrem Blickfeld.

Gewichtsreduktionsphase (Schritte 8 und 9): In der dritten Phase beginnt das eigentliche Gewichtsreduktionsprogramm, das aber so individuell gestaltet sein soll, dass es Ihnen leichtfällt, die Ratschläge zu befolgen. Sie müssen nicht dauerhaft streng fasten oder exzessiv Sport treiben. Langfristig geht es darum, täglich rund 500 bis 600 Kalorien mehr zu verbrennen oder weniger aufzunehmen. Natürlich spielt die Ernährung eine gewisse Rolle, aber auch, wenn Sie besser schlafen, kann Ihre Kalorienzufuhr sinken. Wenn sich die Darmflora verändert, ziehen Sie weniger Kalorien aus dem Essen. Bringen Sie eine Hormonstörung in die richtigen Bahnen, dann schmelzen die Pfunde viel schneller. Zudem gibt es unter Punkt 9 noch ein paar interessante Möglichkeiten, die Ihnen helfen können, zusätzlich Kalorien zu verbrennen.

DIE NEUN KOMPASSSCHRITTE

Das Abnehmkompass-Konzept umfasst mehrere Schritte.

1. **Ärztlicher Check-up und Korrektur auffälliger Laborwerte.** Lassen Sie einige wichtige Laborwerte überprüfen. Liegen bestimmte Werte nicht im Normbereich, spricht das dafür, dass hier möglicherweise Ihre »Diätbremsen« liegen. Wenn ein Mangel an Mikronährstoffen nachgewiesen wurde, können Sie entsprechende Nahrungsergänzungsmittel einnehmen oder Ihre Ernährung umstellen. Bestehen Schilddrüsenunterfunktionen, Entzündungen, eine Veränderung der Darmflora oder oxidativer Stress, dann sollten diese zunächst behandelt werden.

2. **Die Speicher auffüllen.** Ein Mangel an Mikronährstoffen bremst jede Diät aus, bevor sie richtig gestartet ist. Füllen Sie Ihre Nährstoffspeicher, bevor Sie mit dem Kalorienzählen beginnen.

3. **Obesogene aufspüren und aussortieren**. Bestimmte Medikamente, Umweltgifte oder Nahrungsmittelzusatzstoffe zählen zu den Obesogenen, sie fördern Übergewicht. Diese sollten Sie ausfindig machen und schon vor dem Diätstart so weit wie möglich reduzieren oder beseitigen.

4. **Die Psyche stärken**. Üble Stimmung, Stress, Depressionen machen keine Laune auf einen neuen Lebensstil. In einer Situation, in der die psychische Verfassung schwächelt, sorgt eine Diät für zusätzlichen Frust. Heißhun-

geranfälle und Trostnaschen sind vorprogrammiert. Bereiten Sie sich psychisch so vor, dass Sie Ihr Abnehmprogramm mit Zuversicht und festem Willen starten. Nutzen Sie eventuell auch pflanzliche Stimmungsaufheller und Stressbremsen, um Ihre Psyche zu stabilisieren.

5. **Für guten Schlaf sorgen.** Guter und erholsamer Schlaf ist eine Grundvoraussetzung für das Funktionieren Ihrer Diät. Schlafmangel hingegen ist ein eigenständiger Risikofaktor für Übergewicht. In diesem Schritt werden »Schlafstörer« beseitigt.

6. **Über die richtige Sportart Gedanken machen.** Sie müssen nicht zum Leistungssportler werden, sollten sich aber regelmäßig bewegen. Machen Sie sich schon vor Beginn der Diät Gedanken, was Ihnen Spaß machen könnte, und fangen Sie ganz allmählich damit an, Ihr Leben bewegter zu gestalten. Sie können in dieser Phase schon einen Schrittzähler kaufen oder eine Schrittzähler-App auf dem Handy installieren und täglich mindestens 30 Minuten spazieren gehen. Melden Sie sich im Sportverein oder im Fitnessstudio an.

7. **Den geeigneten Zeitpunkt finden.** Es gibt Zeitpunkte, die sind besser geeignet als andere. Versuchen Sie mit der Diät in einer Zeit zu starten, in der es möglichst wenig Störfaktoren gibt.

8. **Mit dem Abnehmkompass-Konzept starten.** Sie finden an dieser Stelle keine konkreten Rezepte, aber viele konkreten Tipps, wie Sie Ihre Ernährung umstellen können, um sich langsam, aber sicher in Richtung Wunschfigur zu bewegen.

9. **Diäthelfer und Kalorienverbrenner nutzen.** Ihr Ziel sollte ein tägliches Kaloriendefizit von 500 bis 600 Kalorien sein. Das entspricht einer gan-

zen Mahlzeit! Ein komplettes Essen zu streichen, tut weh und ist auf Dauer schwer durchzuhalten. Deshalb sollten Sie mehrere Maßnahmen kombinieren, um dieses Ziel leicht und geschmeidig und ohne zu hungern zu erreichen.

Im Folgenden fasse ich Ihnen die wichtigsten Tipps und Infos zusammen. Blättern Sie aber immer mal wieder auch im Buch zurück und schauen Sie noch mal in die Kapitel, die für Sie relevant sind, um weitere wissenschaftliche Informationen und konkrete Empfehlungen nachzulesen.

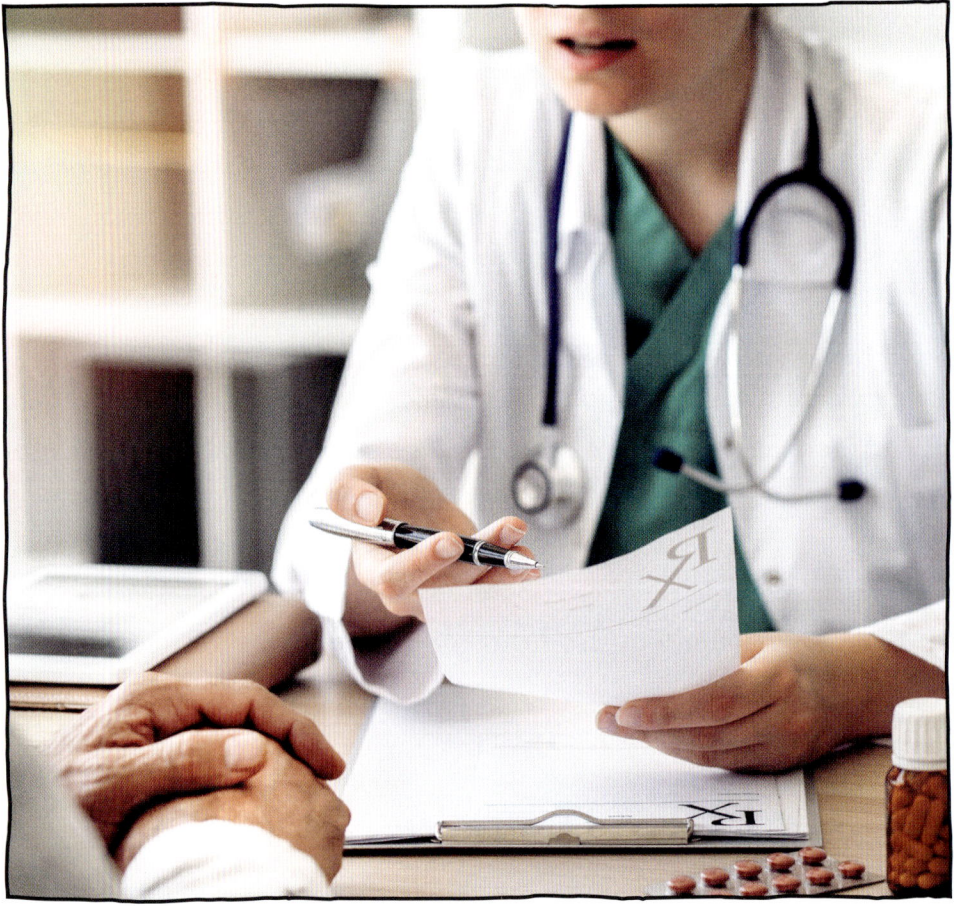

Es gibt ein paar Laborwerte, die Sie vor Beginn einer Ernährungsumstellung kennen sollten.

1. ÄRZTLICHER CHECK-UP UND KORREKTUR AUFFÄLLIGER LABORWERTE

Der erste Schritt führt Sie zu Ihrem Hausarzt/Ihrer Hausärztin, zum Heilpraktiker/zur Heilpraktikerin oder dem Therapeuten beziehungsweise der Therapeutin Ihres Vertrauens. Bitten Sie ihn oder sie darum, ein paar Laboruntersuchungen durchzuführen. Einige Werte können von den gesetzlichen Krankenkassen übernommen werden, andere Untersuchungen müssen Sie eventuell selbst bezahlen. Wenn Sie nicht alle Werte bestimmen lassen möchten, dann würde ich Ihnen als Basis den CRP-Wert, HbA1c, Mikronährstoffe, vor allem Vitamin D, und den Schilddrüsenwert TSH empfehlen. Wahrscheinlich wird Ihr Arzt oder Ihre Ärztin noch weitere Routinedaten untersuchen wie Leberwerte, Blutfettwerte, vielleicht Nierenwerte und ein Blutbild.

Wenn Sie mehr Informationen benötigen, dann sollte auch das Mikrobiom untersucht und der Cortisolspiegel überprüft werden.

Natürlich können Sie das Abnehmkompass-Programm auch ohne Kenntnis dieser Laborwerte durchführen und werden dann wahrscheinlich auch deutliche Gewichtsreduktionen erzielen können. Die Untersuchungsergebnisse ermöglichen aber eine gezieltere Abstimmung Ihres Programms auf Ihre individuellen Bedürfnisse und Diätblockaden.

Um ganz gezielt etwas gegen Übergewicht zu tun, sollten Sie folgende Tests durchführen lassen. Die Ergebnisse zeigen Ihnen dann schon erste Ansatzpunkte auf.

WAS BEI ABWEICHENDEN LABORWERTEN ZU TUN IST

Laborwerte	Was wird untersucht?	Begründung
Entzündungs-werte CRP	Blutserum	Entzündungen fördern die Entstehung von Übergewicht, Übergewicht erhöht die Entzündungsmarker. Entzündungen fördern auch vorzeitige Alterung und erhöhen das Risiko für zahlreiche Erkrankungen. Um diesen Teufelskreis zu durchbrechen, sind antientzündliche Maßnahmen notwendig.
Cortisol (Stress-hormon)	Speichel morgens vor dem Aufstehen, eventuell auch Proben im Tagesverlauf	Cortisol ist ein Stresshormon, das die Fettspeicherung fördert und die Gewichtsreduktion behindern kann. Dauerhaft erhöhte Cortisolwerte schwächen das Immunsystem und beschleunigen Alterungsvorgänge.
Vitamin D	Blutserum	Vitamin-D-Mangel erschwert die Gewichtsreduktion im Rahmen einer Diät. Ein niedriger Vitamin D-Wert sollte in den oberen normalen Bereich angehoben werden.
Weitere Mikro-nährstoffe wie Zink, Selen, Eisen (Ferritinwert), Magnesium	Blutserum oder Vollblut	Studien belegen, dass ein Mangel an Nährstoffen die Stoffwechselaktivität (Kalorienverbrauch) beeinträchtigen kann und auch den Appetit verstärkt, da der Körper versucht, sich durch mehr Essen die fehlenden Nährstoffe zu holen.

Was tun, wenn meine Werte nicht im Normbereich sind?

Nach möglichen Ursachen wie chronischen Entzündungen im Körper suchen.

Da Fettgewebe aber selbst Entzündungsmarker produziert, findet man oft keine anderen Ursachen als das Übergewicht.

Entzündungswerte mithilfe bestimmter Nahrungsergänzungsmittel senken: Omega-3-Fettsäuren, Kurkuma oder Ingwer. Wichtig sind auch Antioxidantien und Spurenelemente.

Den Anteil pflanzlicher Lebensmittel in der Ernährung erhöhen.

Bei erhöhten Entzündungswerten auch Vitamin D bestimmen lassen.

Regelmäßig bewegen. Auch dadurch können Entzündungswerte sinken.

Nach Ursachen für erhöhte Cortisolspiegel suchen (psychische oder körperliche Ursachen, Stress).

Cortisolspiegel senken durch pflanzliche Therapeutika, die beruhigend und stresslösend wirken, Sport, probiotische Bakterien, Entspannungstraining und Meditation.

Sonnenlicht kurbelt die körpereigene Vitamin-D-Produktion an (funktioniert nur zwischen März und September).

Bei sehr niedrigen Werten ist die Einnahme von Vitamin-D-Tabletten (1000–2000 I. E. pro Tag) sinnvoll. Dosierung in Abhängigkeit vom Vitamin-D-Spiegel und Alter, bei höheren Dosierungen ärztliche Rücksprache.

Möglichst schon vor Beginn der Diät fehlende Mikronährstoffe ergänzen. Wichtig ist, dass alle erniedrigten Werte in den Normalbereich oder in den oberen Normalbereich angehoben werden.

Wechselwirkungen vor allem bei Spurenelementen und Mineralstoffen beachten. Hoch dosierte Einnahme eines einzelnen Mikronährstoffs kann in manchen Fällen dazu führen, dass andere Spurenelemente nicht mehr ausreichend resorbiert werden und so ein künstlich erzeugter Mangel entsteht.

Laborwerte	Was wird untersucht?	Begründung
Totale Antioxidative Kapazität/ oxidativer Stress	Serum	Übergewicht geht häufig mit einer vermehrten Bildung freier Radikale (oxidativer Stress) einher. Oxidativer Stress behindert eine rasche Gewichtsabnahme. Um den oxidativen Stress/den körpereigenen Schutz zu bestimmen, gibt es mehrere Parameter, die im Labor analysiert werden können. Im Rahmen einer Umstellung der Ernährung ist die Bestimmung der »Totalen Antioxidativen Kapazität (TAS)« wahrscheinlich am interessantesten. Ihr Körper besitzt ein eigenes antioxidatives Schutzsystem, das mit diesem Wert in seiner Gesamtheit erfasst wird. Komponenten des Schutzsystems sind sowohl Antioxidantien (etwa Vitamin C) aus der Nahrung als auch körpereigene Schutzstoffe wie Enzyme. Ist die Totale Antioxidative Kapazität vermindert, spricht das für oxidativen Stress.
Mikrobiom-analyse	Stuhl	Es gilt als sicher, dass eine Veränderung des Mikrobioms (Darmflora) bei vielen Übergewichtigen eine Rolle spielt. Bestimmte Darmbakterien sind in der Lage, mehr Kalorien aus der Nahrung zu ziehen, den Zucker- und Fettstoffwechsel ungünstig zu verändern und Entzündungen zu begünstigen.
Schild-drüsen-para-meter (TSH)	Blutserum	Eine Schilddrüsenunterfunktion senkt den Kalorienverbrauch und führt dadurch fast zwangsläufig zu einer Gewichtszunahme. Oft dauert es viele Monate, manchmal Jahre, bis eine Schilddrüsenunterfunktion bemerkt wird.
HbA1c (Langzeit-marker Blutzucker-spiegel)	Blutserum	Ein ständig erhöhter Blutzuckerspiegel führt zu einer Erhöhung des blutzuckersenkenden Hormons Insulin. Beide zusammen fördern Gewichtszunahmen und verhindern den Abbau von Fettgewebe.

Was tun, wenn meine Werte nicht im Normbereich sind?

Stärken Sie Ihre körpereigenen Schutzmechanismen. Viele Schutzenzyme benötigen Spurenelemente wie Kupfer, Mangan, Selen oder Zink. Diese sollten in ausreichender Menge zugeführt werden.

Mit der Nahrung lassen sich zahlreiche Antioxidantien direkt aufnehmen, wie die Vitamine A, C und E, Coenzym Q10, Carotinoide (Betacarotin, Lutein, Lycopin und andere), sekundäre Pflanzenstoffe wie Resveratrol, Quercetin.

Ein wichtiges Antioxidans ist Glutathion. Dessen Produktion kann auch durch das Erkältungsmedikament N-Acetylcystein angeregt werden.

Ergänzend können Sie Nahrungsergänzungsmittel nehmen. Diese sollten aber nicht nur Vitamine liefern, sondern auch verschiedene Pflanzenextrakte enthalten.

Je nachdem, welche Werte von der Norm abweichen, kann es sinnvoll sein, bestimmte, »schlank machende« Probiotika einzunehmen und mehr präbiotische Ballaststoffe zu verzehren.

Mehr Informationen zu diesem Thema finden Sie auch in meinen Büchern »Schlank mit Darm« und »Gesund mit Darm«.

Bei Schilddrüsenunterfunktion werden Ihnen Schilddrüsenhormone verordnet. Dadurch kommt Ihr Stoffwechsel wieder in Schwung. Wichtig bei einer Schilddrüsenunterfunktion ist, auch darauf zu achten, dass die Zink-, Eisen- und Selenwerte in Ordnung sind. Diese Mikronährstoffe sind wichtig für die Bereitstellung aktiver Schilddrüsenhormone.

Lassen Sie unbedingt die Ursachen abklären, wenn der HbA1c-Wert erhöht ist oder sich in der Grauzone befindet. Oft ist Übergewicht der wichtigste Grund. Eine Gewichtsabnahme und mehr Bewegung können die Werte wieder normalisieren.

Auch Ihre Ernährungsgewohnheiten spielen eine Rolle. Bei erhöhten HbA1c-Werten ist der Einstieg in die Diät mit einer Low-Carb-Diät und Intervallfasten sinnvoll.

Manche Medikamente und Entzündungen lassen den Blutzuckerwert steigen, was ärztlich abgeklärt werden sollte.

2. DIE SPEICHER AUFFÜLLEN

Auch oder vielleicht sogar weil Sie übergewichtig sind, besteht bei Ihnen möglicherweise ein Nährstoffmangel. Das mag auf den ersten Blick paradox klingen, denn wer viel isst, sollte auch mehr Nährstoffe zugeführt haben. Dass dem nicht immer so ist, habe ich in diesem Buch schon erklärt. Unter anderem liegt das oft an einseitiger, nährstoffarmer Ernährung und auch daran, dass das Fettgewebe die Mikronährstoffe »wegsaugt«, oder am ständigen Diäthalten in der Vergangenheit. Die Versorgungslücken sollten Sie VOR Beginn einer Diät schließen. Welche Nährstoffe fehlen, kann teilweise anhand der Laborwerte überprüft werden. Zum Einstieg in die Diät ist es sinnvoll, zumindest teilweise auf Nahrungsergänzungsmittel zurückzugreifen, vor allem, wenn Mängel und Versorgungslücken nachgewiesen wurden.

Gegen Entzündungen und oxidativen Stress:
Sind Ihre Werte erhöht, sollten Sie dringend etwas tun. Liegen Sie im Normbereich, dann können Sie zur Unterstützung ebenfalls entzündungshemmende Mikronährstoffe nehmen; in diesem Fall orientieren Sie sich eher an den niedrigeren Dosierungen.

∗ Kurkuma: Für Dosierungen zwischen 1000 und 2500 Milligramm wurden in Studien entzündungshemmende Wirkungen nachgewiesen. Schwarzer Pfeffer verbessert die Resorption.

∗ Polyphenole: Dazu zählen unter anderem Resveratrol, Grünteeextrakt, Heidelbeerextrakt oder andere Kräuter- und Pflanzenextrakte. Hierfür gibt es keine direkten Zufuhrempfehlungen. Sinnvoll sind Kombinationen mit unterschiedlichen Pflanzenstoffen. In Studien konnte ein Kombinationspräparat mit 282 Milligramm Grünteeextrakt und 80 Milligramm Resveratrol die Gewichtsreduktion unterstützen. Sinnvoll sind auch Anthocyane aus der Heidelbeere oder anderen dunklen Beeren.

✳ Omega-3-Fettsäuren: Omega-3-Fettsäuren können sowohl in pflanzlicher Form als auch aus tierischen Quellen zugeführt werden. Alpha-Linolensäure (ALA) ist die pflanzliche Omega-3-Fettsäure, die in Leinöl und Leinsamen oder Walnüssen vorkommt. Stoffwechselaktiver sind allerdings die aus Algen oder Fisch gewonnenen Omega-3-Fettsäuren Eicosapentaensäure (EPA) und Docosahexaensäure (DHA). Die Zufuhrempfehlungen liegen für EPA/DHA zwischen 300 und 600 Milligramm pro Tag, für die pflanzliche Alpha-Linolensäure bei 1000 bis 1600 Milligramm pro Tag. Wichtig: Wenn Sie Medikamente zur Blutverdünnung nehmen, sollten Sie ärztliche Rücksprache halten, da auch Kurkuma und Omega-3-Fettsäuren das Blut flüssiger machen.

Zur Optimierung der Darmflora:
Eine gesunde Darmflora ist wichtig für eine gute Figur. Zu Beginn können Sie die Darmflora auch durch die Zufuhr probiotischer Bakterien und präbiotischer Ballaststoffe unterstützen.

✳ Probiotika: Günstige Effekte auf das Gewicht haben unter anderem Lactobacillus gasseri, Lactobacillus rhamnosus, Lactobacillus plantarum sowie Bifidobakterien, zum Beispiel Bifidobacterium longum. Achtung: Wenn Sie abnehmen möchten, sollte Ihr Präparat folgende Bakterien NICHT enthalten: Lactobacillus acidophilus und Lactobacillus reuteri. Diese sind leider in vielen Nahrungsergänzungsmitteln enthalten. Hier ist aber Vorsicht geboten, denn sie können zu Gewichtszunahme führen.

✳ Präbiotika: Sie sollten täglich zwischen 5 und 15 Gramm Präbiotika zuführen (langsam steigern). Gut für ein schlankes Mikrobiom sind zum Beispiel resistente Stärke, Inulin (nicht bei Fruktoseintoleranz), Akazienfasern, Flohsamen und andere.

Um Mikronährstofflücken zu schließen:
Ein Mangel an Vitaminen, Mineralstoffen und Spurenelementen kann hungrig machen. Füllen Sie die Speicher auf.

∗ Wenn Ihnen Blutanalysen vorliegen, dann können Sie ganz gezielt substituieren und alle niedrigen Werte in den oberen normalen Bereich bringen. Auch bei Werten, die gerade noch so an der unteren Grenze des Normbereichs liegen, können Sie ein bisschen auffüllen.

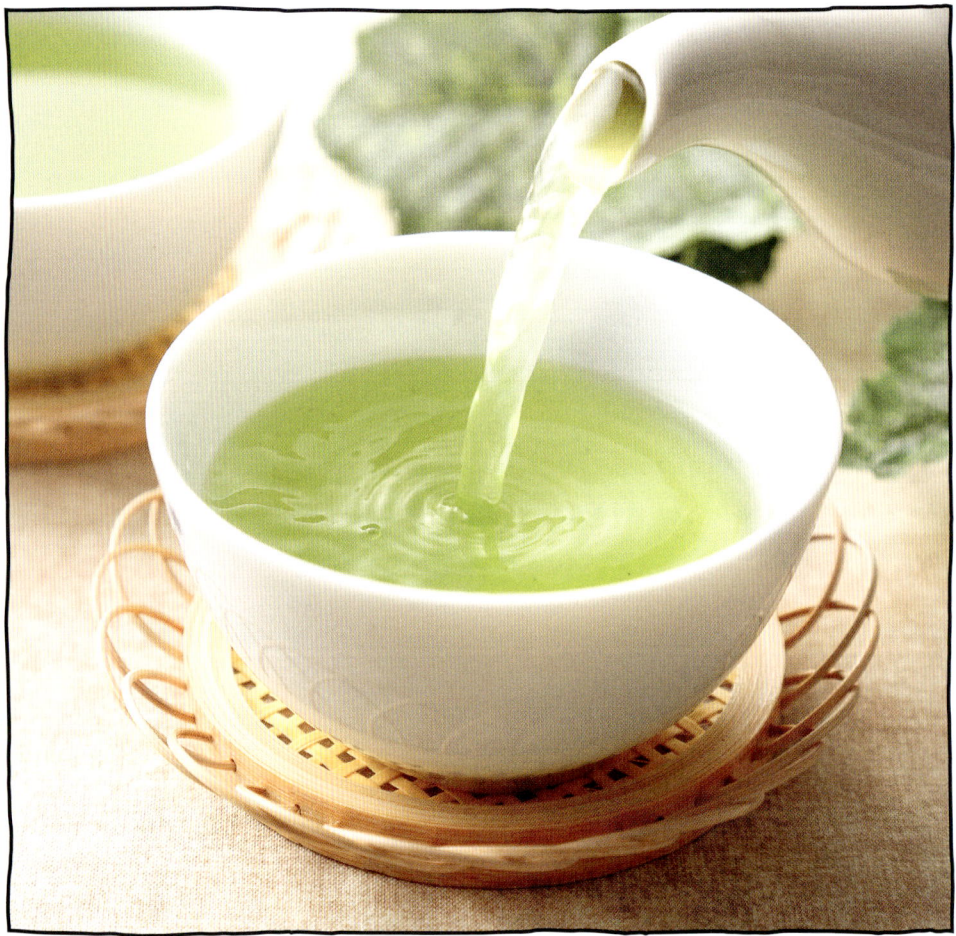

Mit ganz einfachen und teils wohlschmeckenden Mitteln lässt sich die Gewichtsreduktion unterstützen.

∗ Falls Sie die Spiegel der Mikronährstoffe nicht untersucht haben, ist eine gezielte Substitution nicht möglich. Wenn Sie sich bisher nicht sehr ausgewogen ernährt haben, kann ein Präparat auch dann sinnvoll sein. Wichtig sind die Spurenelemente Zink, Kupfer, Selen und eventuell für ein paar Wochen Chrom. Chrom konnte in Studien eine Gewichtsreduktion unterstützen. Im Winter sollten Sie auf jeden Fall an Ihren Vitamin-D-Spiegel denken und zwischen Oktober und März ein Vitamin-D-Präparat einnehmen. Auch Magnesium kann sinnvoll sein. Kalzium sollten Sie vor allem in Form kalziumhaltiger Mineralwässer zu sich nehmen.

Gegen zu viel Hunger:
Hunger und Appetit gefährden jede Diät. Wenn Sie schon vor Diätbeginn Angst vor Heißhungerattacken haben, sollten Sie die Zeit nutzen, um auszuprobieren, wie Sie gegensteuern können.

∗ Trinken Sie vor dem Essen eine große Tasse Tee oder stilles Wasser. Wenn Sie bisher Wasser mit Kohlensäure bevorzugt haben, tauschen Sie es gegen die nicht perlende Variante ein, denn kohlensäurehaltige Getränke lassen offensichtlich den Spiegel des Appetithormons Ghrelin ansteigen.

∗ Essen Sie mehr Fett. Das ist kein Plädoyer für eine Extraportion Schweinespeck, aber Sie dürfen Ihr Essen gern mit gesunden Ölen anreichern. Geben Sie morgens eine Handvoll Mandeln oder Nüsse ins Müsli. Verwenden Sie öfter Olivenöl in der Küche. Sie können auch 30 Minuten vor der Hauptmahlzeit einen Esslöffel Olivenöl zu sich nehmen.

∗ Mehr Ballast macht satt. Wenn Sie den Eindruck haben, dass Ihre Ernährung zu wenig Ballaststoffe enthält, sollten Sie das nach und nach mit mehr Gemüse und Vollkornprodukten ändern. Das braucht aber immer ein bisschen Zeit. Bis dahin können Sie auf ein Ballaststoffpräparat zurückgreifen.

Einen halben bis einen Löffel Pulver können Sie 30 Minuten vor jeder Mahlzeit mit viel Wasser (mindestens ein Glas zusätzlich) nehmen. Auch Glucomannan, ein Quellstoff aus der Konjakwurzel, dämpft den Appetit und kann, idealerweise in Kombination mit einer etwas kalorienreduzierten Ernährung, zur Gewichtsreduktion beitragen. Sinnvolle Dosierung: 3-mal 1 Gramm jeweils 30 Minuten vor dem Essen zusammen mit einem großen Glas Wasser.

∗ Zwischenmahlzeiten sollten Sie vermeiden. Wenn Sie es mal überhaupt nicht aushalten, dann greifen Sie zu einem kleinen Stück sehr dunkler Schokolade oder einem halben Dutzend Mandeln oder Nüsse.

3. OBESOGENE AUFSPÜREN UND AUSSORTIEREN

Obesogene sind Dickmacher, die sich im Haushalt, im Arzneimittelschrank, im Kosmetikregal oder in Ihrem Essen verbergen können. In diesem Schritt geht es darum, die Dickmacher zu enttarnen und so weit wie möglich zu reduzieren. Völlig lassen sich zum Beispiel Kunststoffe nicht aus unserem Alltag entfernen und auch nicht jedes Medikament, das Übergewicht fördert, kann ärztlich schnell durch ein anderes ersetzt werden. Ihr Ziel sollte es sein, ein paar wirkungsvolle Umstellungen vorzunehmen.

∗ Medikamente checken: Eine Liste mit den bekanntesten Medikamenten, die Gewichtszunahme als Nebenwirkung haben, finden Sie auf Seite 132. Ansonsten schauen Sie im Beipackzettel unter Nebenwirkungen nach. Möglicherweise finden Sie dort Begriffe wie »Gewichtszunahme«, »Adipositas« oder »Übergewicht«. Achtung: Niemals Medikamente ohne ärztliche Rücksprache absetzen, aber vielleicht gibt es eine Alternative, die das Gewicht weniger stark beeinflusst.

＊ Plastik und Kunststoff aussortieren: Ganz vermeiden lässt sich Kunststoff heutzutage nicht, aber deutlich reduzieren. Das erfreut nicht nur die Umwelt, sondern kann sich auf Dauer auch auf der Waage bemerkbar machen. In Kunststoffverpackungen, Plastikflaschen, Haushaltsreinigern und in Folien abgepackten Nahrungsmitteln findet man oft nicht unerhebliche Konzentrationen von Stoffen wie Weichmacher oder Phtalate, die hormonähnliche Wirkungen haben und nachweislich eine Gewichtszunahme fördern können. Tauschen Sie Schneidebretter aus Kunststoff gegen welche aus Holz oder Bambus aus. Leichtgewichtige Plastikflaschen sollten Sie komplett durch die umweltfreundlicheren Glasflaschen ersetzen. Verwenden Sie Glas-, Holz- oder Metallgefäße oder Kartonverpackungen zur Aufbewahrung von Lebensmitteln. Setzen Sie im Haushalt auf bewährte »grüne« Reiniger, die auf Essig- oder Sodabasis wirken. So leisten Sie nicht nur einen wertvollen Beitrag für Ihre Bikini- und Badehosenfigur, sondern tun auch was für den Planeten. Wie viele Plastikflaschen stehen in Ihrem Badezimmer? Schauen Sie auch hier mal kritisch nach, was Sie ersetzen können, denn tatsächlich werden die Dickmacher sogar über die Haut aufgenommen. Probieren Sie mal ein festes Shampoo, Seifenstücke oder auch ein festes Cremestück aus. Das ist vielleicht zunächst gewöhnungsbedürftig, funktioniert aber erstaunlich gut. Falls Sie keinen Ersatz für Kunststoffprodukte finden, dann suchen Sie nach Produkten, die frei von Weichmachern sind. Sie werden nicht alle Kunststoffe aus Ihrem Leben verbannen können, aber eine Reduktion ist möglich.

＊ Süßstoffe meiden: Hier ist die Empfehlung eindeutig: Weglassen! Schauen Sie auch auf der Zutatenliste, ob in Fertiggerichten und Würzsoßen (etwa Ketchup) Süßstoffe verwendet werden. Süßstoffe verbergen sich in der Liste der Inhaltsstoffe unter den Ziffern E 950 bis E 962. Tauschen Sie diese Produkte gegen süßstofffreie Alternativen aus.

* Antibiotika reduzieren: Antibiotika haben die Lizenz zum Dickmachen und sollten sowieso nur eingesetzt werden, wenn es nicht anders geht. Denken Sie auch an Antibiotikaspuren im Fleisch. Ganz umgehen lässt sich die Aufnahme dieser Keimkiller nicht, aber Sie sollten etwa durch den gelegentlichen Verzicht auf Fleisch oder den Genuss von Biofleisch die Aufnahme reduzieren. Nach einer notwendigen Antibiotikaeinnahme sollte die Darmflora wieder aufgebaut werden.

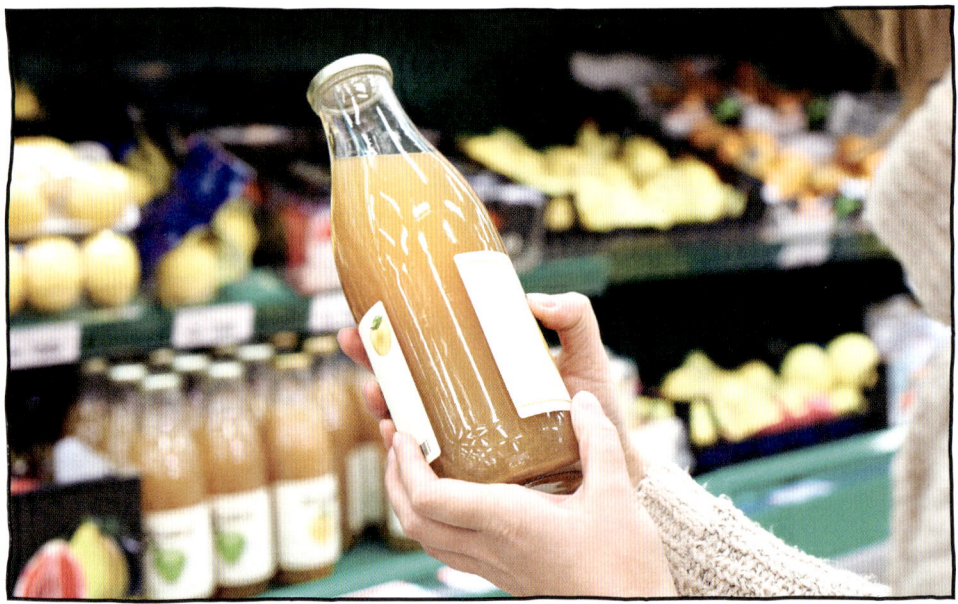

Weichmacher lauern in vielen Kunststoffen. Wenn es geht, sollten Sie daher beispielsweise zu Glasflaschen greifen.

4. DIE PSYCHE STÄRKEN

Beginnen Sie nicht mit einer Diät, wenn es Ihnen nicht gut geht. Bevor Sie mit dem Abnehmkompass-Programm beginnen, sollten Sie deshalb etwas für Ihre Stimmung tun. Ein neuer, ungewohnter Ernährungsstil führt nicht augenblicklich zu Freude und Euphorie, und wenn die Laune schon vorher am Boden ist, dann haben Heißhungerattacken leichtes Spiel und der Abbruch der Diät ist fast vorprogrammiert.

Verschiedene Faktoren wirken sich negativ oder positiv auf Stressempfinden, Wohlbefinden, depressive Stimmung und Sorgen aus:

∗ Entzündungen drücken auf die Stimmung und können sogar Depressionen auslösen. Wenn Ihre Entzündungswerte erhöht sind, ergreifen Sie Gegenmaßnahmen.

∗ Im Herbst und Winter leiden viele Menschen aufgrund des Lichtmangels unter saisonalen Depressionen oder zumindest unter einer eher traurigen Stimmung. Lichtmangel löst zu allem Übel auch noch Heißhunger aus und führt zu Trägheit. Eine morgendliche Lichtdusche mit einer Vollspektrumlampe macht hingegen glücklich und satt und reduziert nachweislich Körperfett. Das konnten russische Wissenschaftler*innen in einer dreiwöchigen Studie belegen. Und gehen Sie öfter raus. Spaziergänge im Freien stellen selbst bei miesem Wetter eine Art »Lichtdusche« dar.

∗ Wenn Sie befürchten, dass Ihnen möglicherweise Stress, Depressionen, Sorgen oder einfach nur miese Stimmung einen Strich durch die Diätrechnung machen könnten oder Sie sich als »Frust- und Stressesser« bezeichnen würden, dann sollten Sie auf Pflanzenkraft setzen. Da viele Pflanzenstoffe einen gewissen Vorlauf benötigen, beginnen Sie am besten bereits zwei Wochen vor Start des Abnehmkompass-Programms mit der Einnahme von Pflanzenextrakten, die den Cortisolspiegel senken, gegen leichte Depressionen und Ängste helfen und uns besser schlafen lassen. Manche Pflanzenstoffe können so auch den Diätfrust lindern. Stimmungsaufhellend, antidepressiv und stressentlastend wirken unter anderem Lavendel, Rosenwurz (*Rhodiola rosea),* Ginseng, Ginkgo biloba, Johanniskraut, Kamille, Baldrian, grüner Tee und andere Phytotherapeutika. Infos zu Dosierung und Wirkungsweise finden Sie auf Seite 318 f.

* Auch probiotische Bakterien wie Lactobazillus rhamnosus, Lactobacillus helveticus, Bifidobacterium longum, Bifidobacterium infantis scheinen sich günstig auf die Stimmung (und auf die Darmflora) auszuwirken.

* Eine gute Versorgung mit Magnesium, B-Vitaminen, vor allem B_6, B_{12} und Folsäure, sowie Omega-3-Fettsäuren kann sich positiv auf unsere psychische Verfassung auswirken und senkt das Risiko für Depressionen. Auch hier sieht man, dass bereits einzelne Maßnahmen weitreichende Auswirkungen haben können, denn eine gute Versorgung mit Mikronährstoffen verbessert nicht nur die Laune, sondern reduziert auch den Appetit, beseitigt Entzündungen, hilft bei oxidativem Stress und lässt uns oft sogar noch besser schlafen.

5. FÜR GUTEN SCHLAF SORGEN

Wer zu wenig schläft, isst am nächsten Tag mehr. Deshalb sollten Sie sich vor Start des Abnehmkompass-Programms um einen guten und erholsamen Schlaf bemühen.

* Wie hell ist es nachts in Ihrem Schlafzimmer? Es gilt inzwischen als sicher, dass jeder Lichteinfall in der Nacht das Risiko für Übergewicht erhöht. Deshalb: Rollos schließen oder lichtdichte Vorhänge anbringen, damit weder Vollmond noch Straßenlaterne stören können. Weg mit Radioweckern und Nachtlichtern. Wenn Sie Elektrogeräte wie Fernseher, PC oder Radio im Schlafzimmer haben, ziehen Sie den Stecker. Lassen Sie diese Geräte auf gar keinen Fall auf Stand-by laufen. Auch Handys sollten nachts möglichst nicht eingeschaltet neben dem Bett liegen.

* Bereiten Sie sich auf einen guten Schlaf vor. Machen Sie Ihr Schlafzimmer wohnlich und beseitigen Sie Chaos und Kleiderberge. Gehen Sie abends eine kurze Runde spazieren, anstatt sich von der Fernsehcouch direkt ins Bett

zu wälzen. Sorgen Sie für die richtige Temperatur. Im Schlafzimmer sollte es nicht zu warm sein. 18 bis 20 Grad scheinen laut Ergebnissen der Schlafforschung ideal zu sein.

* Schalten Sie bei Handy, PC und Tablet den Nachtmodus ein. Dadurch wird der wach machende Blaulichtanteil herausgefiltert.

* Wenn Sie schlecht einschlafen oder durchschlafen, dann nutzen Sie pflanzliche Schlafhelfer wie Baldrian, Melisse, Lavendel oder Hopfen.

* Auch die Einnahme des Schlafhormons Melatonin oder seiner Vorstufe Tryptophan sorgt bei den meisten Menschen für eine tiefe Erholung. Tryptophan darf allerdings mit bestimmten Medikamenten nicht kombiniert werden. Mehr dazu auf Seite 216.

6. ÜBER DIE RICHTIGE SPORTART GEDANKEN MACHEN

Wenn Sie bisher wenig Lust auf Sport hatten und auch nicht gut trainiert sind, werden Sie zu Beginn mit Sport allein keine Gewichtsreduktion erzielen können. Es wurde jedoch wissenschaftlich festgestellt, dass fast alle, die nach einer Diät ihr Gewicht langfristig halten konnten, auch regelmäßig Sport getrieben haben.

* Die einfachste Bewegungsform ist das Gehen. Für den Einstieg ist das völlig ausreichend. Sie können überall und jederzeit losgehen und Schritte sammeln. Manche finden es langweilig, einfach nur geradeaus zu gehen. Hörbücher, Podcasts oder Musik sorgen für die nötige Abwechslung.

* Laden Sie sich eine Schrittzähler-App auf Ihr Handy oder kaufen Sie sich einen »Bewegungstracker«. Setzen Sie sich als Ziel in der ersten Woche zum

Beispiel 5000 Schritte pro Tag, in der zweiten Woche 6000 Schritte. Nach einigen Wochen sollte die tägliche Gehstrecke so bei 10 000 Schritten liegen. Schritte sammeln Sie nicht nur auf Ihrer Walkingrunde, sondern auch kleine Strecken werden gezählt.

* Ist Ihnen Gehen auf Dauer zu eintönig, schauen Sie sich die verschiedenen Sportangebote an. Volkshochschulen und Sportvereine haben oft ein preiswertes und dennoch breit gefächertes Angebot. Daneben gibt es von Tai-Chi bis Tanzen, von Rudern bis Reiten, von Klettern bis Kampfsport natürlich auch weitere spannende Sportarten, die Ihnen vielleicht sehr viel Spaß machen.

* Fehlt Ihnen die innere Motivation für Sport, dann sollten Sie für einen äußeren Antrieb suchen. Das können feste Trainingszeiten sein oder Verabredungen mit Sportpartnern.

* Wichtig: Sie müssen keine Höchstleistungen bringen oder sich völlig verausgaben. Verbessern Sie nach und nach Ihre körperliche Leistungsfähigkeit.

7. DEN GEEIGNETEN ZEITPUNKT FINDEN

Im Advent sollte man nicht mit einem strengen Diätprogramm beginnen, auch nicht vor Antritt eines Cluburlaubs, bei dem es rund um die Uhr leckeres Essen und kalorienreiche Ge-

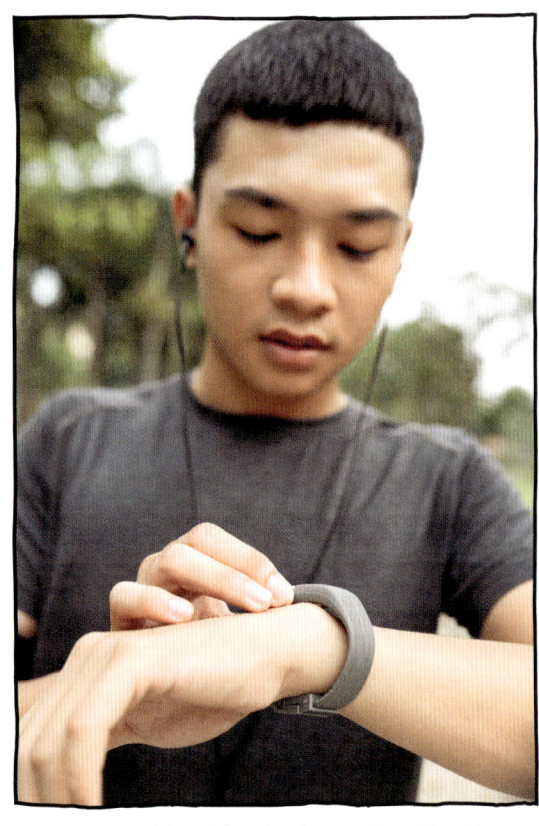

Bewegung und Gewichtsabnahme gehen Hand in Hand. Schritte zu zählen ist eine einfache Möglichkeit, Bewegungsmangel zu erkennen.

tränke gibt. Aber es gibt auch Phasen im Jahr, in denen der Start einer Diät unter einem besonders guten Stern steht.

∗ Im Frühjahr verlieren wir fast automatisch ein paar Pfunde, weil das helle Licht den Appetit dämpft und wir insgesamt aktiver sind. Diesen Schwung können Sie nutzen.

∗ Bei Frauen gibt es im Zyklus Zeiten, die besser oder schlechter für einen Diätstart geeignet sind. Optimal ist es, nach dem Ende der Periodenblutung zu starten, da dann die hormonelle Situation für rund zwei Wochen die Gewichtsabnahme unterstützt.

∗ Auch bei absehbarem Stress im Job sollten Sie den Diätstart vielleicht noch mal ein paar Wochen aufschieben. Diese Zeit können Sie aber nutzen, um alle anderen Punkte der Checkliste schon mal anzugehen.

∗ Planen Sie die ersten beiden Diätwochen möglichst so ein, dass Sie von einer entspannten Phase ausgehen können. Sie sollten etwas Zeit haben, um hin und wieder zu kochen, in Ruhe einzukaufen und etwas Zeit für Bewegung einzuplanen. Außerdem sollten Sie bis zu diesem Zeitpunkt alle vorherigen Punkte abgehandelt haben, also ein paar Laborwerte gecheckt, sich um Ihren Schlaf und Ihre Psyche gekümmert haben, Mikronährstofflücken ausgeglichen und bereits etwas gegen mögliche Entzündungen getan haben.

∗ Die klassische Jahreszeit für Diäten ist der Frühling, aber auch im Sommer sind die Bedingungen gut: Sport im Freien macht dann besonders viel Spaß, es gibt ein reiches Angebot an frischem Obst und Gemüse und die langen Tage machen gute Laune. Am Ende des Sommers und im frühen Herbst ist das Gewicht bei den meisten Menschen am niedrigsten – eine gute Motivation, um sich weiter in Richtung Wunschgewicht zu bewegen.

8. MIT DEM ABNEHMKOMPASS-KONZEPT STARTEN

Los geht's mit dem Ernährungsprogramm. Um die Ernährungsumstellung langfristig durchzuhalten, sollte die neue Diät nicht zu streng sein. Dennoch müssen Sie in ein Kaloriendefizit kommen, das heißt, Sie müssen mehr Kalorien einsparen oder verbrennen, als Sie zu sich nehmen. Die Empfehlungen liegen so bei 500 bis 600 Kalorien pro Tag. Damit kann man langsam, aber stetig Gewicht verlieren, was sich pro Monat auf 2 bis 2,5 Kilo summiert. Aber: Würden Sie längerfristig Tag für Tag 600 Kalorien weniger zu sich nehmen, dann schaltet Ihr Stoffwechsel einen Gang zurück und Sie verbrauchen mit der Zeit immer weniger Energie. Außerdem sind 500 bis 600 Kalorien ziemlich viel und dieser Verzicht würde spürbare Einschränkungen der Lebensqualität nach sich ziehen. Versuchen Sie also, mit dem Essen 300 Kalorien täglich einzusparen und noch mal mindestens 300 Kalorien auf andere Art und Weise zu »verbrennen«.

Dazu habe ich Ihnen ab Seite 316 noch einmal zusammengefasst, mit welchem Kalorienverbrauch beziehungsweise mit welcher Kalorieneinsparung Sie rechnen können, wenn Sie zum Beispiel besser schlafen oder Ihr Mikrobiom in Ordnung bringen. Je mehr dieser »Tricks« Sie kombinieren, desto leichter wird Ihnen die Gewichtsreduktion fallen.

Bei der Einsparung der Kalorien mit dem Essen sollten Sie versuchen, es sich so einfach wie möglich zu machen, also zunächst die Kalorien wegzulassen, die Sie leicht entbehren können, ohne das Gefühl zu haben, dass Ihnen etwas fehlt. Vielleicht sparen Sie zunächst mal die flüssigen Kalorien durch Cola, Wein, Bier oder Saft ein. Oder Sie ersetzen einen Teil der kohlenhydrathaltigen Beilagen durch Gemüse. Essen Sie möglichst pflanzenbetont, also mit vielen Kräutern, Gemüse, Hülsenfrüchten und hin und wieder Obst. Sie können sich die mediterrane oder die japanische Küche zum Vorbild nehmen.

DIE DREI GRUNDORIENTIERUNGEN

Auf den nächsten Seiten habe ich Ihnen ein paar Strategien zusammengestellt, mit denen sich die Kalorien recht unkompliziert einsparen lassen. Drei Punkte sollten Sie dabei besonders beachten:

- Achten Sie darauf, Ihren Blutzucker- und Insulinspiegel möglichst niedrig zu halten.

- Nutzen Sie alle Möglichkeiten, um Ihr Sättigungsgefühl zu erhöhen.

- Gestalten Sie Ihr neues Ernährungskonzept so, dass es sich möglichst geschmeidig in Ihren persönlichen Alltag integrieren lässt.

Gehen Sie nun Punkt für Punkt die Liste durch und überlegen Sie, wie Sie diese Maßnahmen umsetzen können und wollen. Sie können sich auch eine To-do-Liste erstellen oder einen Merkzettel schreiben, damit Sie die wichtigsten Vorsätze immer wieder vor Augen haben.

∗ **Füllen Sie Proteine auf, aber übertreiben Sie es nicht:** Studien haben nachgewiesen, dass es wichtig ist, den Eiweißhunger des Körpers zu stillen. Sobald die Proteinspeicher aufgefüllt sind, setzt die Sättigung rasch ein. Deshalb sollten Sie in jede Mahlzeit eine Portion hochwertiges Eiweiß einbauen, die schnell sättigt: ein Frühstücksei, eine Portion mageren Käse, Putenbrust, Hülsenfrüchte oder Tofu. Setzen Sie auf 1,2 bis 1,5 Gramm Eiweiß pro Kilogramm Körpergewicht. Aber: Sie müssen sich nicht mit einer strengen Low-Carb-Diät quälen. Zu viel Eiweiß kann sogar schädlich sein.

∗ **Setzen Sie auf Ballaststoffe:** Ballaststoffe quellen, wenn sie mit ausreichend Flüssigkeit genommen werden, im Verdauungstrakt auf und bewirken nach 15 bis 30 Minuten ein leichtes Sättigungsgefühl. Verantwortlich dafür ist der »Dehnungsreflex« des Magens, durch den ein Sättigungssignal ans Gehirn gesendet wird. Auf lange Sicht sprechen aber auch noch andere Effekte für mehr unverdauliche Pflanzenfasern. Ballaststoffe »füttern« Darmbakterien, die uns schlank machen können und die dann nach einigen Wochen anfangen, weitere Sättigungshormone zu produzieren und die Kalorienausnutzung zu verändern. Die meisten Menschen nehmen täglich rund 20 Gramm Ballaststoffe über die Nahrung auf – und liegen damit mindestens 10 Gramm unter den Empfehlungen der Deutschen Gesellschaft für Ernährung. Eine Tabelle mit besonders ballaststoffhaltigen Nahrungsmitteln, die Sie regelmäßig auf dem Teller haben sollten, gibt es auf Seite 42. Um sicherzugehen, dass das mit den Ballaststoffen auch täglich funktioniert, sollten Sie sich ein Pulver mit speziellen präbiotischen Ballaststoffen oder Glucomannankapseln zulegen und davon jeden Tag einen Löffel nehmen, am besten 30 Minuten vor einer Hauptmahlzeit mit einem großen Glas Wasser oder Tee. Achtung: Wenn Sie sich bisher sehr ballaststoffarm ernährt haben, steigern Sie die Ballaststoffzufuhr langsam, um keine Magen-Darm-Beschwerden zu bekommen. Der Verdauungstrakt muss sich erst mal daran gewöhnen, die Pflanzenfasern zu verarbeiten.

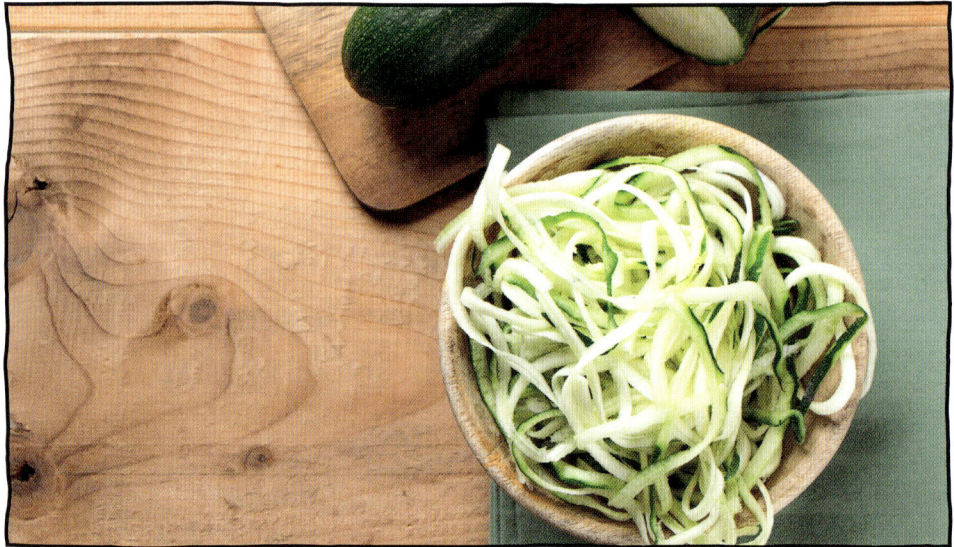

Mit einem Spiralschneider lassen sich aus Gemüse nudelähnliche »Zoodles« schneiden – eine gute Abwechslung und gesunde Alternative zu Pasta.

* Ihr Blutzucker bestimmt die Kohlenhydratmenge: Liegt Ihnen Ihr Blutzuckerergebnis oder der Laborwert Ihres »Blutzuckergedächtnisses«, des HbA1c-Werts, vor? Daran sollten Sie sich orientieren, wenn es um das Thema Kohlenhydrate geht. Sind diese Marker des Zuckerstoffwechsels erhöht oder in einer Grauzone (siehe Seite 47 f.), dann profitieren Sie am meisten von einer kohlenhydratarmen Ernährung. Diese darf dann auch in Richtung Low Carb gehen. Sind die Werte deutlich erhöht, dann sprechen Sie mit Ihrem Arzt oder Ihrer Ärztin, was Sie noch tun können oder müssen. Möglicherweise sind dann auch blutzuckersenkende Medikamente oder eine Ernährungsberatung wichtig. Werte in der Grauzone lassen sich meistens mit mehr Bewegung und weniger Kohlenhydraten wieder in den Normalbereich bringen. Setzen Sie auf eine proteinreiche Kost mit komplexen Kohlenhydraten und vielen Ballaststoffen. Durch die Einnahme von 200 Mikrogramm Chrom und 15 Milligramm Zink lässt sich der Blutzuckerspiegel in vielen Fällen weiter senken.Liegen Ihre Blutzuckerwerte im niedrigen Bereich, dann können Sie Kohlenhydrate besser verarbeiten und müssen diese nicht so deutlich meiden. Aber auch wenn Ihre Blutzuckerwerte tipptopp sind, werden Sie profitieren, wenn Sie alle schnell verdaulichen Kohlenhydrate vom Speiseplan streichen und auf Eiweiß und komplexe Kohlenhydrate aus Gemüse und Vollkornprodukten setzen. Ersetzen Sie Weißbrot durch die Vollkornvariante, tauschen Sie weißen Reis hin und wieder durch Gemüsereis aus. Darunter versteht man sehr klein geschnittenes Gemüse, zum Beispiel Blumenkohl oder Brokkoli, das in manchen Gerichten anstelle von Reis mit den entsprechenden Soßen verwendet werden kann. Oder kennen Sie Zoodles? Mithilfe eines speziellen Spiralschneiders lassen sich nudelähnliche Gemüsestreifen herstellen, die ab und zu die Pasta ersetzen können. Das müssen Sie nicht jeden Tag machen, kann aber hin und wieder auch Ihren Speiseplan bereichern.

* Fürchten Sie sich nicht vor Fetten und Ölen: Studien zeigen, dass bestimmte Pflanzenöle eine Gewichtsreduktion unterstützen können. Fette haben zwar viele Kalorien, daneben aber auch einen nicht zu unterschätzenden

Vorteil: Sie machen satt und verhindern dadurch Heißhungerattacken, die über kurz oder lang jeden Diäterfolg zunichtemachen. Reichern Sie eine etwas kalorienreduzierte Diät mit einer Handvoll Mandeln, Nüssen oder ein bis zwei Esslöffeln Olivenöl an. Tauschen Sie »Entzündungsöle« wie Weizenkeim-, Sonnenblumen- oder Traubenkernöl aus gegen ein gutes Olivenöl und zum Anbraten ein geeignetes Rapsöl. Nehmen Sie Omega-3-Fettsäuren ein, um Entzündungen zu reduzieren.

* **Streichen Sie süße Limonaden, Fruchtsäfte und Milchgetränke:** Ein Glas Cola (200 Milliliter) liefert etwa 85 Kalorien, ein Glas Orangen- oder Apfelsaft sogar 90, ein Glas Milch 140, ein Milchshake hat rund 250 Kalorien. Diese flüssigen Kalorien machen nicht satt! Das Fatale: Man gewöhnt sich schnell an den süßen Geschmack und Wasser oder ungesüßter Tee erscheinen dann fad. Das gilt, wie Sie wissen, auch für »Diät«-Getränke mit Süßstoff. Obwohl diese auf den ersten Blick keine Kalorien liefern, machen Sie dennoch dick. Hintergrundinformationen dazu finden Sie im Unterkapitel »Dick durch Lightprodukte« auf Seite 142. Wenn Sie nicht sofort auf ungesüßt und geschmacklos umsteigen können oder wollen, dann reduzieren Sie nach und nach die Süße. Geben Sie einen Schuss Saft ins Wasser oder einen Spritzer Zitronensaft. Suchen Sie nach einem leckeren, süßlich schmeckenden Tee, trinken Sie etwas mehr Kaffee – der ist nämlich gesünder als sein Ruf.

* **Vorsicht auch mit Alkohol:** Wenn Sie abends zwei Gläser Wein zur Pasta trinken, dann könnten Sie auch stattdessen eine zweite Portion Nudeln mit Tomatensoße essen. Zwei Gläser (à 200 Milliliter) Weißwein liefern rund 300 Kalorien und zwei Gläser Rotwein etwa 370 Kalorien. Bier ist da tatsächlich noch die kalorienärmere Alternative und schlägt bei 400 Millilitern mit 160 bis 200 Kalorien zu Buche. Also auch in diesem Bereich gibt es Einsparpotenzial. Hin und wieder dürfen Sie sich ein Glas Wein oder Bier gönnen, es sollte nur nicht zu oft sein.

* **Gemüse, Gemüse, Gemüse:** Gemüse sollte ein zentraler Bestandteil Ihrer Ernährung sein. Die Vorteile liegen auf der Hand: Gemüse ist in der Regel kalorienarm, liefert aber eine ordentliche Portion Nährstoffe. Es ist ballaststoffreich und sättigt deshalb hervorragend, liefert Antientzündungsstoffe und hilft bei oxidativem Stress. Sie finden Gemüse langweilig? Kann sein, wenn Sie dabei nur an rohe Pflanzenkost und kalte Salate denken. Aber auch eine leckere Tomatensoße ist Gemüse oder eine orientalische Linsensuppe. Man kann mit Gemüse besonders saftige Kuchen backen oder schmackhafte Aufläufe herstellen. Gemüsepuffer sind die leckere Alternative zu Kartoffelpuffern. Schauen Sie mal nach mediterranen, asiatischen oder arabischen Möglichkeiten, Gemüse zuzubereiten. Sie werden erstaunt sein, was es da für wohlschmeckende und überraschende Gerichte zu entdecken gibt.

* **Lernen Sie gesund zu kochen:** Sie wollen sich gesund und ausgewogen ernähren, möchten wissen, was im Essen drin ist, und haben Appetit auf etwas Neues? Dann belegen Sie einen Kochkurs und lernen Sie ein paar Kniffe, um schnell ein leckeres Essen zuzubereiten. Vielleicht wird Kochen dann sogar eines Ihrer neuen Hobbys.

* **Genuss darf nicht zu kurz kommen:** Um eine Ernährungsform langfristig durchzuhalten, ist es am wichtigsten, dass sie schmeckt. Natürlich kann man auch mit der Ananasdiät abnehmen oder mit Diätshakes. Aber diese einseitigen Gewichtsreduktionskuren haben einen riesigen Nachteil: Sie werden ziemlich schnell langweilig! Sie lassen sich auch nicht so gut in den Alltag integrieren, können Mangelerscheinungen verursachen und, und, und. Der Genuss darf also nicht zu kurz kommen. Wenn Sie sehr gern Fleisch essen, dann sollte das auch weiterhin auf Ihrem Speiseplan stehen. Vielleicht kann aber zukünftig das Schnitzel etwas kleiner ausfallen und die Gemüseportion nach und nach größer werden. Wenn Sie gern naschen, dann naschen Sie zunächst weiterhin, aber kontrolliert. Genießen Sie das Stückchen (möglichst

dunkle) Schokolade (nicht die Tafel) oder den Keks (nicht die ganze Packung) am besten direkt nach der Hauptmahlzeit ganz bewusst, vielleicht mit einem Tässchen Espresso oder einem frisch gebrühten Tee. Naschen zwischen den Mahlzeiten sollten Sie möglichst verhindern, denn, wie Sie ja wissen, dadurch bleibt der Insulinspiegel hoch und der gewünschte Fettabbau wird komplett blockiert.

9. DIÄTHELFER UND KALORIENVERBRENNER NUTZEN

Bestimmt sind sie Ihnen im Buch aufgefallen, die Studien mit den Angaben, wie viele Kalorien sich durch bestimmte Maßnahmen einsparen oder welche Gewichtsabnahmen sich erreichen lassen. Nachfolgend habe ich Ihnen noch einmal alle wichtigen Aspekte übersichtlich zusammengestellt. Sie wissen ja, das Ziel ist es, die Energiebilanz täglich um etwa 600 Kalorien zu senken: 300 Kalorien beim Essen und Trinken einsparen und weitere 300 Kalorien extra verbrauchen. Deshalb sollten Sie viele kleine, leicht durchzuführende, wenig belastende, aber dennoch wirkungsvolle Maßnahmen kombinieren, anstatt sich mit strengen Diäten zu kasteien.

Schauen Sie hier in der Liste, was für Sie interessant und umsetzbar sein könnte. Meist zeigen diese unterstützenden Maßnahmen nicht sofort ihre Wirkung, sondern benötigen etwas Vorlauf, da sich bestimmte Systeme wie die Darmflora oder das braune Fettgewebe erst anpassen oder entleerte Vitaminspeicher zunächst aufgefüllt werden müssen. Betrachten Sie diese hilfreichen Unterstützungen deshalb als eine Investition in Ihre zukünftige Wunschfigur. Sie werden Ihnen helfen, langfristig Ihr Gewicht leichter zu kontrollieren.

✳ **Das Mikrobiom auf »schlank« programmieren:** Ein entsprechendes Mikrobiom kann im Vergleich zu einer kalorienproduzierenden Darmflora noch mal rund **150 bis 200 Kalorien** täglich einsparen. In eigenen Studien konnte ich nachweisen, dass diese »Umprogrammierung« ungefähr acht Wochen dauert. Bereits nach einem Monat Einnahme eines Pulvers mit ausgewählten probiotischen Bakterien (unter anderem Lactobacillus plantarum, Lactobacillus gasseri, Lactobacillus rhamnosus sowie Bifidobakterien) und präbiotischen Ballaststoffen waren Veränderungen verschiedener Darmflora-parameter nachweisbar, etwa eine Verschiebung der beiden Bakterienstämme Firmicutes und Bacteroidetes hin zu den schlank machenden Bakterien und eine Zunahme der Bifidobakterien. Eine deutliche Gewichtsabnahme setzte aber erst im dritten Monat ein. Hier ist also etwas Geduld gefragt.

✳ **Intervallfasten:** Die Verlängerung der Nüchternphasen auf 14 Stunden und die Verkürzung des »Essfensters« auf zehn Stunden ist relativ leicht durchzuhalten und führte in Studien zu einer Einsparung von **200 Kalorien** pro Tag. In einer anderen Studie wurden die Teilnehmenden aufgefordert, nur noch in einem Zeitraum von zehn bis elf Stunden zu essen. Dadurch verloren sie **3,5 Prozent Gewicht**. Einschränkungen, was sie essen oder nicht essen sollten, gab es nicht. Interessanterweise hielt der Effekt nach Beendigung des Experiments noch ein Jahr an. Ihr Intervallfastenprogramm können Sie unterstützen, indem Sie über den Tag und auch während der Fastenphase Sirtuin aktivierende Substanzen einsetzen. Diese zählen zu den »Fastenimitatoren« und verstärken die Selbstreinigungsprozesse, die durch Verzicht auf Essen ausgelöst werden. Sie können die letzte Mahlzeit vor dem Intervallfasten mit Nahrungsmitteln wie Weizenkeimen, Kürbiskernen, Kapern und Pilzen anreichern. In der Fastenphase können Sie auch Kaffee und Espresso (mit oder ohne Koffein, aber auf jeden Fall ohne Milch und Zucker) oder grünen Tee trinken. Auch als Nahrungsergänzungsmittel können Sie einige dieser Pflanzenextrakte einnehmen. Weitere Fastenimitatoren finden Sie auf Seite 282.

✳ **Grüntee + Resveratrol:** In einer Studie wurde der Kalorienverbrauch durch die Einnahme von Grünteepolyphenolen (282 Milligramm pro Tag) plus Resveratrol, dem Polyphenol aus dunklen Trauben oder Rotwein (80 Milligramm pro Tag) verglichen mit den Effekten einer wirkstofffreien Plazebokapsel. Tatsächlich wurden durch die Tee- und Rotweinpolyphenole die Kraftwerke der Zellen, die Mitochondrien, aktiver, die Fettverbrennung wurde stimuliert und die Fähigkeit, freie Radikale abzuwehren, nahm zu. Schon nach drei Tagen ließ sich der Effekt der Polyphenolergänzung messen. Im Gegensatz zur Plazebogruppe verbrauchten die Studienteilnehmer*innen, die Nahrungsergänzungsmittel erhielten, täglich **etwa 75 Kalorien** mehr.

✳ **Vitamin-D-Speicher auffüllen:** In einer Studie erhielten Teilnehmer*innen Empfehlungen für eine kalorienreduzierte Ernährung, manche bekamen zusätzlich ein Nahrungsergänzungsmittel mit Vitamin D. Nach sechs Monaten hatten die Teilnehmer*innen aus der Gruppe ohne Vitamin-D-Substitution trotz einer kalorienreduzierten Ernährung im Durchschnitt lediglich 1,2 Kilo verloren. Mit niedrig dosiertem Vitamin D betrug der Gewichtsverlust 3,8 Kilo. Die Teilnehmer*innen, die ein höher dosiertes Vitamin-D-Präparat bekamen, nahmen 5,5 Kilo ab. Der Unterschied zur Plazebogruppe betrug **4,3 Kilo weniger in sechs Monaten.** Achtung: Hoch dosierte Vitamin-D-Einnahmen sind nur bei niedrigen Vitamin-D-Spiegeln und nach ärztlicher Rücksprache ratsam.

✳ **Pflanzenextrakte, die eine Gewichtsreduktion unterstützen können:** Wenn Sie die Gewichtsreduktion mithilfe von Pflanzenextrakten unterstützen möchten, sollten Sie darauf achten, dass die Präparate ausreichend hoch dosiert sind und die enthaltene Wirkstoffmenge der in wissenschaftlichen Studien verwendeten Dosis entspricht. Leider ist das bei den meisten auf dem Markt befindlichen Präparaten nicht der Fall – viele enthalten zu wenig Wirkstoff. Vergleichen Sie deshalb die Zusammensetzung und Mengenangaben auf der Verpackung mit den Dosierungen, die sich aufgrund wissenschaftlicher Studien als wirksam erwiesen haben. Ein amerikanisches

Forscherteam analysierte verschiedene Studien zu Nahrungsergänzungsmitteln und Gewichtsreduktion. Als wirksam definierten sie Inhaltsstoffe, die zu **ein bis zwei Pfund Gewichtsverlust pro Woche** führten. Das ließ sich erzielen durch die Einnahme (einzeln oder in Kombination) von Pflanzenextrakten aus grünem Tee (200 bis 400 Milligramm pro Tag), koffeinfreiem *grünem Kaffee* (2-mal 400 Milligramm pro Tag), einem Extrakt aus der *grünen Gartenbohne* (*Phaseolus vulgaris*, 500 Milligramm pro Tag) und dem Wirkstoff *Hydroxizitronensäure* (HCA). HCA ist ein Extrakt aus der asiatischen Frucht *Garcinia cambogia* (500 Milligramm pro Tag). Außerdem erwies sich das Spurenelement *Chrompicolinat* (mindestens 200 Mikrogramm pro Tag) als wirksam, aber gerade bei Spurenelementen ist es wichtig, Überdosierungen zu vermeiden. In anderen Untersuchungen nahmen die Teilnehmer*innen auch mit einem Gemisch (Meratrim) aus der ostindischen *Kugeldistel* (*Sphaeranthus indicus*) und den Früchten der *Mangostane* (*Garcinia mangostana*) ab. Nach vier Monaten Einnahme (zwei Mal 400 Milligramm pro Tag) plus etwas mehr Bewegung waren die Probanden immerhin fünf Kilo los. In der Plazebogruppe lag der Gewichtsverlust lediglich bei einem Kilo. Auch der Hüft- und Taillenumfang schmolz in der Gruppe mit dem Pflanzenpulver stärker. Interessant für die Gewichtsreduktion scheint zudem ein Extrakt aus den Samen des *wilden afrikanischen Mangobaums* (*Irvingia gabonensis*) zu sein. Probanden, die 2-mal täglich 150 Milligramm einnahmen, verloren signifikant mehr Gewicht und Körperfett als die Teilnehmenden in der Plazebogruppe.

* Auch der Stimmungsaufheller *Johanniskraut* könnte interessant sein für alle, die Gewicht verlieren möchten. Wahrscheinlich beugt der Wirkstoff frustbedingten Heißhungerattacken vor. Das allein macht den Einsatz im Rahmen einer Diät schon sinnvoll. Daneben konnte man feststellen, dass Johanniskraut einer Gewichtszunahme entgegenwirkt und der Körperfettanteil sank. Wichtig: Bitte beachten Sie die Wechselwirkungen zwischen Medikamenten und Johanniskraut.

* **Apfelessig gibt den Pfunden Saures:** Interessant für alle, die den Geschmack von Essig mögen, könnte auch eine japanische Studie sein. Die Studienteilnehmer*innen tranken zwölf Wochen lang täglich nach dem Frühstück oder Abendessen ein Getränk, das entweder keinen oder 15 Milliliter beziehungsweise 30 Milliliter Essig enthielt. In beiden »Essiggruppen« verloren die übergewichtigen Studienteilnehmer*innen Gewicht, **etwas mehr als ein Kilo** in der niedrig dosierten Essiggruppe und **zwei Kilo**, wenn 30 Milliliter Apfelessig, mit Wasser verdünnt, getrunken wurden. In der Plazebogruppe änderte sich das Gewicht nicht.

* **Mehr schlafen:** Von dieser Maßnahme profitieren Sie wahrscheinlich besonders stark, wenn Sie bisher häufig zu kurz und eher schlecht geschlafen haben. Wer auch jetzt schon schläft wie ein Murmeltier, wird möglicherweise nur geringe oder keine Effekte verspüren. Studien konnten zeigen, dass Proband*innen nach einer kurzen Nacht mit nur 5,2 Stunden Schlaf am nächsten Tag durchschnittlich 550 Kalorien mehr verspeisten als nach Nächten, in denen sie ausschlafen durften. Wenn Sie 1,5 Stunden mehr schlafen als üblich, nehmen Sie am nächsten Tag **rund 200 Kalorien weniger** zu sich.

* **Regelmäßig bewegen:** Je nachdem, ob Sie nur zum Bäcker über die Straße gehen oder eine zweistündige Wanderung planen, kann sich der Kalorienverbrauch enorm unterscheiden. Nehmen wir mal eine ganz einfache Bewegungsform: Täglich 30 Minuten Spazierengehen bringt einen zusätzlichen Verbrauch von **100 bis 150 Kalorien**.

* **Braune Fettzellen aktivieren:** Werden die braunen Fettzellen aktiv, dann können Sie **100 bis 150 Kalorien** zusätzlich pro Tag verbrauchen. Kälte, Ausdauersport, Chili und andere scharfe Gewürze, Kaffee, grüner Tee, Kurkuma, Resveratrol und Omega-3-Fettsäuren heizen den braunen Fettzellen ein. Am besten kombinieren Sie mehrere Maßnahmen, um das braune Fett zu unterstützen.

* **Schärfe, am besten schon zum Frühstück:** Capsaicin ist der Stoff, der Chilischoten ihre Schärfe gibt. Wer abnehmen möchte und gern scharf isst, kann mindestens vier Fliegen mit einer Klappe schlagen. Capsaicin regt das braune Fettgewebe an, mehr Wärme zu bilden, und erhöht dadurch den Kalorienverbrauch (siehe vorherigen Punkt). Daneben macht Schärfe offensichtlich auch schneller satt. Zusätzlich beeinflussen Tabasco, Cayennepfeffer, Jalapeños und Co. auch die »Bräunung« weißer Fettzellen, wandeln also ungeliebtes Speicherfett in energieverbrauchendes braunes Fettgewebe um. Außerdem stieg bei scharfem Essen in Studien mit Mäusen die Zahl der Bakterien Akkermansia muciniphila an. Diese Bakterien sind ein wichtiger Bestandteil eines schlanken Mikrobioms. In einer Studie verloren Proband*innen, die jeden Tag Kapseln mit 4 Milligramm Capsaicin erhielten, **6,7 Prozent Fettgewebe** innerhalb von zwölf Wochen. Ideal ist ein bisschen Chili schon zum Frühstück. Dadurch steigt die Stoffwechselrate messbar an. Ob Chili zu Ihrem Frühstück passt, müssen Sie aber selbst entscheiden.

* **Nahrungsmittel mit Abnehmpotenzial:** Einige Pflanzen, ob als Nahrung oder Nahrungsergänzung zugeführt, scheinen ein wenig zur Gewichtsreduktion beizutragen. Allein mit bestimmten Gewürzen oder Kräutern ist der Kampf gegen die Pfunde natürlich nicht zu gewinnen, aber sie erhöhen bei regelmäßiger Verwendung die Chance, das Wunschgewicht zu erreichen und zu halten. Hier ein kleiner Überblick ohne Anspruch auf Vollständigkeit.

* **Grüner Tee:** Unter anderem scheint grüner Tee (auch in Form von Grünteekapseln) die Wärmeproduktion des Körpers und damit den Stoffwechsel anzukurbeln, den Appetit zu zügeln und die Neubildung von Fettzellen zu hemmen. Außerdem wirkt er entzündungshemmend und fängt freie Radikale ab.

∗ **Ellagsäure:** Ellagsäure finden wir hochkonzentriert in Walnüssen, Pekannüssen, dunklen Trauben, Brombeeren, Granatäpfeln, Himbeeren und Erdbeeren. Alles Nahrungsmittel, die lecker sind und in jedes Ernährungsprogramm gehören. Ellagsäure steigert die Fettverbrennung und verbessert die Leberfunktion.

∗ **Bohnen:** Ja, ganz klassische Bohnen scheinen beim Abnehmen zu helfen. Bohnen sind eine wichtige Quelle für pflanzliche Proteine, komplexe Kohlenhydrate, Mineralien und Ballaststoffe. Sie enthalten zahlreiche bioaktive Verbindungen, die eine Schlüsselrolle im menschlichen Stoffwechsel spielen. In einer Studie ließ sich mithilfe eines Nahrungsergänzungsmittels, das 445 Milligramm Bohnenextrakt enthielt, nach einem Monat eine Verringerung des Körpergewichts um 4 Prozent, ein Rückgang der Fettmasse um 10 Prozent und eine Abnahme des Taillen- und Hüftumfangs um 3 Prozent beziehungsweise 1,3 Prozent verglichen mit dem Ausgangswert feststellen. Ich würde Ihnen hier aber nicht zu einem Bohnenextrakt raten, sondern empfehlen, Hülsenfrüchte regelmäßig auf den Speiseplan zu setzen.

∗ **Rosmarin:** Bei regelmäßigem Genuss in höheren Dosierungen besitzt das leckere Kraut die Fähigkeit, Gewicht und Körperfettanteil zu verringern. Zumindest bei Mäusen hat das gut funktioniert. Weitere Studien zeigen, dass dieser Effekt durch eine vermehrte Ausscheidung des Nahrungsfetts mit dem Stuhl hervorgerufen wird. Eine gute Dosis Rosmarin zum Essen kann deshalb hilfreich sein. Rosmarin wirkt zudem auch antientzündlich. Vorsichtig mit zu viel Rosmarin sollten Schwangere sein.

SCHLUSSWORT

Ich habe in diesem Buch versucht, die aktuellsten Forschungsergebnisse zum Thema Abnehmen zusammenzufassen und durch leicht anzuwendende Empfehlungen praxistauglich zu machen. Wahrscheinlich werden Sie an vielen Stellen des Buchs ein „Aha-Erlebnis" haben und sich selbst oder Ihren Lebensstil wiedererkennen. Die Erkenntnisse aus anderen Kapiteln spielen für Sie persönlich möglicherweise eine geringere Rolle. Mit Hilfe des Abnehmkompasses können Sie selbst herausfinden, welchem Bereich Sie mehr Aufmerksamkeit schenken sollten und welche Empfehlungen vielleicht aktuell nicht so erfolgversprechend für Sie sind.

Versuchen Sie, die Pfunde und Speckröllchen von allen Seiten anzugehen. Sie werden garantiert langfristig erfolgreicher sein, wenn Sie gleichzeitig mehrere Hebel in Bewegung setzen. Das erspart Ihnen dauerhaften Verzicht, langweilige Diäten und erneute Gewichtszunahmen. Je nachdem, welche Erkenntnisse Sie gewonnen haben, können Sie zum Beispiel Entzündungen beseitigen, die Darmflora optimieren, Medikamente, die zu Übergewicht führen, unter ärztlicher Aufsicht austauschen, Nährstofflücken schließen oder etwas für Ihre Psyche tun, um Heißhungerattacken vorzubeugen.

Füllen Sie Ihren Magen mit Ballaststoffen, kurbeln Sie Ihre Sättigungshormone an, nutzen Sie pflanzliche Diäthelfer, sorgen Sie für ein bisschen Bewegung und bringen Sie viel Gemüse auf den Teller. Dann purzeln die Pfunde auch ohne strenges Kalorienzählen!

Ich drücke Ihnen ganz fest die Daumen, dass der Abnehmkompass Sie gut an Ihr Ziel bringen wird. Viel Erfolg!

REGISTER

LITERATUR

Aktas G, Alcelik A, Yalcin A (2014) Treatment of iron deficiency anemia induces weight loss and improves metabolic parameters. Clin Ter. 165(2):e87-9. https://pubmed.ncbi.nlm.nih.gov/24770833/

Al-Bari MAA, Ito Y, Ahmed S et al. (2021) Targeting Autophagy with Natural Products as a Potential Therapeutic Approach for Cancer. Int J Mol Sci. 22(18):9807 https://pubmed.ncbi.nlm.nih.gov/34575981/

Albracht-Schulte K, Kalupahana NS, Ramalingam L et al. (2018) Omega-3 fatty acids in obesity and metabolic syndrome: a mechanistic update. J Nutr Biochem. 58:1-16. https://www.ncbi.nlm.nih.gov/pmc/articles/PMC7561009/

Anton SD, Moehl K, Donahoo WT et al. (2018) Flipping the Metabolic Switch: Understanding and Applying the Health Benefits of Fasting. Obesity (Silver Spring). 26(2):254-268. https://www.ncbi.nlm.nih.gov/pmc/articles/PMC5783752/

Armelagos G J (2014). Brain evolution, the determinates of food choice, and the omnivore's dilemma. Critical Reviews in Food Science and Nutrition, 54(10):1330-41. https://www.tandfonline.com/doi/abs/10.1080/10408398.2011.635817

Askari M, Mozaffari H, Jafari A et al. (2021) The effects of magnesium supplementation on obesity measures in adults: a systematic review and dose-response meta-analysis of randomized controlled trials. Crit Rev Food Sci Nutr. 61(17):2921-2937. https://pubmed.ncbi.nlm.nih.gov/32654500/

Astrup A, Bügel S (2010) Micronutrient deficiency in the aetiology of obesity. Int J Obes, 34, 947–948 https://www.nature.com/articles/ijo201081

Axt-Gadermann M (2014) Schlank mit Darm. München. Südwest Verlag

Axt-Gadermannn M (2019) Gesund mit Darm. Südwest Verlag

Baskaran P, Krishnan V, Ren J, Thyagarajan B (2016) Capsaicin induces browning of white adipose tissue and counters obesity by activating TRPV1 channel-dependent mechanisms. Br J Pharmacol. 173(15):2369-89. https://pubmed.ncbi.nlm.nih.gov/27174467/

Belda E, Voland L, Tremaroli V et al. (2022) Impairment of gut microbial biotin metabolism and host biotin status in severe obesity: effect of biotin and prebiotic supplementation on improved metabolism. Gut 11:gutjnl-2021-325753 https://pubmed.ncbi.nlm.nih.gov/35017197/

Brendler, M (2021) Außer Kontrolle. WaS, 9:20-21

Calvin AD, Carter RE, Levine JA, Somers VK (2012). Insufficient sleep increases caloric intake but not energy expenditure. EPI/NPAM 2012, San Diego, Abstract MP030

Cavedon E, Manso J, Negro I et al. (2020) Selenium Supplementation, Body Mass Composition, and Leptin Levels in Patients with Obesity on a Balanced Mildly Hypocaloric Diet: A Pilot Study. Int J Endocrinol. 2020:4802739. https://www.ncbi.nlm.nih.gov/pmc/articles/PMC7275228/

Crum AJ, Corbin WR, Brownell KD, Salovey P (2011) Mind over milkshakes: mindsets, not just nutrients, determine ghrelin response. Health Psychol. 30(4):424-9; discussion 430-1 https://pubmed.ncbi.nlm.nih.gov/21574706/

Danilenko K V, Mustafina S V, Pechenkina E A (2013) Bright Light for Weight Loss: Results of a Controlled Crossover Trial. Obes Facts 6:28-38. https://www.karger.com/Article/Fulltext/348549#

Di Domenico M, Pinto F, Quagliuolo L et al. (2019) The Role of Oxidative Stress and Hormones in Controlling Obesity. Front. Endocrinol. www.frontiersin.org/articles/10.3389/fendo.2019.00540/full

Eichelmann F, Schwingshackl L, Fedirko V, Aleksandrova K (2016) Effect of plant-based diets on obesity-related inflammatory profiles: a systematic review and meta-analysis of intervention trials. Obesity Reviews 17 (11):1067-1079 https://onlinelibrary.wiley.com/doi/pdf/10.1111/obr.12439

Eslami O, Shidfar F, Dehnad A. (2019) Inverse association of long-term nut consumption with weight gain and risk of overweight/obesity: a systematic review. Nutr Res. 68:1-8. https://pubmed.ncbi.nlm.nih.gov/31151081/

Eweis DS, Abed F, Stiban J (2017) Carbon dioxide in carbonated beverages induces ghrelin release and increased food consumption in male rats: Implications on the onset of obesity. Obes Res Clin Pract. 11(5):534-543. https://pubmed.ncbi.nlm.nih.gov/28228348/

Farhat G (2014) Effect of polyphenol-rich dark chocolate on anthropometric, nutritional, biochemical and physiological markers in normal weight and overweight adults, no. 334. https://eresearch.qmu.ac.uk/handle/20.500.12289/7371

Fildes A, Charlton J, Rudisill C et al. (2015) Probability of an Obese Person Attaining Normal Body Weight: Cohort Study Using Electronic Health Records. American Journal of Public Health 105, e54_e59 https://ajph.aphapublications.org/doi/10.2105/AJPH.2015.302773

Fothergill E, Guo J, Howard L et al. (2016) Persistent metabolic adaptation 6 years after »The Biggest Loser« competition. Obesity (Silver Spring). 24(8):1612-9. https://pubmed.ncbi.nlm.nih.gov/27136388/

Galvão Cândido F, Xavier Valente F, da Silva LE et al. (2018) Consumption of extra virgin olive oil improves body composition and blood pressure in women with excess body fat: a randomized, double-blinded, placebo-controlled clinical trial. Eur J Nutr. 57(7):2445-2455. https://pubmed.ncbi.nlm.nih.gov/28808791/

Gamboa-Gómez CI, Rocha-Guzmán NE, Gallegos-Infante JA et al. (2015) Plants with potential use on obesity and its complications. EXCLI J. 14:809-31. https://www.ncbi.nlm.nih.gov/pmc/articles/PMC4746997/

García OP, Long KZ, Rosado JL et al. (2009) Impact of micronutrient deficiency on obesity, Nutrition Reviews, 67 (10): 559–572 https://academic.oup.com/nutritionreviews/article/67/10/559/1817341?login=true

Gardner CD, Trepanowski JF, Del Gobbo LC, et al. (2018) Effect of Low-Fat vs Low-Carbohydrate Diet on 12-Month Weight Loss in Overweight Adults and the Association With Genotype Pattern or Insulin Secretion: The DIETFITS Randomized Clinical Trial. JAMA. 319(7):667–679. https://pubmed.ncbi.nlm.nih.gov/29466592/

Gorkiewicz G, Thallinger GG, Trajanoski S et al. (2013) Alterations in the Colonic Microbiota in Response to Osmotic Diarrhea. PLoS ONE 8(2): e55817 https://journals.plos.org/plosone/article?id=10.1371/journal.pone.0055817

Halima BH, Sonia G, Sarra K et al. (2018) Apple Cider Vinegar Attenuates Oxidative Stress and Reduces the Risk of Obesity in High-Fat-Fed Male Wistar Rats. J Med Food. 21(1):70-80. https://pubmed.ncbi.nlm.nih.gov/29091513/

Hall C, Figueroa-Galvez A, Fernhall B et al (2004) The Energy Expenditure Of Walking And Running On A Track And Treadmill: Comparison To Prediction Equations, Medicine & Science in Sports & Exercise. 36(5):S249 https://journals.lww.com/acsm-msse/Fulltext/2004/05001/The_Energy_Expenditure_Of_Walking_And_Running_On_A.1191.aspx

Harney DJ, Cielesh M, Chu R et al. (2021) Proteomics analysis of adipose depots after intermittent fasting reveals visceral fat preservation mechanisms. Cell Reports 34(9):108804 https://www.cell.com/action/showPdf?pii=S2211-1247%2821%2900118-2

Heikura IA, Burke LM, Hawley JA et al. (2020) A Short-Term Ketogenic Diet Impairs Markers of Bone Health in Response to Exercise. Front Endocrinol (Lausanne). 10:880. https://www.ncbi.nlm.nih.gov/pmc/articles/PMC6985427/

Helander EE, Wansink B, Chieh A (2016) Weight gain over the holidays in three countries. N Engl J Med 375, 1200–1202 https://pubmed.ncbi.nlm.nih.gov/27653588/

Henning S, Yang J (2018) Decaffeinated green and black tea polyphenols decrease weight gain and alter microbiome populations and function in diet-induced obese mice. Eur J Nutr 57: 2759 https://link.springer.com/article/10.1007/s00394-017-1542-8#citeas

Immel-Sehr A (2011) Medikamente als Dickmacher. Pharmazeutische Zeitung 37 https://www.pharmazeutische-zeitung.de/ausgabe-372011/medikamente-als-dickmacher/#:~:text=Auch%20bei%20den%20selektiven%20Serotonin,Escitalopram%20geringer%20ausgepr%C3%A4gt%20(10)

Jakubowicz D, Barnea M, Wainstein J, Froy O (2013) High caloric intake at breakfast vs. dinner differentially influences weight loss of overweight and obese women. Obesity. 21(12):2504-12. https://pubmed.ncbi.nlm.nih.gov/23512957/

Jalanka J, Salonen A, Salojärvi J et al. (2015) Effects of bowel cleansing on the intestinal microbiota. Gut 64: 1562–1568 https://www.ncbi.nlm.nih.gov/pubmed/25527456

Jeong JN (2018) Effect of Pre-meal Water Consumption on Energy Intake and Satiety in Non-obese Young Adults. Clin Nutr Res. 7(4):291-296. https://www.ncbi.nlm.nih.gov/pmc/articles/PMC6209729/

Jones RB, Alderete TL, Martin AA et al. (2018) Probiotic supplementation increases obesity with no detectable effects on liver fat or gut microbiota in obese Hispanic adolescents: a 16-week, randomized, placebo-controlled trial. Ped Obes 13 (11):705-714 https://pubmed.ncbi.nlm.nih.gov/29493105/#affiliation-1

Karimi G., Jamaluddin R., Mohtarrudin N et al. (2017) Single-species versus dual-species probiotic supplementation as an emerging therapeutic strategy for obesity. Nutr. Metab. Cardiovasc. Dis. 27:910–918. https://pubmed.ncbi.nlm.nih.gov/28821417/

Kassab M, Sheehy A, King M, et al. (2012) A double-blind randomised controlled trial of 25% oral glucose for pain relief in 2-month-old infants undergoing immunisation. Int J Nurs Stud. 49:249-256. https://pubmed.ncbi.nlm.nih.gov/22000905/

Kim M, Goto T, Yu R et al (2015) Fish oil intake induces UCP1 upregulation in brown and white adipose tissue via the sympathetic nervous system. Sci Rep 5, 18013 (2016). https://www.nature.com/articles/srep18013

Kim J, Yun JM, Kim MK, Kwon O, Cho B. (2018) Lactobacillus gasseri BNR17 Supplementation Reduces the Visceral Fat Accumulation and Waist Circumference in Obese Adults: A Randomized, Double-Blind, Placebo-Controlled Trial. J Med Food. 21(5):454-461. https://pubmed.ncbi.nlm.nih.gov/29688793/

Kondo T, Kishi M, Fushimi T et al. (2009) Vinegar intake reduces body weight, body fat mass, and serum triglyceride levels in obese Japanese subjects. Biosci Biotechnol Biochem. 73(8):1837-43. https://pubmed.ncbi.nlm.nih.gov/19661687/

Kuda O, Rossmeisl M, Kopecky J (2018) Omega-3 fatty acids and adipose tissue biology. Mol Aspects Med. 64:147-160. https://pubmed.ncbi.nlm.nih.gov/29329795/

Kudiganti V, Kodur RR, Kodur SR et al. (2016) Efficacy and tolerability of Meratrim for weight management: a randomized, double-blind, placebo-controlled study in healthy overweight human subjects. Lipids Health Dis 15, 136 https://lipidworld.biomedcentral.com/articles/10.1186/s12944-016-0306-4

Kurylowicz A (2016) In Search of New Therapeutic Targets in Obesity Treatment: Sirtuins. Int J Mol Sci. 17(4):572. https://www.ncbi.nlm.nih.gov/pmc/articles/PMC4849028/

Le Couteur DG, Solon-Biet S, Wahl D et al. (2016) New Horizons: Dietary protein, ageing and the Okinawan ratio. Age Ageing. 45(4):443-7. https://www.ncbi.nlm.nih.gov/pmc/articles/PMC4916345/

Lenoir M, Serre F, Cantin L, Ahmed SH (2007) Intense sweetness surpasses cocaine reward. PLoS One. 2(8):e698. https://pubmed.ncbi.nlm.nih.gov/17668074/

Levy Y, Narotzki B, Reznick A. Z. (2017) Green tea, weight loss and physical activity. Clin Nutr 36 (1): 315 https://pubmed.ncbi.nlm.nih.gov/27890488/

Major GC, Alarie FP, Doré J, Tremblay A (2009) Calcium plus vitamin D supplementation and fat mass loss in female very low-calcium consumers: potential link with a calcium-specific appetite control. Br J Nutr 101: 659–663 https://pubmed.ncbi.nlm.nih.gov/19263591/

Man AWC, Xia N, Li H. (2020) Circadian Rhythm in Adipose Tissue: Novel Antioxidant Target for Metabolic and Cardiovascular Diseases. Antioxidants (Basel). 9(10):968. https://www.ncbi.nlm.nih.gov/pmc/articles/PMC7601443/

Martin CK, Johnson WD, Myers CA et al. (2019) Effect of different doses of supervised exercise on food intake, metabolism, and non-exercise physical activity: The E-MECHANIC randomized controlled trial. Am J Clin Nutr. 110(3):583-592. https://www.ncbi.nlm.nih.gov/pmc/articles/PMC6735935/

Massier L, Chakaroun R, Tabei S, et al. (2020) Adipose tissue derived bacteria are associated with inflammation in obesity and type 2 diabetes. Gut 69:1796-1806. https://pubmed.ncbi.nlm.nih.gov/32317332/

Mazloom K, Siddiqi I, Covasa M (2019) Probiotics: How Effective Are They in the Fight against Obesity? Nutrients. 11(2):258. https://www.ncbi.nlm.nih.gov/pmc/articles/PMC6412733/

McHill AW, Phillips AJ, Czeisler CA et al. (2017) Later circadian timing of food intake is associated with increased body fat. Am. J. Clin. Nutr. 106(5): 1213–1219. https://www.ncbi.nlm.nih.gov/pmc/articles/PMC5657289/

Million M, Angelakis E, Paul M et al. (2012) Comparative meta-analysis of the effect of Lactobacillus species on weight gain in humans and animals. Microbial Pathogenesis 53 (2): 100-108 https://www.sciencedirect.com/science/article/pii/S0882401012001106#:~:text=Lactobacillus%20acidophilus%20administration%20resulted%20in,with%20weight%20gain%20in%20animals

Möller P, Fischer-Posovszky P (2020). Das Fettgewebe im Fokus des Immunsystems: adipositas-assoziierte Inflammation. Der Pathologe. 41(3)224-229 https://link.springer.com/article/10.1007/s00292-020-00782-z

Molteberg E, Thorsby PM, Kverneland M et al. (2020) Effects of modified Atkins diet on thyroid function in adult patients with pharmacoresistant epilepsy. Epilepsy Behav. 111:107285. https://pubmed.ncbi.nlm.nih.gov/32698106/

Naude CE, Brand A, Schoonees A et al. (2022) Low-carbohydrate versus balanced-carbohydrate diets for reducing weight and cardiovascular risk. Cochrane Database of Systematic Reviews 2022, Issue 1. Art. No.: CD013334. https://www.cochranelibrary.com/cdsr/doi/10.1002/14651858.CD013334.pub2/full

Park YM, White AJ, Jackson CL et al. (2019) Association of Exposure to Artificial Light at Night While Sleeping With Risk of Obesity in Women. JAMA Intern Med. 179(8):1061–1071. https://jamanetwork.com/journals/jamainternalmedicine/article-abstract/2735446

Pascual RW, Phelan S, La Frano MR et al. (2019) Diet Quality and Micronutrient Intake among Long-Term Weight Loss Maintainers. Nutrients. 11(12):3046. https://www.ncbi.nlm.nih.gov/pmc/articles/PMC6950482/

Perna S (2019) Is Vitamin D Supplementation Useful for Weight Loss Programs? A Systematic Review and Meta-Analysis of Randomized Controlled Trials. Medicina (Kaunas, Lithuania), 55(7):368. https://www.ncbi.nlm.nih.gov/pmc/articles/PMC6681300/

Richter J, Herzog N, Janka S et al. (2020) Twice as High Diet-Induced Thermogenesis After Breakfast vs Dinner On High-Calorie as Well as Low-Calorie Meals. The Journal of Clinical Endocrinology & Metabolism. 1 05 (3):e211–e221 https://academic.oup.com/jcem/article-abstract/105/3/e211/5740411?redirectedFrom=fulltext

Rogers PJ, Carlyle JA, Hill AJ, Blundell JE. (1988) Uncoupling sweet taste and calories: comparison of the effects of glucose and three intense sweeteners on hunger and food intake. Physiol Behav. 43(5):547-52. https://pubmed.ncbi.nlm.nih.gov/3200909/

Rouxinol-Dias AL et al. (2016) Probiotics for the control of obesity – Its effect on weight change. Porto Biomedical Journal 1(1):12-24 https://www.sciencedirect.com/science/article/pii/S2444866416000064

Ruiz-Ojeda FJ, Plaza-D'az J, Séez-Lara MJ, Gil A. (2019) Effects of Sweeteners on the Gut Microbiota: A Review of Experimental Studies and Clinical Trials. Adv Nutr. 10(suppl_1):S31-S48. https://

www.ncbi.nlm.nih.gov/pmc/articles/
PMC6363527/

Rynders CA, Thomas EA, Zaman A et al. (2019) Effectiveness of Intermittent Fasting and Time-Restricted Feeding Compared to Continuous Energy Restriction for Weight Loss. Nutrients. 11(10):2442. https://www.ncbi.nlm.nih.gov/pmc/articles/PMC6836017/

Savini I, Gasperi V, Catan MV (2016) Oxidative Stress and Obesity. In: Ahmad SI, Imam SK (eds.) Obesity: A Practical Guide (pp. 65-86) https://www.researchgate.net/publication/301255563_Oxidative_Stress_and_Obesity#:~:text=Oxidative%20stress%20is%20certainly%20a,between%20obesity%20and%20oxidative%20stress.

Sievert K, Hussain SM, Page MJ et al. (2019) Effect of breakfast on weight and energy intake: systematic review and meta-analysis of randomised controlled trials. BMJ 364:l42. https://www.bmj.com/content/364/bmj.l42

Simpson S, Raubenheimer D (2012) Nature of Nutrition: A Unifying Framework from Animal Adaptation to Human Obesity. Princeton University Press 175 ff

Stange R (2020) Chronobiologische Ernährung – wann ist es Zeit zu essen? zkm 6: 40–46

Taheri S, Lin L, Austin D et al. (2004). Short Sleep Duration Is Associated with Reduced Leptin, Elevated Ghrelin, and Increased Body Mass Index. PLoS medicine 1 (3): e62 https://journals.plos.org/plosmedicine/article?id=10.1371/journal.pmed.0010062

Thuny F, Richet H, Casalta J-P et al. (2010) Vancomycin Treatment of Infective Endocarditis Is Linked with Recently Acquired Obesity. PLoS ONE 5(2): e9074. https://journals.plos.org/plosone/article?id=10.1371/journal.pone.0009074

Tindall AM, Petersen K S, Lamendella R et al. (2018). Tree Nut Consumption and Adipose Tissue Mass: Mechanisms of Action. Current developments in nutrition, 2(11), nzy069. https://www.ncbi.nlm.nih.gov/pmc/articles/PMC6252345/

Trasande L, Blustein J, Liu M et al (2013) Infant antibiotic exposures and early-life body mass.

Int J Obes 37:16–23 https://www.nature.com/articles/ijo2012132

UFZ (2016) Pressemitteilung: Dick durch Weichmacher. Hemholtzzentrum für Umweltforschung. https://www.ufz.de/index.php?de=36336&webc_pm=5/2016

Verspohl EJ, Weiland F (2006) Fettgewebe – Größtes endokrines Organ des Körpers. PZ 17.07.2006 https://www.pharmazeutische-zeitung.de/ausgabe-292006/groesstes-endokrines-organ-des-koerpers/

Völker J, Ashcroft F, Vedøy A et al. (2022) Adipogenic Activity of Chemicals Used in Plastic Consumer Products. Environ. Environ. Sci. Technol. 56:2487–2496. https://pubs.acs.org/doi/pdf/10.1021/acs.est.1c06316

Wansink B, Painter JE, North J (2005) Bottomless Bowls: Why Visual Cues of Portion Size May Influence Intake. Obesity Research 13(1):93-100 https://onlinelibrary.wiley.com/doi/full/10.1038/oby.2005.12

Wells J (2021). 'Eat like animals: what nature teaches us about the science of healthy eating'. David Raubenheimer and Stephen Simpson: Houghton Mifflin Harcourt, Boston/New York, 2020. Evol Med Public Health, 9(1):292–294. https://www.ncbi.nlm.nih.gov/pmc/articles/PMC8514857/

Westerterp KR (2019) Exercise for weight loss. Am J Clin Nutr 110(3):540-541. https://www.ncbi.nlm.nih.gov/pmc/articles/PMC6736437/

Yang Q (2010) Gain weight by »going diet?« Artificial sweeteners and the neurobiology of sugar cravings: Neuroscience Yale J Biol Med. 83(2):101-8. https://www.ncbi.nlm.nih.gov/pmc/articles/PMC2892765/

Zheng J, Zheng S, Feng Q et al. (2017) Dietary capsaicin and its anti-obesity potency: from mechanism to clinical implications. Biosci Rep. 37(3):BSR20170286. https://www.ncbi.nlm.nih.gov/pmc/articles/PMC5426284/

Ein ausführliches Literaturverzeichnis finden Sie unter www.suedwest-verlag.de/abnehmkompassliteratur

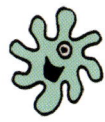
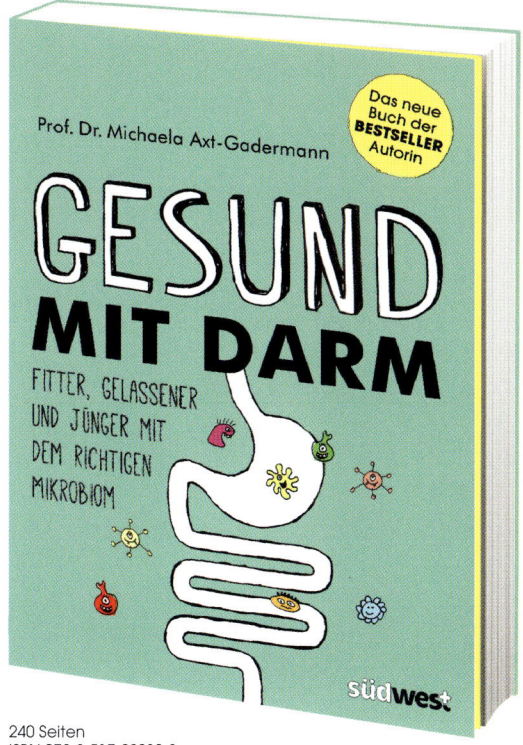
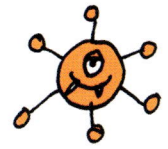

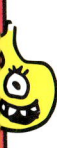
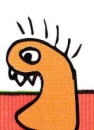

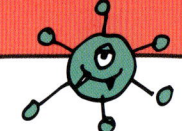

MIKROBIOMTEST VERSTEHEN UND RICHTIG INTERPRETIEREN

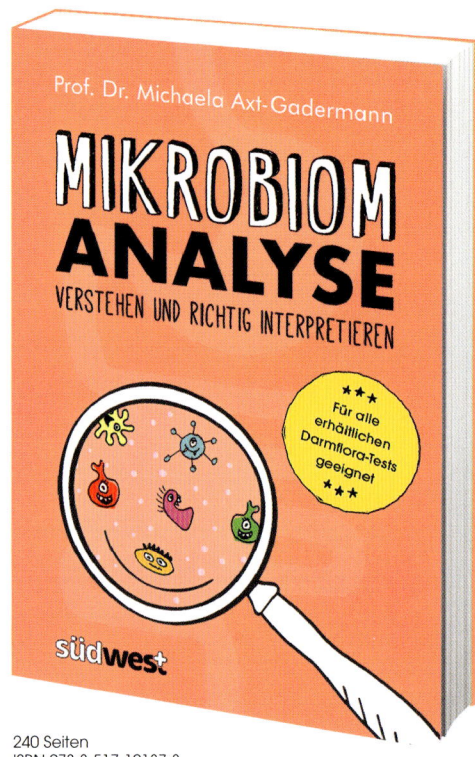

240 Seiten
ISBN 978-3-517-10137-8

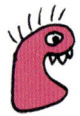

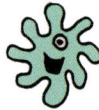

Eine Mikrobiomanalyse gibt Auskunft darüber, ob im Darm alles gut läuft. Das Ergebnis ist jedoch oft nicht verständlich. Prof. Dr. Michaela Axt-Gadermann erklärt umfassend und allgemeinverständlich alle Befunde und Begriffe aus der Mikrobiomanalyse und ihre Bedeutung für die Gesundheit.

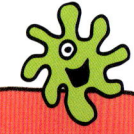

Mehr Infos zum Buch finden Sie auf www.suedwest-verlag.de

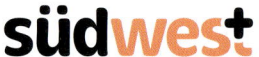

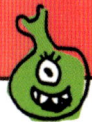
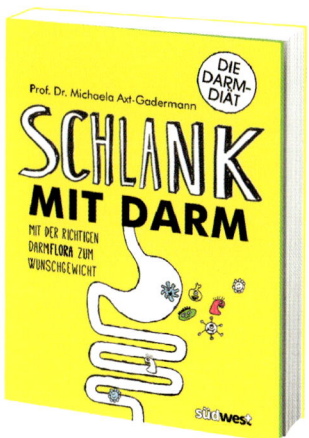
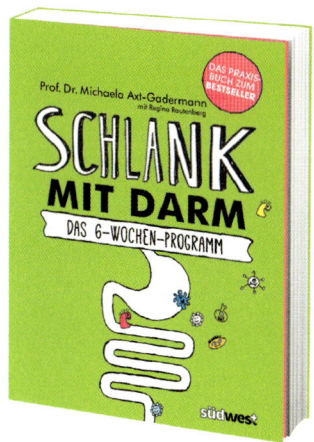
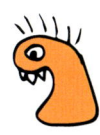
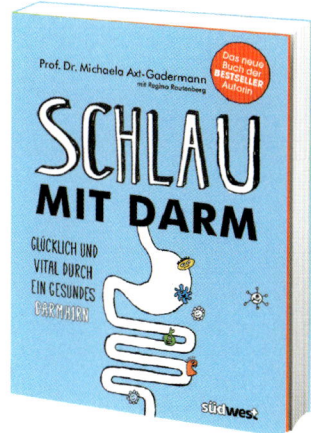
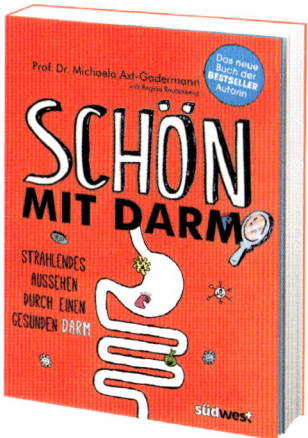
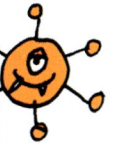
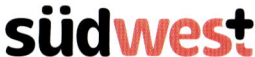

IMPRESSUM

2. Auflage 2023

© 2022 by Südwest Verlag, einem Unternehmen der Penguin Random House Verlagsgruppe GmbH, Neumarkter Str. 28, 81673 München

HINWEISE

Sollte diese Publikation Links auf Webseiten Dritter enthalten, so übernehmen wir für deren Inhalte keine Haftung, da wir uns diese nicht zu eigen machen, sondern lediglich auf deren Stand zum Zeitpunkt der Erstveröffentlichung verweisen.

Das vorliegende Buch wurde sorgfältig erarbeitet. Dennoch erfolgen alle Angaben ohne Gewähr. Weder der Autor noch der Verlag können für eventuelle Nachteile oder Schäden, die aus den im Buch gegebenen praktischen Hinweisen resultieren, eine Haftung übernehmen.

Es ist zu beachten, dass die Hintergrundinformationen in diesem Buch kein Ersatz für eine professionelle medizinische Beratung eines Arztes sind. Das Buch ist ein allgemein gehaltener Ratgeber.

Projektleitung: Andrei Teusianu

Redaktion: Martin Stiefenhofer

Bildredaktion: Celine Lage und Sabine Kestler

Korrektorat: Christian Wolf

Umschlaggestaltung & Layout: Vera Schlachter, www.veruschkamia.de

Herstellung: Timo Wenda

Satz/DTP: Uhl + Massopust, Aalen

Druck und Bindung: Litotipografia Alcione, Lavis

Printed in Printed in Italy

Bildnachweis

Cover: Nicole Dietzel/Bildschön

Adobe Stock: 13 (New Africa), 19 (staras), 30 (Krakenimages.com), 33 (nadianb), 36 (Printemps), 40 (beats), 46 (René Stevens), 49 (photocrew), 53 (gmcphotopress), 57 (steidi), 58 (contrastwerkstatt), 64/65 (fidaolga), 76 (detailblick-foto), 82 (dirima), 89 (sehbaer_nrw), 94/95 (TATIANA), 97 (Syda Productions), 104 (anoushkatoronto), 107 (alicja neumiler), 112/113 (Prostock-studio), 116 (fox17), 122/123 (dimasobko), 125 (studio GDB), 137 (Kristin Gründler), 141 (pauchi), 145, 292 (sebra), 150/151 (BillionPhotos.com), 161, 233 (karepa), 166 (Tatyana Gladskih), 172/173 (pogonici), 176 (mtaira), 179 (sph), 185 li. (monticellllo), 186 (dizelen), 194/195 (alexanderuhrin), 197 (Rido), 201 (Vadym), 207 (Peakstock), 211 (Peter Atkins), 218 (Анна Демидова), 222/223 (Prostock-studio), 225 (kwanchaichaiudom), 229 (Martinan), 235 (Pixel-Shot), 242/243 (ricka_kinamoto), 246 (Jenifoto), 250 (finwal89), 255 (alexei_tm), 258/259 (jo Panuwat D), 262 (dusanpetkovic1), 278 (Drobot Dean), 281 (enzo4), 286/287 (XtravaganT), 300 (Nishihama), 304 (Sergey Ryzhov), 308 (DragonImages), 312 (asife); **gettyimages:** 14/15 (Delmaine Donson), 26/27 (David Malan), 156 (Kathleen Finlay), 272 (Ascent Xmedia); **imago:** 153 (Bernd Friedel); **istockphoto:** 22 (soleg), 185 re. (Laboko); **shutterstock:** 268/269 (Nate Bene)

Grafiken und Illustrationen: Uhl + Massopust/Alexander Gröber

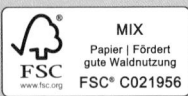

MIX
Papier | Fördert gute Waldnutzung
FSC® C021956

Penguin Random House Verlagsgruppe
FSC® N001967

ISBN 978-3-517-10096-8